Tatort Körper – Spurensicherung

Eine Kritik der psychoanalytischen Psychosomatik

Von

Luciano Alberti Jutta Baur-Morlok Ekkehard Gattig
Norbert Hartkamp Sebastian Hartmann
Peter Indefrey Johannes Kruse Siegfried Zepf

Herausgegeben von Siegfried Zepf

Mit einem Geleitwort von A. Lorenzer

Springer-Verlag
Berlin Heidelberg New York Tokyo

Professor Dr. Siegfried Zepf

Klinisches Institut für Psychotherapie und Psychosomatik, Medizinische Einrichtungen der Universität Düsseldorf, Moorenstr. 5, D-4000 Düsseldorf

ISBN-13:978-3-540-16028-1 e-ISBN-13:978-3-642-70861-9
DOI: 10.1007/978-3-642-70861-9

CIP-Kurztitelaufnahme der Deutschen Bibliothek
Tatort Körper – Spurensicherung : e. Kritik d. psychoanalyt. Psychosomatik / Hrsg. von Siegfried Zepf. Mit Beitr. von Luciano Alberti . . .
– Berlin ; Heidelberg ; New York ; Tokyo : Springer, 1986.
ISBN-13:978-3-540-16028-1

NE: Zepf, Siegfried [Hrsg.]; Alberti Luciano [Mitverf.]

2119/3145-543210

Geleitwort

Das Gebiet der „Seelenkrankheiten" erscheint wohlgeordnet in drei Blöcken: Neurose, Psychose, psychosomatische Medizin - wobei die Neurose als Stammland der Psychoanalyse gilt. Von diesem Stammland aus, so ist die allgemeine Meinung - hat sie ihre Exkursionen und ihre Expansion in die anderen Bereiche vorangetrieben und voranzutreiben. Für die Gegenwart trifft diese Sicht gewiß zu. Freilich ist diese „Gegenwart" erst ein paar Jahrzehnte alt. Ursprünglich, und das soll heißen in den Ursprungszeiten der Psychoanalyse, verhielt es sich ganz anders, bildeten die heutzutage wohl sortierten Bereiche eine einzige ununterscheidbare Einheit.

Charcot fand in der Salpêtrière ein Asyl für einige tausend kranker und armer Frauen vor. Er erst machte sich daran, Unterscheidungen einzuziehen zwischen neurologischen und „hysterischen" Kranken, zwischen Körperkranken und Geisteskranken. Bernheim, dieser andere Lehrer Freuds auf dem Weg zur Neurosenbehandlung, stand einer „inneren" Klinik vor, und Liebault war schlicht Dorfarzt. Auch der Grund„fall" der Psychoanalyse in ihren kathartischen Ursprungsstadium - der „Fall Anna O." - bot Symptome aller drei Bereiche; man hatte zur Behandlung der Patienten ja ganz einfach den Hausarzt der Familie, Dr. Breuer, geholt.

Daß Freud selbst noch 1895 seine Erfahrungen mit dem „hysterischen Elend" ganz und gar auf der Basis eines neurophysiologischen Konzeptes organisieren wollte, daß er diese Möglichkeit nie grundsätzlich widerrief (sondern nur „vorläufig" ausgesetzt sah), daß er in Zentralbegriffen seiner Metapsychologie (dem Begriff der „Besetzung" z. B.) mehr Neurophysiologie festhielt als die Psychologisten in der Psychoanalyse wahrhaben wollen, zeigt, daß die Einheit von Körper und Seele eine nicht einfach abzuschüttelnde Kinderkrankheit der Psychoanalyse ist, sondern das geheime Zentralproblem ihrer Wissenschaftlichkeit ausmacht.

Die Geschichte der Beziehung von Psychoanalyse und Psychosomatik ist mithin nicht eine Geschichte sich anbahnender Begegnungen, sondern eine der Ausgrenzung. Je mehr die Psychoanalyse die „Psyche" als ihr Arbeitsgebiet eingrenzte, je mehr sie sich dem „Seelenende" der Leiden zuwandte, je nachdrücklicher sie sich als „Psychologie" verstand - gar noch als Beziehungspsychologie -, desto mehr entrückte sich ihr der Körper. Am Ende der Entwicklung, und d.h. in der Gegenwart, begreifen sich nicht wenige Psychoanalytiker als „Ich-Psychologen", glaubt eine Lehre vom „Selbst" die Triebtheorie, und eine handlungstheoretische Interpretation der psychoanalytischen Erfahrung die Metapsychologie wegen ihres biologisch-naturwissenschaftlichen Ballasts über Bord drängen zu können.

Lassen wir diese Irrwege hier auf sich beruhen. Beschränken wir uns auf die besondere Lage der psychosomatischen Medizin und stellen wir fest: Angesichts des Widerspruchs von geheimer Zusammengehörigkeit und offener Ausgrenzung ist es nicht verwunderlich, daß sich die Auseinandersetzung um die Psychosomatik nicht systematisch-konsistent entfalten konnte, sondern sich eher in verwegenen Streifzügen abspielte – man denke an Georg Groddeck –, an die problematischen „Grenzüberschreitungen" – man denke an Ferenczis letzte Therapiephase – oder in dunklen Verwirrungen – man erinnere sich der Orgon-Lehre Reichs. Oder aber in Einzelexpeditionen, die diesseits und jenseits der Grenze institutionalisierter Psychoanalyse zu weitgehend in sich geschlossenen, voneinander abgehobenen Konzepten hinstrebten. Der Unterschied zwischen den Konzepten von Franz Alexander und Victor von Weizäcker mag dafür stehen.

Für die Darstellung der Geschichte der Psychosomatik ergibt sich daraus die Nötigung, sich nicht auf „Themen" sondern auf „Forscher" bzw. Forschergruppen zu konzentrieren. Dieser Nötigung folgt auch dieser Band. Wiederholungen im Problemaufriß sind bei einer solch „Forscherzentrierten" Darstellung freilich unvermeidlich, schließlich geht es allemal um dieselben Fragen, und unterscheiden sich die Antworten mitunter nur „in kleinen Differenzen". Gerade diese Differenzen sind genau zu notieren, eben weil die Details die Elemente des jeweiligen Konzeptes ausmachen. Der Pedanterie einer trockenausführlichen Bestandsaufnahme sind die Autoren dieses Bandes allerdings umso leichter entgangen als sie gar keine Geschichte der Psychosomatik anstreben, sondern nur jene Konzepte darstellen wollten, die in der gegenwärtigen Psychoanalysediskussion eine Rolle spielen. Daß die Auswahl kein Urteil über die Brauchbarkeit älterer Konzepte ist, versteht sich. Mit dem Veralten der Konzepte steht es ohnehin in der Psychoanalyse anders als in anderen (zumal positivistischen) Wissenschaften. Es ist die Brauchbarkeit der derzeitig in der Diskussion umgehenden Lösungsvorschläge, die hier auf den Prüfstand gestellt wird.

Natürlich zerfiele eine Sammlung so unterschiedlicher Konzepte zu einem hoffnungslos segmentierten Nebeneinander, wenn es nicht wenigstens eine Übereinstimmung in der Kritik gäbe. Auch wenn die Autoren dieses Bandes keineswegs alle von der selben kritischen Position her argumentieren, so gibt es doch den Zusammenhang der Diskussion, aus der die Einzelbeiträge hervorgegangen sind. Bei aller Vielfalt zeichnet sich im Gesamtbild eine Zielrichtung ab, die als Ariadnefaden durch die verschiedenen Beiträge hindurch führen kann: ein mehr oder weniger strikter, mehr oder weniger lockerer Bezug aufs Zepfsche Psychosomatikmodell. Wer dieses Modell kennt, wird sich deshalb in der Lektüre gewiß leichter tun. Ich war aus diesem Grunde versucht, allen anderen Lesern zu empfehlen, zur Einstimmung erst einmal den Zepfschen Beitrag zu nehmen, bin von diesem Vorschlag allerdings schnell wieder abgekommen: Zum einen bildet der Zepfsche Aufsatz zurecht den Abschluß der Diskussion indem er die Fäden aus den vorangegangenen Beiträgen aufnimmt (und ohne die vorangegangenen Beiträge wiederum nicht leicht lesbar ist) und zum anderen wird auch in diesem Aufsatz – wie schon in den vorangegangenen Publikationen Zepfs – der Eigenbeitrag, den das Zepfsche Konzept in einer umfassenden und konsistenten Begründung des psychosomatischen Krankseins erworben hat, so zurückhaltend nur vorgestellt, daß zumindest der flüchtige Leser durchaus darüber weglesen kann. Dieser Verzicht auf plakative Eigenwerbung erschwert jene Schnellorientierung, die dem Leser den Weg weisen könnte. Aus diesen Gründen möchte ich ein anderes Angebot machen: Ich werde versuchen die Grundlinien des Zepfschen Konzeptes, die für die vorliegende Debatte wichtig sind, in groben Strichen wenigstens durchzuzeichnen. Allerdings muß ich dazu erst einige Ausführungen über das Konzept der Interaktionsformen machen. Ich wähle diesen Weg, weil er den leichtesten Zugang zur Mitte des Zepfschen Entwurfs liefert und mir auch Gelegenheit gibt, den bedeutenden Beitrag, den Zepf damit meinem Sozialisationskonzept hinzugefügt hat, deutlich zu machen.

Das Konzept der Interaktionsformen ist aus einer Analyse des psychoanalytischen Verfahrens hervorgegangen. Unter dem Stichwort „Sprachzerstörung“ wurde die Verdrängung als Aufspaltung der „Sprachsymbole“ dechiffriert: Die im Laufe der Sozialisation gewonnene Einheit von unbewußten Praxisfiguren und Sprachfiguren wird wieder aufgespalten in „Klischees“ und „Zeichen“. Die handlungsanleitenden (und erkenntnisermöglichenden) Sprach- und Praxissymbole (später habe ich sie „sprachsymbolische Interaktionsformen“ genannt) zerfallen damit in ihre ursprünglichen Bestandteile, die zwei unterschiedlichen Sinnebenen“ zugehören: den unbewußt sinnlich-unmittelbar („mimetisch“) einsozialisierten Verhaltensmustern (Interaktionsformen) und den Sprachzeichen. Der Sozialisationsweg wird im neurotischen Konflikt also wieder rückgängig gemacht. Waren die mimetisch übermittelten Verhaltensmuster aus der Mutter-Kind-Dyade einst mit Sprachfiguren verknüpft worden (und hatten so Bewußtsein erhalten), so wird diese Erkenntnisse und planendes Handeln (via „Probehandeln“) ermöglichende Einheit nun zertrennt. Übrig bleiben unbewußte (aber dennoch „wirksame“) Verhaltensimpulse einerseits und „körperfremde“ (also auch „emotionslose“) Sprachzeichen. Das Schicksal der wieder unbewußt gemachten Impulse (Klischees, unbewußte Interaktionsformen) verdeutlichen am besten das hysterische Agieren und die Symptombildung: Die Impulse setzen sich unkontrolliert durch. Das Schicksal der „anderen“ Seite, der Zeichenbildung, erschien mir damals am deutlichsten repräsentiert in der traumatischen Neurose mit ihren klaren aber emotionslosen Situationserinnerungen.

An dieser Stelle setzte das Zepfsche Interesse ein. In der Auftrennung der Einheit von Wort und Praxis modellierten sich ihm genau die Charakteristik, die psychosomatischer Zeichenhaftigkeit entsprach: Die Eigenart einer Sprache, die verhaltenszweckrational durchinstrumentalisiert, objektivistisch den eigenen Bedürfnissen entfremdet in – „Ein Bewußtsein ohne eigene Praxis" (Zepf 1981) Erleben reduziert aufs Registrieren von Fakten.

Mit dieser Verknüpfung von psychosomatischen Erfahrungen, die von den verschiedenen Vorbeobachtern im Felde der Psychosomatik gesammelt worden waren, gewann Zepf den Ansatz für eine umfassend-konsistente Erklärung der Phänomene.

Der „Kliniker" Zepf fügte der Theorieauseinandersetzung aber sofort eine weitere Leistung hinzu. Er begnügte sich nicht damit, ein allseits stichhaltiges Erklärungsnetz zwischen den Befunden ausgelegt zu haben, er wollte die Befunde an signifikanten Stellen einer empirischen Überprüfung unterziehen. Er legte quer zum psychoanalytischen Erkenntnisgang (wie ihn die Theorie der Interaktionsformen durchsichtig gemacht hat) experimentalpsychologische Untersuchungsgänge an, um den Verlust an Praxisanteilen und „emotionaler Resonanz" nomothetisch-exakt zu erfassen. Dort wo der „Neurotiker" durch seinen emotionalen Ballast und d.h. die Hypothek seiner verwirkten Praxis (den außer Kontrolle geratenen Interaktionsformen) Reaktionsverzögerungen im Testverhalten zeigt, fand Zepf (1976, 1981) nicht nur ein „normales" sondern ein „supernormales" Verhalten vor. Seine psychosomatisch kranken Testpersonen erwiesen sich reagibler, „belastungs-"freier als die Testpersonen mit unauffälliger (weder psychosomatisch noch neurosenpsychologisch stigmatisierter) Anamnese. Mit diesen Ergebnissen seiner Untersuchung (die ich hier nur höchst oberflächlich umrissen habe) hat Zepf nicht nur dem von ihm benutzten Konzept der Interaktionsformen einen eindrucksvollen Dienst erwiesen, er hat zugleich ein brillantes Vorbild dafür geliefert, wie man psychoanalytische Erkenntnisse, die aus einem Verstehen rein-hermeneutisch erwachsen, einer zusätzlichen nomothetisch eingerichteten Validierung unterwerfen kann. Experimentalpsychologie im Dienste einer psychoanalytisch erschlossenen Erkenntnis.

Diese Untersuchungen waren jedoch erst der Auftakt einer engeren Wechselbeziehung zwischen der psychosomatischen Fragestellung, die Siegfried Zepf verfolgt und meinen psychoanalytisch-metatheoretischen Erkenntnisinteressen. Die Diskussion drängte auf meiner Seite ja weiter: Was ist das, ein Klischee? Was ein Zeichen ist, war weitgehend geklärt: ein seiner Subjektivität beraubter Code. Ein Stück Objektivität in den Individuen, das gleichsam als „Kolonialmacht" die Anweisungen des objektiven Zeichensystems übermittelt

– und insofern durchsetzt, als die Sprache insgesamt die Organisation des Verhaltens an sich gerissen hat. Freilich das Verhalten entzieht sich dieser Anleitung („punktuell") im Widerstand der verdrängten Bedürfnisse – allerdings da nur halb: Das Symptom bildet den halbrichtigen/halbfalschen Ausdruck beider „Anweisungsebenen". Der Kompromiß wirkt sich auf beiden Seiten unterschiedlich aus. Werden auf der Seite der Klischees die Bedürfnisse in Ersatzbefriedigungen abgeleitet, bleibt da also immerhin der „richtige" Impuls in verzerrter, verstümmelter Form wirksam, so ist die entsprechende Sprachfigur ja abgekoppelt worden, emotional entleert. Sie ‚bedeutet' nichts mehr.

Freilich gewinnt der verzerrte Impuls erneut Zugang zur Sprache – als Rationalisierung und d. h. an falscher Stelle. Der wahre Namen, die szenisch-dramaturgische Handlungsanweisung, die beim Namen genannt werden konnte, ist „sinnlos" geworden. Er spielt keine Rolle mehr, er repräsentiert nicht mehr wirksame Lebensentwürfe, die aus eigener Lebenspraxis herauswuchsen (dem sie als „Wortvorstellung" der leiblichen Praxis vermittelt worden waren). Er ist zerfallen zu „abstrakten" Sprachformeln, die durch Angst, Scham und Abscheu davor bewahrt werden zum lebensechten konkreten Handlungsentwurf sich wieder zusammenzufügen.

Was aber ist ein Klischee? Ein zur Bewußtlosigkeit verurteilter Wunsch, der sich nur verzerrt im Symptom durchsetzen kann. Soviel hatte sich aus einer angemessenen Interpretation Freuds schon ergeben. Zu überwinden war aber der Freudsche Biologismus, wobei die verhaltensdeterminierende Kraft der Triebimpulse festzuhalten, zugleich aber zu erkennen war, wie diese verhaltensbestimmenden Triebwünsche hergestellt werden als „gesellschaftliche Produkte" einer geschichtlich genau bestimmten sozialen Ordnung. Zwei Freudsche Grundannahmen boten einer „Aufhebung" des Widerspruchs zwischen triebtheoretischer und sozialisatorischer Begründung der Persönlichkeitsbasis einen guten Anhalt:

- die Annahme, daß das Unbewußte aus „Erinnerungsspuren" besteht, aus dem Niederschlag der frühkindlichen Interaktionen, und
- die psychoanalytische Grundthese einer Bindung der Persönlichkeitsstruktur an die Erfüllung von Lebensbedürfnissen und d. h. an eine immer erneute Wiederherstellung eines befriedigenden Zustands nach dem Modell der großen Einheit zu Beginn des Lebens.

Was aus der Vermittlung von „Anlage" und „Umwelteinwirkung" resultiert ist mithin ein sich Schritt für Schritt ausbreitendes, komplettierenden System unbewußter Lebensentwürfe, die nicht nur das Verhalten (vor und neben jedem sprachlichen Eingriff) regulativ bestimmen, sondern auch buchstäblich den Körper bilden.

Diese Lösung der großen psychophysischen Einheit wurde verständlicherweise zu einem Brennpunkt der wechselseitigen Anregung zwischen meinem sozialisationstheoretischen Konzept und dem Zepfschen psychosomatischen Entwurf. Ging es doch beiderseits um die Frage, wie soziale und somatische Prozesse die Basis der Persönlichkeit bilden und wie die Interaktionen nicht nur den Körper benutzen, zum Körper hinzutreten, sondern den Körper buchstäblich figurativ erstellen. Und auch an dieser Stelle fügte Zepf der Diskussion sofort einen bedeutenden Beitrag bei indem er den Einfluß zwischen psychophysischer und sozialer Struktur konkretisierte aus dem psychosomatischen Erfahrungsschatz heraus: Die mangelhafte Strukturierung körperlicher Funktionsabläufe aus der fatalen Verbindung mit den defizienten Beziehungsmodi der psychosomatogenen Mutter. Deren Zuwendungsunfähigkeit, mangelhafte sinnliche Nähe korrespondiert paradoxer – aber neurosenpsychologisch durchaus einsichtigerweise – mit der verzweifelten Bemühung, das Kind festzuhalten, gegen jeden anderen Einfluß abzuschirmen. Wie aus dieser verhängnisvollen Verbindung das psychosomatische Defizit herauswächst kann hier nur angedeutet werden. Nicht nur werden schwächliche Praxisfiguren entwickelt, die umso mehr dem Zugriff der Sprachobjektivität ausgesetzt sind, je kümmerlicher sie als Interaktionsformen aus einer mimetisch armen, sinnlich distanten Interaktion hervorgehen. Die Abschirmung des Kindes verhindert auch die Differenzierung der Lebensentwürfe und damit der psychophysischen Struktur.

Wie sich dies wiederum in das psychosomatische Leiden umsetzt, sollte jeder Leser bei Zepf selbst nachsehen. Ich möchte hier nur auf die Anstöße eingehen, die sich aus der Entschlüsselung der psychosomatischen Befunde durch Zepf für mein eigenes Konzept ergaben: Die mütterliche Zuwendung muß sich in der Spannung zwischen Wiederherstellung der (unvermeidlich traumatisierenden) Auflösung der Mutter-Kind-Einheit und einer Freigabe des Kindes bewegen. Im Spalt dieser Bewegung vermag sich das zu entfalten, was in die familiale Abgegrenztheit die Welt überfamilial-kollektiver Lebensentwürfe einfügt. An Freuds Garnrollenbeispiel habe ich gezeigt, wie so nicht nur Gegenstandserfahrungen begründet werden, sondern daraus auch die Schicht jener Protosymbole (der sinnlich-symbolischen Interaktionsformen) erwächst, die für die Bildung von Identität und Kollektivbindungen von ausschlaggebender Bedeutung sind.

Wie man sieht, haben sich an dieser Stelle wichtige Einsichten des Zepfschen wie meines eigenen Konzeptes längst so verschränkt, daß es schwer fallen würde, die Richtung der Anregung auszumachen.

A. Lorenzer

Literatur

Zepf S (1976) Die Sozialisation des psychosomatisch Kranken. Frankfurt (Campus)

Zepf S (1981) Psychosomatische Medizin auf dem Weg zur Wissenschaft. Frankfurt (Campus)

Inhaltsverzeichnis

Autorenverzeichnis

Luciano Alberti, geb. 1942, Dr. phil., habilitiert für das Fach Psychologie, in psychoanalytischer Ausbildung. Professor für psycho-soziale Störungen am Klinischen Institut für Psychotherapie und Psychosomatik der Medizinischen Einrichtungen der Universität Düsseldorf.

Jutta Baur-Morlok, geb. 1949, Ärztin, Studium der Soziologie, in psychoanalytischer Ausbildung. Wissenschaftliche Mitarbeiterin am Klinischen Institut für Psychotherapie und Psychosomatik der Medizinischen Einrichtungen der Universität Düsseldorf.

Ekkehard Gattig, geb. 1943, Dr. phil., Dipl. Psych., Psychoanalytiker in Bremen.

Norbert Hartkamp, geb. 1958, Dr. med., in psychoanalytischer Ausbildung. Wissenschaftlicher Angestellter am Klinischen Institut für Psychotherapie und Psychosomatik, Rheinische Landesklinik Düsseldorf.

Sebastian Hartmann, geb. 1958, Arzt. Wissenschaftlicher Mitarbeiter an der Psychiatrischen Klinik der Medizinischen Hochschule Hannover.

Peter Indefrey, geb. 1957, Arzt, Student der Allgemeinen Sprachwissenschaften und Philosophie.

Johannes Kruse, geb. 1959, Arzt, in psychoanalytischer Ausbildung. Wissenschaftlicher Angestellter am Klinischen Institut für Psychotherapie und Psychosomatik, Rheinische Landesklinik Düsseldorf.

Siegfried Zepf, geb. 1937, Dr. med. habil., Arzt für Innere Medizin, Psychotherapie und Psychoanalyse. Professor für poliklinische Psychotherapie am Klinischen Institut für Psychotherapie und Psychosomatik der Medizinischen Einrichtungen der Universität Düsseldorf.

1 Zur Einführung ins Thema: Einige Anmerkungen zur psychosomatischen Theoriebildung und zu diesem Buch*

Der Ausdruck „psychosomatisch", der vermutlich erstmals 1818 von Heinroth benutzt wurde (Margetts 1950), nimmt heute auf dreierlei Bezug. Erstens auf die Lehre von der „psychophysischen Totalität" des Menschen und zweitens auf den sich daraus ergebenden Zugangsweg zu jeder körperlichen Erkrankung. Drittens wird damit eine nosologische Krankheitseinheit (De Boor u. Mitscherlich 1973) angesprochen, für die zwei Bedingungen gelten: Zum einen liegt eine Störung physiologischer Funktionskreise und häufig auch die Beschädigung eines Organs vor, zum anderen ist das somatische Symptom Resultat eines intentionalen Verhaltens, dem im Bezugsrahmen der „psychischen Realität" (Freud 1917, S. 383) des erkrankten Individuums Sinn zukommt, obwohl es selbst dazu jedoch keinen Zugang mehr hat. In diesem engeren Verständnis bezeichnet „psychosomatisch krank" eine Perspektive, in der eine körperliche Erkrankung als eine sozialisationsspezifische Verhaltensstrategie zu begreifen ist, in der familiale Kernkonflikte eine pathologische Lösung gefunden haben.

Diese körperlichen Erkrankungen gelten mithin als Elemente, welche in eine individuelle Lebensgeschichte zwar sinnvoll eingebunden, aber dennoch der Selbstreflektion entzogen sind. Ihr Stellenwert in der erlebten Lebensgeschichte kann vom Patienten nicht mehr eingeholt werden. In dieser Einsicht gründet auch die Option, welche die Psychoanalyse für die Erklärung und Therapie dieser sog. „psychosomatischen Erkrankungen im engeren Sinn" beansprucht, und auf die sich auch die hier zusammengestellten Aufsätze, wenn auch nicht ausschließlich, so doch mehrheitlich beziehen. Als körperliche Erscheinungen gehören zwar ihre Symptome in den Bereich der naturwissenschaftlichen Humanmedizin, ihrem Wesen nach gründen sie jedoch in zwischenmenschlichen Beziehungsstörungen der individuellen Lebensgeschichte, die im hermeneutischen Verfahren der Psychoanalyse aufgearbeitet, d.h. verstanden und begriffen werden können. Die Erkrankungen sind somit in einem Spannungsfeld lokalisiert, dessen Extrempositionen von Naunyn und v. Weizsäcker markiert wurden. War es für Naunyn (zit. n. Hensel 1977) ausgemacht, daß die Humanmedizin eine Naturwissenschaft sein muß oder nicht sein wird, so galt für v. Weizsäcker (1943), daß die psychosomatische Medizin eine tiefenpsychologische sein muß oder aber nicht sein wird.

Die qualitativ differente Bestimmung ihres Gegenstands auf der Ebene der Erscheinung und des Wesens umreißt auch das zentrale Problemfeld der psychoanalytischen Psychosomatik. In naturwissenschaftlicher Sicht werden jedwede Körperstö-

* Unter Verwendung eines gemeinsam mit M. v. Rad in der *Psyche* 39: 738–749 (1985) unter dem Titel „Aktuelle Probleme psychoanalytischer Psychosomatik" publizierten Artikels.

rungen nach dem Paradigma infektiöser Erkrankungen begriffen. Sie sind das Produkt eines bestimmten Zusammenspiels von inneren und äußeren Faktoren, die beide organischer (chemischer, physikalischer etc.) Natur sind. Auf eine Kurzformel gebracht entsteht dagegen in psychoanalytischer Auffassung Krankheit im Gefolge eines sinnvollen Mißverständnisses. Der Patient versteht seine gegenwärtigen Lebensumstände nicht mehr so, wie sie sind, sondern er mißversteht sie aus Gründen, die in seiner Vergangenheit liegen und die ihm nicht bewußt sind. Diese Gründe werden als frühkindliche Konflikte identifiziert, die eine gestörte Zwischenmenschlichkeit hervorgebracht hat und die in der damaligen, pathologischen Lebenspraxis nicht mehr lösbar waren. Deshalb wurden sie im Unbewußten verinnerlicht. An diese unbewußte Konfliktlage appelliert nun eine aktuelle Situation und aktualisiert unter Angstentwicklung die früheren traumatisierenden Ereignisse. Mit der Bildung des Symptoms sucht der Patient diese Angst aufs Neue zu bewältigen, wobei die Bedingungen, die letztlich darüber entscheiden, zu welcher Art von Erkrankung es kommt, ebenfalls von der individuellen Lebensgeschichte verantwortet werden. Psychosomatische Erkrankungen sind in dieser Sicht die Folge einer regressiven Reaktion auf eine ebenso regressive Einschätzung objektiver Lebensumstände.

Während also die Psychoanalyse Krankheit im pathogenen Netzwerk intersubjektiver Verflechtungen verankert, wird sie im naturwissenschaftlichen Konzept gerade von dieser Pathologie isoliert. Ortet die somatische Medizin eine Störung im anatomischen Modell des menschlichen Körpers, in welchem sich Organsysteme aufgrund von Stoffwechselvorgängen erhalten, so wird sie von der Psychoanalyse im gänzlich andersartigen Modell eines in Es, Ich und Über-Ich gegliederten psychischen Apparats und neuerdings auch in einer Objektbeziehungspsychologie lokalisiert und hinsichtlich ihres Stellenwerts in einem subjektiven Sinnzusammenhang untersucht. Heißt dort eine Störung zum Beispiel Kaliumverlust, erhöhte TSH-Ausschüttung oder Antigen-Antikörper-Reaktion, so heißt sie hier Konflikt, Regression, Ich-Defekt etc. Dieses Spannungsfeld läßt sich nun etwa nicht dadurch neutralisieren, daß man ein bestimmtes psychosomatisches Krankheitsbild simultan in beiden Fragerichtungen untersucht. Man verfährt dann additiv, aber nicht ganzheitlich. Empirisch konstatierbare Zusammenhänge geben ja nicht schon Auskunft darüber, *wie* sie miteinander zusammenhängen, sondern eröffnen dies als Frage: Wie hängen die physiologischen, psychischen und sozialen Bedingungen miteinander zusammen, und wie sind die besonderen Zusammenhänge entstanden, unter denen ein Individuum eine bestimmte Körperstörung entwickelt, unter denen sie rasch abklingt, krisenhaft verläuft oder chronifiziert?

Gewiß treten die somatische und die psychische Seite des Gegenstands nicht erst zum Zeitpunkt seiner Untersuchung zueinander in Beziehung. Die naturwissenschaftlichen sowie die psychoanalytischen als auch die sozialen Befunde sind von vornherein aneinander zu vermitteln, und zwar entsprechend der Entwicklungslogik der zur Debatte stehenden Erkrankung. Hält man mit Weiner (1977, S. XII) dafür, daß eine Krankheitstheorie historisch, funktional und prädiktiv sein muß, dann war und ist die psychoanalytische Psychosomatik aufgefordert, die besonderen Bedingungen namhaft zu machen, die über die Wahl des Organismus als Stätte der Symptombildung befinden, aus diesen Bedingungen heraus das psychosomatische erkrankende Subjekt zu entwickeln und die Mechanismen zu detaillieren, über die zwischenmenschliche Konflikte in spezifische Körperstörungen transferiert werden.

Es hat nun an Konzepten nicht gefehlt, in denen die psychoanalytische Psychosomatik versuchte, die beiden Seiten ihres Gegenstands zu verbinden und unter Einbeziehung und Gewichtung verschiedener psychoanalytischer Aspekte die Entwicklung eines Körpersymptoms theoretisch zu begründen. Obwohl Freud (zit. nach Cremerius 1957/58) selbst in einem Brief an v. Weizsäcker die Ansicht vertrat, daß wir den Sprung vom Seelischen ins Körperliche doch nie mitmachen können, hat er dennoch zwei Konzepte vorgelegt, die diesen Sprung ermöglichen sollten: die Konzepte der „Konversion" und der „Angstneurose". Die körperlichen Veränderungen bringen bei einer Konversion unbewußte Triebregungen, die vordem verdrängt waren, verzerrt zur Darstellung. Grundlage einer Konversion ist ein Konflikt ödipaler Natur, auf Grund dessen genital-sexuelle Triebwünsche verdrängt wurden. Diese Triebwünsche werden reaktualisiert, ihre Verdrängung kann nicht mehr aufrechterhalten werden und es erfolgt eine Verschiebung der psychischen Energie, der Libido, von der Besetzung seelischer auf somatische Prozesse. Voraussetzung hierfür ist ein „somatisches Entgegenkommen", ein körperlicher Faktor, der für die „Organwahl" bedeutsam ist.

Die theoretische Validität dieses Modells blieb bis heute unbestritten. Es wurde zwar auch auf prägenitale Konflikte ausgedehnt (Fenichel 1945, S. 168 ff.), blieb aber im Kern unverändert. Bald aber wurde deutlich, daß viele körperliche Symptombildungen keinen Ausdruckscharakter aufwiesen und nicht in Sprache übersetzbar waren. Dies führte zum Rückgriff auf das Freudsche Konzept der Angstneurose, welches dann zum Ausgangspunkt der weiteren theoretischen Entwicklung wurde. 1895 hatte Freud einige Körpersymptome als Resultat einer direkten Umwandlung libidinöser Körperspannungen beschrieben. Da diesen Symptomen keine Verdrängungsarbeit zugrunde liegt, haben sie auch keinen Sinn, keine psychische Bedeutung (Freud 1917, S. 402). Es handelt sich um eine „*Entfremdung* zwischen dem Somatischen und dem Psychischen" (Freud 1895, S. 337), weshalb sie sich seiner Meinung nach auch dem psychoanalytischen Zugriff entzogen.

Wie Freud (1926, S. 282), so hielten sich in der Folgezeit auch andere Psychoanalytiker nicht an die von ihm diagnostizierte „Kluft zwischen Leiblichem und Seelischem ...", die „für unsere Erfahrung ... und gar für unsere praktischen Bemühungen" besteht. Die „Kluft" wurde allgemein als Anspruch verstanden, eine Brücke zu schlagen. Alexander (1950) machte mit der Annahme eines Zusammenhangs zwischen Konfliktspezifität, neurosentheoretisch konzipierter Persönlichkeitsstruktur und psychosomatischer Symptomspezifität die ausdruckslosen Körperstörungen der Psychoanalyse wieder als „Organneurosen" zugänglich. Schur (1955) entwickelte sein Konzept der „Desomatisierung/Resomatisierung" unter dem Einfluß der von H. Hartmann initiierten Entwicklung der Ich-Psychologie und postulierte eine Schwäche der Körperspannungen neutralisierenden Ich-Funktion. Auch das Konzept einer „zweiphasigen Verdrängung, bzw. Abwehr" von Mitscherlich (1967) impliziert eine Ich-Schwäche, wodurch ein Konflikt nicht mehr auf psychischer Ebene verarbeitet, sondern ins „Somatische" abgewehrt wird. Engel u. Schmale (1967) suchten die strikte Trennung von Konversion und Organneurose, die Alexander (1950) vorgenommen hatte, zu überwinden. Sie unterschieden zwischen dem Akt der Konversion und den sekundären Folgeerscheinungen, der Art der Läsion. Im Zuge der Konversion kommt es in ihrem Konzept zu einem unbewußt bleibenden Bedeutungszuwachs eines Organs, aufgrund dessen nun darauf mit physiologischen, bzw. pathophysiologischen Mechanismen reagiert wird. Die körperliche Läsion wird hier über die Konversion vermittelt, sie ist aber nicht verschlüsselter Ausdruck eines Konflikts, sondern die bloße Folge somatischer Abläufe.

Unter dem Eindruck einer veränderten, unter dem Titel „pensée opératoire" oder „Alexithymie" beschriebene Befundlage, die freilich schon früher von Ruesch (1948) beschrieben worden war, wurde dann von Kutter (1981) und den französischen Autoren um P. Marty wieder die Ansicht vertreten, daß sich psychosomatische Erkrankungen der Begrifflichkeit des psychoanalytischen Strukturmodells entziehen. Während Kutter sich in seinem theoretischen Versuch auf die Konzepte von Balint, M. Klein, Winnicott u. a. bezieht, rekurrierten die französischen Autoren zunächst auf die topographische Theorie Freuds (Marty u. de M'Uzan 1963) und später auf eine modifizierte Form der Lebens- und Todestrieb-Hypothese Freuds (Marty 1976), in deren Rahmen dann das psychosomatische Symptom als Resultat eines konstitutionell verstärkten – und deshalb auch durch den Lebensinstinkt nicht mehr neutralisierbaren – Todesinstinkts expliziert wurde.

Die zeitliche Abfolge der verschiedenen Konzepte bedeutet freilich nicht, daß sie aus einer systematischen und kritischen Aufarbeitung des jeweils Vorangehenden entstanden wären. Es gelang auch nicht, einen Konsens darüber herzustellen, welchem Konzept für die Erklärung des psychosomatischen Geschehens der Vorzug gebührt. Auch heute noch bestehen sie praktisch nebeneinander und werden je nach Vorliebe des Autors, der sich um eine theoretische Durchdringung der Sachlage bemüht, in unterschiedlicher Weise für die Erklärung von bestimmten Aspekten des Gesamtgeschehens benutzt. Allenfalls unter punktueller Kritik wurden von den späteren Autoren einzelne Begriffe der früheren Konzepte übernommen und vor allem zu Ich-psychologischen Konzepten in Beziehung gesetzt, die in der postfreudianischen Psychoanalyse entwickelt worden waren. Aber auch diese neueren Ich-psychologischen Konzepte erwuchsen nicht aus einer Kritik des Bestehenden. Sie fokussierten vielmehr auf bisher scheinbar in der Psychoanalyse Freuds vernachlässigte Aspekte und wurden dem Bestand bloß angefügt – oft ohne die Konsequenzen zu bedenken und zu verfolgen, die aus einer bestimmten begrifflichen Fassung eines Sachverhalts für die anderen psychoanalytischen Begriffe resultieren. Die Folge dieser Verfahrensweise machte A. Freud (1972) kenntlich. In ihrem Urteil gibt es in der psychoanalytischen Theoriedebatte der letzten Jahre kaum mehr einen einzigen theoretischen oder technischen Begriff, der in der Literatur nicht von dem einen oder anderen Autor attackiert wird. Die Neufassungen – vor allem des Ichs, des Selbst und des Narzißmus – wurden dann von anderen Psychoanalytikern in eine eigene Metapsychologie eingebunden und dort wiederum sehr unterschiedlich konnotiert. In den vereinzelten theoretischen Versuchen unserer Tage pflückten dann die Psychosomatiker ihre Begriffe oft wie Blumen von diesen sehr unterschiedlichen Beeten und banden sie in einem bunten Strauß zusammen, ohne sich um den systematischen Stellenwert zu kümmern, den dieser oder jener Begriff im jeweiligen Bezugssystem eines Psychoanalytikers noch hatte. Bruchstücke aus verschiedenen Konzeptionen – man denke hier etwa an die keineswegs unmittelbar miteinander verträglichen und auch nicht in einer allgemeinen Metapsychologie integrierten Theorien von M. Klein, Hartmann, Mahler, Kohut, Kernberg oder Winnicott – wurden umstandslos aneinandergefügt, ihre Konnotationen verkürzt oder erweitert und in Fünf-Minuten-Thesen so zusammengefügt, daß sie vielleicht noch auf die eigene Empirie paßten, aber aus einem übergreifenden systematischen Zusammenhang ausgesondert waren. Diese aus

„Suppenlogik mit Knödelargumenten" bestehenden Rezepte, welche nach Freuds (1915, S. 315) Ansicht psychoanalytisch unbehandelbaren, d. h. Einsichten verschlossenen „Naturkindern" zu verschreiben waren, können nur die zufriedenstellen, welche wie jene Naturkinder blind arbeiten und blind arbeiten wollen. „Fast food" ist schon schlimm genug, „fast thoughts" aber sind noch schlimmer. Die daraus resultierende Konsequenz ist fatal: Die Theorie franst aus in eine Vielfalt heterogener Meinungen und kann durch die Praxis nicht mehr systematisch affiziert und verändert werden. Ihr wissenschaftlicher Status zerfällt. Letzten Endes verbleibt man im bloß Deskriptiven und suspendiert die Wahrheitsfrage ebenso wie das Leib-Seele-Problem.

In resignativen Stunden will uns scheinen, als sei auf theoretischer Ebene heute alles ins Belieben gestellt. Im Theoriegebäude der psychoanalytischen Metapsychologie haben jedenfalls die psychosomatischen Erkrankungen keinen systematischen Ort. Sie sind nur in diversen, aus Bausteinen verschiedener Steinbrüche entstandenen Anbauten zu lokalisieren, die freilich allesamt oberhalb des psychosomatischen Symptoms enden. Die psychoanalytische Psychosomatik sollte sich eingestehen, daß es ihr bisher nicht gelungen ist, ein theoretisches Konzept zu entwickeln, in dem auch die Materialität eines Körpersymptoms widerspruchsfrei, konsistent mit psychoanalytischen Grundeinsichten und unter Wahrung des rationalen Gehalts naturwissenschaftlicher Erkenntnisse angemessen zu Wort kommt. Auch in den genuin psychoanalytischen wie auch in den der Psychoanalyse verpflichteten Ansätzen wurde die Lücke im Erklärungsrahmen für das Körpersymptom spekulativ ausgefüllt. Ältere Autoren nutzten vor allem die „Psychik" als Füllsel und lösten die körperliche Organisation des Individuums in metaphysische Spekulationen auf. So deklarierte Groddeck (1925, S. 155 f.) Körper und Seele zum Symbol des Es; dieses umfasse „Körper und Seele, Physiologisches und Psychologisches; dem Es gegenüber gibt es keine Grenzen zwischen Physischem und Psychischem. Beides sind Äußerungen des Es, Erscheinungsformen." Für Ferenczi (1924) gaben „Ursymbole", die er in animistisch aufgefaßten „organischen Vorbildern" der Artgeschichte zu finden meinte, einer individuellen Symptombildung ihren letzten Sinn. Zu einer Sinnhaftigkeit des Biologischen bekannte sich auch Schilder (1933, S. 172): „Die theoretische Grundposition der Analyse nimmt an, daß organisches Geschehen einen Sinn hat. Die Sinnhaftigkeit des organischen Geschehens muß jedoch mit analytischen Mitteln verstanden werden können. Die Analogien, welche hervorgehoben werden, müssen demnach mehr als Analogien sein und teilweise Identität der Vorgänge in sich einschließen." In neuerer Zeit plädiert die französische psychosomatische Schule für die Wiedereinführung der von Freud (1920) selbst als „spekulativ" bezeichneten „Eros-Thanatos-Hypothese" als Grundlage einer neuen Nosologie, wobei dann das psychosomatische Symptom auf ein gestörtes Zusammenspiel ihrer Spekulationen zurückgeführt wird.

In den moderneren Konzepten, auf die auch heute noch vielfach Bezug genommen wird, wurde die Leerstelle im Begründungszusammenhang jedoch vorzugsweise biologistisch auswattiert. So sah Alexander (1950) psychische Phänomene bloß als schlichte und einflußlose „Spiegelungen" neurophysiologischer Abläufe. Die Umwelt wurde von ihm auf ein Reizgefüge reduziert, welches zu körperlichen Veränderungen führt, und deren Wahrnehmung dann zu psychischen Inhalten führen kann. Für Schur (1955) war die „Entwicklungshemmung der Neutralisierungsfunktion des Ichs", die Vorbedingung einer resomatisierenden, zum psychosomatischen Symptom führenden Regression, biogenetisch bedingt. Da die Art und Weise des Zusammenspiels der von ihm postulierten „Konstellationselemente“ nicht expliziert wurde, blieb auch ihm für die Erklärung des psychosomatischen Symptoms nurmehr die biologische Konstitution übrig. Auch Mitscherlich (1967) zog sich mit der „zweiphasigen Verdrängung bzw. Abwehr“ im wesentlichen auf die Varianten angeborener Konstitution zurück und beließ in unzulässiger Ausdehnung des psychoanalytischen Verdrängungs- und Abwehrbegriffs den Sprung vom Psychischen ins Somatische so „magisch“, wie er es vordem schon war. Engel (1955) lehnte es sogar ab, aus einer feststellbaren Korrelation von psychischen und somatischen Prozessen auf eine ätiologische Bedeutung der psychischen zu schließen (zumindest für die Genese einer Colitis ulcerosa).

Freilich, das auch von diesen Autoren nicht gelöste Leib-Seele-Problem läßt sich weder durch Resignation noch durch eine metapsychologische, gelegentlich auch mit Elementen kognitivistischer und lerntheoretischer Provinienz versetzten Blumenbinderei lösen oder aus der Welt schaffen. Für eine Lösung ist es gewiß hilfreicher, statt eines bloßen Hantierens mit Versatzstücken und eines bloß punktuellen Herumnörgelns den theoretischen Bestand begriffsanalytisch und kritisch aufzuarbeiten. Dieser Absicht haben sich die Autoren dieses Buchs verschrieben. Die einzelnen Arbeiten sind die Diskussionsprodukte eines Seminars, das ich im Wintersemester 81/82 an der Universität Düsseldorf für interessierte Kollegen und Studenten eingerichtet habe und das mit diesem Buch im Wintersemester 84/85 einen Abschluß fand. Sein Titel – *Tatort Körper* – danke ich Michael v. Rad. Er ist mit Bedacht gewählt. *Spurensicherung* verweist sowohl auf die wirklichen Spuren der Realgenese einer psychosomatischen Erkrankung, wie auch auf die begrifflichen, welche andere Untersucher im Versuch hinterlassen haben, die Realgenese theoretisch zu rekonstruieren. Ihre Spuren werden mit mehrfacher und miteinander verbundener Zielstellung verfolgt. Einmal werden die verschwiegenen anthropologischen Vorannahmen sowie die logischen Inkonsistenzen und die Begriffsfallen kenntlich gemacht, in denen sich die einzelnen Autoren verfingen. Dann ist zum anderen auch der jeweilige philosophisch-erkenntnistheoretische Ort wenigstens soweit zu kartographieren, daß Irrwege in künftigen Unternehmungen vermieden werden können. Denjenigen, die schon ihren Frieden mit den Denkfiguren der aufzuarbeitenden Konzepte geschlossen haben, könnte damit zugleich fragwürdig, weil einsichtig werden, welchen Implikationen, Konsequenzen und erkenntnistheoretischen Positionen sie sich verschreiben, wenn sie sich auf ein bestimmtes Konzept verpflichten. Da sich die Autoren der verschiedenen Konzepte nun gewiß nicht durch eine totale Blindheit auszeichneten, läßt sich mit einiger Wahrscheinlichkeit annehmen, daß auch sie zwar für die Genese relevante Sachverhalte diagnostizierten, diese aber auf falsche Begriffe brachten und in falschen Zusammenhängen verbegrifflichten, so daß die Befunde sozusagen maskiert am falschen theoretischen Ort stehen. Faßt man den Erkenntnisprozeß als eine Einheit des Subjektiven und des Objektiven, des Untersuchers und des untersuchten Gegenstands, dann müssen in den Gedanken eines Untersuchers über den Gegenstand bei aller subjektiven Verzerrung auch Einsichten in den Gegenstand enthalten sein. Man kann diese Einsichten freilich nicht blind herausschälen. Dazu stehen zwei Wege offen, die nicht gänzlich voneinander unabhängig sind: einmal die Analyse des „subjektiven Faktors“ als Ursache für die Verzerrungen. Diesen Weg der konkreten Vermittlung einer subjektiven Struktur- und ihrer gesellschaftlichen Bedingungsanalyse zur Klärung des Erkenntnisinteresses und -verfahrens eines Untersuchers wollen wir nicht einschlagen. Diese Einsichten lassen sich nämlich in den Strukturen des Gedankengebäudes eines Untersuchers auch ohne dieses aufwendige Verfahren identifizieren – nämlich dann, wenn man sie schon kennt. Und dies ist in der Tat der Fall. Wie sich zeigen wird, sind in den verschiedenen theoretischen Konzepten die besonderen Zusammenhänge bei psychosomatisch Kranken mehrheitlich in Allaussagen mystifiziert. Da nun der Erkenntnisfortschritt allgemein dadurch charakterisiert ist, daß zunächst als allgemein behauptete Zusammenhänge zu besonderen werden, dient unser Verfahren, sich in einer retrograden Entmystifizierung durch die Kritik hindurch der Realgenese psychosomatischer Erkrankungen zu nähern, auch als Beleg für den Erkenntniszugewinn durch das eigene theoretische Konzept.

Für die Aufarbeitung haben wir die Konzepte chronologisch geordnet. Beginnen werden wir mit den Arbeiten von Jürgen Ruesch, um dann die Entmystifizierung über Franz Alexander, Max Schur, George Engel und Arthur Schmale, Alexander Mitscherlich bis zur französischen psychosomatischen Schule und Peter Kutter voranzutreiben. Das „Situationskreismodell" Thure v. Uexkülls nimmt eine Sonderstellung ein. Es ist zwar der Psychoanalyse verpflichtet, beschränkt sich aber nicht auf die sog. psychosomatischen Erkrankungen im engeren Sinn, sondern macht Ernst mit der Lehre von der „psychophysischen Totalität" des Menschen. Es hat einen umfassenderen Charakter und soll dem Anspruch nach erlauben, jedwede körperliche Erkrankung unter Einbeziehung psychischer und sozialer Aspekte theoretisch zu verfolgen. Wir haben dieses Konzept deshalb mit aufgenommen, weil es – auch wenn darin die Sachlage noch auf dem Kopf steht – zweifelsohne die Spitzenposition einnähme, wenn man die verschiedenen Konzepte in eine Rangordnung bringen würde. Im letzten Kapitel wird versucht, es auf die Füße zu stellen und zu zeigen, wie in der eigenen Theorie die herausgeschälten Funde zum Sprechen gebracht werden können, einer Theorie, die auch den vielfach verstellten theoretischen und bedingungsanalytischen Zugriff auf die psychosomatischen Erkrankungen aus soziologischer Perspektive wieder eröffnet und die in künftiger Arbeit erlauben wird, die psychosomatische Erkrankung als das auf den Begriff zu bringen, was sie im teilweise auch explizierten Vorverständnis mancher ist: eine gesellschaftlich bedingte, psychisch vermittelte Störung körperlicher Funktionsabläufe.

Düsseldorf, im Dezember 1985 Siegfried Zepf

Literatur

Alexander F ([1]1950, 1971) Psychosomatische Medizin. de Gruyter, Berlin

Cremerius J (1957/58) Freuds Konzept über die Entstehung psychogener Körpersymptome. Psyche 11: 125–139

De Boor C, Mitscherlich A (1973) Verstehende Psychosomatik: Ein Stiefkind der Medizin. Psyche 27: 1–20

Engel GL (1955) Studies of ulcerative colitis III. The nature of the psychological processes. Am J Med 19: 231–256

Engel GL, Schmale A (1967) Eine psychoanalytische Theorie der somatischen Störung. Psyche 23: 241–261 (1969)

Fenichel O ([1]1945, 1974) Psychoanalytische Neurosenlehre, Bd II. Walter, Freiburg
Ferenczi S (1924) Versuch einer Genitaltheorie. In: Ferenczi S (1972) Schriften zur Psychoanalyse, Bd 2. Fischer, Frankfurt am Main, S 317–400
Freud A (1972) Child-analysis as a subspeciality. Int J Psychoanal 57: 151–156
Freud S (1895) Über die Berechtigung von der Neurasthenie einen bestimmten Symptomenkomplex als „Angstneurose" abzutrennen. In: Gesammelte Werke, Bd I, S 313–342, Fischer, Frankfurt am Main (1952)
Freud S (1915) Bemerkungen über die Übertragungsliebe. In: GW X, S 305–321, Fischer, Fft. (1967)
Freud S (1917) Vorlesungen zur Einführung in die Psychoanalyse. In: GW XI, Fischer, Fft. (1952)
Freud S (1920) Jenseits des Lustprinzips. In: GW XIII, S 1–69, Fischer, Fft. (1969)
Freud S (1926) Die Frage der Laienanalyse. In: GW XIV, S 207–286, Fischer, Fft. (1968)
Groddeck G ([1]1925, 1966) Das Es und die Psychoanalyse nebst allgemeinen Ausführungen zum damaligen (wie heutigen) Kongreßwesen. In: Clauser G (Hrsg) Psychoanalytische Schriften zur Psychosomatik. Limes, Wiesbaden, S 148–162
Hensel H (1977) Wissenschaft und Wirklichkeit. Vandenhoek & Ruprecht, Göttingen
Kutter P (1981) Der Basiskonflikt der Psychosomatose und seine therapeutischen Implikationen. Jahrb Psychoanal 13: 93–114
Margetts EG (1950) The early history of the word „psychosomatic". Can Med Assoc J 13: 402–404
Marty P (1976) Les mouvements individuels de vie et de mort. Payot, Paris
Marty P, M'Uzan M de (1963) Das operative Denken („pensée opératoire"). Psyche 32: 974–984 (1978)
Mitscherlich A (1967) Krankheit als Konflikt 2. Suhrkamp, Frankfurt am Main
Ruesch J (1948) The infantile personality. Psychosom Med 10: 134–144
Schilder P (1933) Psychoanalyse und Biologie. Imago 19: 168–179
Schur M ([1]1955, 1978) Zur Metapsychologie der Somatisierung. In: Overbeck G, Overbeck A (Hrsg) Seelischer Konflikt - körperliches Leiden, S 83–142, Rowohlt, Reinbek
Weiner H (1977) Psychobiology and human disease. Elsevier, Amsterdam
Weizsäcker V von (1943) Psychosomatische Medizin. Psyche 3: 331–341

2 Jürgen Ruesch: Die infantile Persönlichkeit

Luciano Alberti

Friedrich Engels:
Notizen und Fragmente*

Erst macht man Abstraktionen von den sinnlichen Dingen, und dann will man sie sinnlich erkennen, die Zeit sehen und den Raum riechen. Der Empiriker vertieft sich zu sehr in die Gewohnheit des empirischen Verfahrens, daß er sich noch auf dem Gebiet des sinnlichen Erfahrens glaubt, wenn er mit Abstraktionen hantiert.

Jürgen Ruesch gehört gewiß zu jenen Autoren, die in der Geschichte einer Wissenschaft zu Unrecht in Vergessenheit geraten sind. Seine klinische Beschreibung und theoretische Konzeption des psychosomatisch Kranken wurde jedenfalls von der psychoanalytischen Psychosomatik kaum zur Kenntnis genommen. Erst in neuerer Zeit (z.B. v.Rad u. Zepf 1985) finden sich wieder Hinweise auf die Bedeutung der 1948 erschienenen Arbeit „The infantile personality", in der Ruesch einige der Befunde vorträgt, die in der heutigen psychosomatischen Diskussion wieder einen zentralen Platz einnehmen. Vielleicht ist dies auch einer der Gründe für die weitgehende Nichtbeachtung dieses Autors.

► Ein Jahr bevor MacLean (1949) am psychosomatisch Kranken „his apparent intellectual inability to verbalize his emotional feelings" beobachtete, charakterisierte Ruesch (1948, S.135–139) diese Patienten durch „deficiency in the discrimination of cues; paucity of cues; inability to understand the multiple meaning of cues and roles; ignorance or repression of cues arising in self: ... Verbal, gestural, or other symbols are not connected with affects and feelings, and consequently symbols have little merit for selfexpression, although they can be manipulated in a manner similar to management of gadgets or objects". Ca. 20 Jahre später notieren Nemiah u. Sifneos (1970, S.179) – freilich ohne auf einen der beiden Autoren zu verweisen – daß psychosomatisch Kranke „usually have a disturbance in affective functioning characterized by an incapacity to describe or express their feelings in words". Die heute vielfach diagnostizierte soziale Überangepaßtheit dieser Patienten (Übersicht bei Brede 1972; Zepf 1976) wird von Ruesch mit der Bemerkung, daß sich psychosomatisch Kranke durch „an excessive degree of conformance to standards either prescribed by the culture, by

* MEW Bd. 20. Dietz, Berlin (1971)

the family, or by certain persons" auszeichnen, ebenso vorweggenommen wie ihre narzißtischen „Selbst-Objekt-Beziehungen" (Übersicht bei Zepf 1976) in der folgenden: „These infantile personalities can live only in close symbiosis with other persons, since they do not possess an identity of their own". Auch auf einen Objektverlust, dem heute in der Symptomgenese ein zentraler Stellenwert beigemessen wird, verweist Ruesch: ... breakdown is precipitated in dependent personalities through separation from the source of dependency, or when compensation is made impossible" (1948, S.138f.).

Diese Phänomene sieht Ruesch nicht als Folge einer Regression, sondern als Resultat einer mangelnden Progression. Auch diese Sichtweise ist deckungsgleich mit der heutigen. Die infantile Persönlichkeit wird von ihm einer reifen Persönlichkeit polar entgegengesetzt. Eine reife Persönlichkeit funktioniert erfolgreich als unabhängige Einheit und ist in der Lage, ihre Wünsche innerhalb des kulturellen Systems, in dem sie lebt, zu befriedigen, biologisch und sozial erfolgreich mit anderen Personen zu interagieren, sich selbst auszudrücken, zu erweitern und zu objektivieren (1948, S.134).

Die Entwicklung zur reifen Persönlichkeit, bzw. die Entwicklungshemmung der infantilen Persönlichkeit wird nun von Ruesch insbesondere auf der Dimension des Selbstausdrucks verfolgt. Es werden drei Stufen unterschieden: Auf der 1. Stufe drükke sich das Kind auf der Ebene von „organ responses" aus, auf der 2. Stufe würden die Aktionsformen in komplexere, soziale Handlungsformen organisiert, Gefühle, Emotionen und Konflikte werden nun durch Handlungen ausgedrückt. Auf der 3. Stufe sei das Individuum in der Lage, Organantworten und Handlungen symbolisch, d.h. sprachlich, über Gesten oder künstlerisch auszudrücken.

Eine Arretierung auf einer dieser Stufen disponiert nun zur Entwicklung bestimmter Erkrankungen. Könne das Individuum in seiner Entwicklung die Stufe 1 nicht überschreiten, dann sei es deshalb zur Ausbildung psychosomatischer Symptome disponiert, weil es seine Spannungen nur körperlich abführen kann. Gestaute Spannung würde hier im somatischen Substrat ausgedrückt, wobei die Wahl des Organs entweder hereditär oder erfahrungsbedingt sei. Bliebe das Individuum auf der 2. Stufe arretiert und würden seine Handlungen von den Mitmenschen nicht in ihrer Bedeutung verstanden, dann würde das Individuum nach Ersatzhandlungen suchen, die u.a. zur Sucht, Promiskuität oder Unfallverhalten führen könnten. Würde die 3. Stufe erreicht und käme es etwa durch kulturelle Umwälzungen zu Mißverständnissen auf der symbolischen Ebene, ließen sich Spannungen nicht mehr durch adäquate symbolische Kommunikation abführen, dann würden sich die Spannungen in einem somatischen Symptom ausdrücken, welches einen Konversionscharakter haben würde.

Als gestört sieht Ruesch auch die Funktionen der Wahrnehmung, des Denkens und der Idealbildung. Eine infantile Persönlichkeit würde im Hinblick auf diese Funktionen auf dem Status eines kleinen Kindes verharren, welches sich große Ziele setzt und zugleich meint, diese Ziele in relativ kurzer Zeit auch erreichen zu können. Die Ursachen für diese Entwicklungshemmung, die sich in verschiedenen Bereichen manifestiert, sieht Ruesch (1948, S.135–139) neben anderem auch in einem Mangel an Kontinuität und Konsistenz in persönlichen Kontakten, in der Abwesenheit einer bedingungslosen Liebe und Zuwendung in den ersten Lebensjahren und darin, daß eine Mutter dominiert, welche sich als Quelle der Zuwendung sieht, sich auf ihre Funktion als Autorität und Vorbild konzentriert und ihre Ziele durch Androhung und

Durchführung eines Liebesentzugs durchsetzt. Auch diese Befunde wurden in nachfolgenden Untersuchungen vielfach erhoben.

▶ Komprimiert man die klinische Theorie von Ruesch auf das Wesentliche, dann ist die mit einer psychosomatischen Erkrankung einhergehende infantile Persönlichkeit gekennzeichnet durch eine Konformität des Verhaltens und einem Mangel an symbolischen Ausdrucksformen. Die zu einer psychosomatischen Erkrankung disponierenden Momente liegen in der Primärsozialisation, wo die elterlichen, insbesondere mütterlichen Figuren durch ihre ambivalente Einstellung die Entwicklung des Selbstausdrucks blockieren. Normalerweise läuft diese Entwicklung von der Möglichkeit, sich organisch auszudrücken über einen Ausdruck in Handlungen zur symbolischen Darstellung dieser Handlungen. Der „klassisch" psychosomatisch Kranke bleibt auf der Stufe des „Organausdrucks" stehen, wodurch körperliche Spannungen aufgestaut und nurmehr organisch abgeführt werden können, so daß es zu einer Organschädigung kommt.

Der Auffassung, daß die psychische Struktur des psychosomatisch Erkrankenden nicht Folge einer Regression, sondern Resultat einer mangelnden Progression ist, korrespondiert auch das Therapiekonzept von Ruesch. Wie Alexander (1946) definiert auch Ruesch (1948, S. 140) Psychotherapie generell als eine korrektive Erfahrung, welche dem Patienten erlauben würde, seine Wachstumspotentialitäten zu entwickeln. Psychotherapie bei infantilen Persönlichkeiten ist für Ruesch (1948, S. 142) im wesentlichen ein Prozeß des Lernens. Damit soziales Lernen möglich wird, schlägt er dem Therapeuten vor, seine eigenen Gefühle auszudrücken, als eine konkrete Figur kontinuierlich und konsistent da zu sein und den Patienten bedingungslos zu akzeptieren. Auch diese Vorschläge wurden in neueren therapeutischen Ansätzen bei psychosomatisch Kranken und insbesondere frühgestörten Patienten, der suportiven und insbesondere der interaktionellen Psychotherapie (Heigl-Evers u. Heigl 1983), wieder aufgegriffen. So gilt für die interaktionelle Psychotherapie nicht das Prinzip der „Deutung", sondern das Prinzip der „Antwort", wobei in der Antwort die Gefühle des Therapeuten entsprechend der Bedürfnislage des Patienten selektiv enthalten sein sollen.

Obwohl es gewiß erstaunt, daß viele der neueren Befunde bereits von Ruesch vorweggenommen wurden, so ist doch anzumerken, daß sein Versuch, die Genese einer infantilen Persönlichkeit aufgrund der von ihm angeführten Bedingungen theoretisch zu begründen, außerordentlich problematisch ist. Zunächst fällt auf, daß sich Rueschs Begrifflichkeit im wesentlichen durch einen bloß deskriptiven Charakter auszeichnet und sich aus Begriffen zusammensetzt, die aus ihrem jeweiligen theoretischen Bezugssystem herausgelöst wurden. Dies gilt insbesondere für die lerntheoretischen und psychoanalytischen Begriffe. So hat beispielsweise sein Entwicklungsbegriff der Progression ebensowenig einen systematischen Stellenwert in der psychoanalytischen Metapsychologie wie sein Begriff der Regression. Progression meint einfach Entwicklung schlechthin, und Regression bezieht sich auf ein Zurückgehen auf frühere Entwicklungsstadien. Dank des bloß deskriptiven Charakters seiner Begrifflichkeit bleibt auch der Zusammenhang zwischen der Charakteristik einer infantilen Persönlichkeit wie „lack of generalisation", „lack of diversification" oder „deficiency in discrimination“ und ihren Bedingungen, etwa einer „uneven distribution of parental functions“, „isolation from siblings“ oder „parents are not suitable as ideal model“ (1948, S. 135) ein bloß korrelativer. Daneben finden sich freilich auch Begriffe von einem außerordentlich hohen Abstraktionsgrad, die offensichtlich den Zusammenhängen den Status begriffener Zusammenhänge verleihen sollen. So etwa in der Anmerkung (1948, S. 136), daß Aufnahme-, Zurückhalte- und Ausstoßungsfunktionen auf sämtlichen Stufen des Selbstausdrucks zur Darstellung kommen können. Freilich können diese Abstraktionen die gewünschte Vermittlung nicht leisten. Auch sie lassen die Frage offen, wie und wieso es aufgrund bestimmter Sozialisationsbedingungen zu einer Arretierung des Selbstausdrucks kommt.

Darüber hinaus werden von Ruesch diese Abstraktionen ontologisiert und konkret genommen. Deutlich wird dies insbesondere in seiner Diskussion der Störung der Denk-, Wahrnehmungs- und Phantasiefunktionen. Hier wird zunächst angenommen, daß das physische wie auch das psychologische Wachstum einer Kurve folgt, die in den ersten Lebensjahren steil verläuft, mit der Reife abflacht und schließlich abfällt. Während reife Leute diesen Wechsel wahrnehmen würden, bliebe er den infantilen Persönlichkeiten verborgen. Hier wird eine Abstraktion, die „natürliche“ Entwicklungskurve der Entwicklung, in die psychische Realität eines Individuums zurückverlagert und dort als konkreter Gegenstand der innerpsychischen Wahrnehmung reklamiert. Rueschs Verfahren entspricht hier demjenigen von Schultz-Hencke, der ebenfalls empirischen Kategorien wie dem „anal-retentiven“ eine abstrakte Existenz zusprach, das sich auf verschiedenen Gebieten dann äußern kann. Thomä (1963, S. 64–102) hielt dem entgegen, „daß der Säugling weder nach dieser Kategorie lebt noch sie erlebt, sondern den Stuhlgang unter sich läßt“.

▶ Einer Kritik freilich, die zum Vorwurf macht, daß eine kausale oder deterministische Vermittlung der Befundlage mißlingt, würde Ruesch fraglos zustimmen – und sie dann für irrelevant erklären. Zwar nennt Ruesch (1961, S. 278) das Vermittlungsproblem explizit ein metatheoretisches und er sieht auch, daß in den Theorien über die psychosomatische Erkrankung auf verschiedene Theorien zurückgegriffen wird – in seiner Konzeption auf die Psychoanalyse, die Lernpsychologie und auf die Stufenmodelle der Entwicklungspsychologie. Da aber der zu erforschende Gegenstand in vielfältigen Beziehungen steht, z. B. zur Umwelt wie auch zum Untersucher, und diese Beziehungen nicht kausaler Natur sind, bzw. nicht in ihrer Kausalität erfaßt werden können (1961, S. 279), kann diese Beziehungsmasse „only be grasped by understanding and interpretation“. Ruesch (1961, S. 283) erläutert dies an einem Beispiel. Von der Beobachtung eines Außenstehenden ausgeschlossen wären die inneren Erfahrungen eines Patienten. Sie wären nur dem Patienten selbst zugänglich. Sobald er sie in Worten oder Handlungen ausdrückt, werden sie zwar beobachtbares Verhalten; aber da dies beobachtbare Verhalten auf das dem Patienten differente sprachliche Deutungssystem des Untersuchers trifft, könnten die inneren Erfahrungen des Patienten trotzdem nicht mit dem sprachlich gefaßten Befunden des außenstehenden Untersuchers korreliert oder gar kausal verknüpft werden. Verstehen und Interpretation sind hier als Verfahren angezeigt, womit nun freilich das Vermittlungsproblem nicht mehr als ein metatheoretisches, sondern als ein metasemantisches zu lesen ist.

Ruesch formuliert damit das Vermittlungsproblem in einer Weise, in der es ca. 30 Jahre später wieder von v. Uexküll u. Wesiack (1979) aufgegriffen wird. Während freilich diese Autoren sich ganz einem radikalen Konstruktivismus verpflichten und den Realitätsstatus des Untersuchungsgegenstands gänzlich bestreiten (eine Darstellung und Kritik dieser Konzeption unternimmt Hartmann in diesem Buch), schwört Ruesch der Realität nicht gänzlich ab. Einerseits steht zwar auch für ihn der Realitätsbezug der Sprache in Frage, z. B. wenn er schreibt: „Today we know that abstractions, dichotomies, and other dialects devices are a function of the language structure and that words do not necessarily reflect entities which occur in nature" (1961, S. 277). Andererseits aber hält er an der Realität des Gegenstands fest. So favorisiert er ein sog. „elektronisches Modell", das zumindest eine Vermittlung von behavioristischen und psychoanalytischen Befunden leisten könnte. Konzipiert ist dieses Modell nach dem Schema Input–Black box–Output. Während nun die Behavioristen die psychischen Prozesse einer Person als Black box behandeln würden und nur über den In- und Output Antworten geben könnten, würde sich die Psychoanalyse gerade für das Innere der Black box interessieren, vom Input absehen, und den verbalen Output weitgehend mit dem gleichsetzen, was im Innern vorgeht. Die Bedingungen für das Entstehen einer infantilen Persönlichkeit, die Input-Variablen, sind somit in der Sprache der Lernpsychologie, die psychischen Prozesse, die Black-box-Variablen, in der Sprache der Psychoanalyse zu erfassen.

Lernpsychologische und psychoanalytische Erkenntnisse könnten nun über Begriffe wie „Signal" aneinander vermittelt werden. Ruesch (1961, S. 281 f.) ist der Ansicht, daß „by tracing a signal from its origin through organs and the central nervous system back through the muscles and into the outside world, behavioral scientists have found in the study of messages a method which enables them to bridge various scientific universes. As a signal passes from person to person – save for distortions, additions, or subtractions that occur at the points of transformation". Mit anderen Worten, es gilt den Durchgang eines Abstraktums, des Signals, durch empirische Codierungen zu verfolgen, womit dann eine Vermittlung der Erkenntnisse der beiden Wissenschaftsbereiche erfolgen soll.

Auch wenn man einen Realitätsbezug dieses Vermittlungsmodells unterstellt, so ist es dennoch zu kritisieren. Auch ihm liegt die bereits beanstandete und sich dem bekannten idealistischen Kopfsprung verdankende Ontologisierung abstrakter Kategorien zugrunde. Zunächst abstrahiert Ruesch aus einer Vielzahl qualitativ differenter Signale deren Invarianz – Information – und nimmt dann diese Invarianz konkret, wodurch dann die qualitativ differenten Signale zu bloßen Erscheinungsformen dieses Abstraktums verkümmern. Es geht dann auch nicht mehr um die metatheoretisch zu verfolgende Frage, wie ein bestimmtes und in einem bestimmten Begriffssystem gefaßtes Signal sich in ein anderes, ebenso bestimmtes, davon qualitativ differentes und im Begriffssystem einer anderen Wissenschaft gefaßtes Signal transformiert, sondern um das Problem, wie sich das allgemeine Signal in je besonderen Signalen konkretisiert. Diese Problemformulierung läßt auch die These Rueschs verständlich werden, daß Aussagen eines Patienten über seine innere Befindlichkeit nicht mit dieser kausal oder deterministisch verbunden werden können. Der Grund hierfür liegt nicht darin, daß, wie Ruesch annimmt, das in den Aussagen eines Patienten in bestimmter Weise umcodierte, aus innerpsychischen Abläufen stammende Signal auf das andersartige Codierungssystem eines Untersuchers trifft, sondern schlicht darin, daß reduktive Schlüsse vom Besonderen zum Allgemeinen nach den Regeln der formalen Logik nie zwingend sind. Nicht Metatheorie ist hier das Ziel, d. h. eine Vermittlung von konkreten, aber da einseitig, zugleich abstrakten und in den verschiedenen Wissenschaftsbereichen systematisierten Erkenntnissen zum Zwecke einer theoretischen Reproduktion des Gegenstands in seiner konkreten Totalität und Mannigfaltigkeit, sondern zur Aufgabe wird hier die Reduktion seiner qualitativ differenten Seiten auf sinnentleerte Abstraktionen im Verfahren einer interpretativen, gerade die verschiedenen Bereiche um ihre qualitative Differenz bereinigenden Dekodierung.

Trotz der beeindruckenden Vorwegnahme vieler klinischer Befunde, ihre theoretische Systematisierung geschieht bei Ruesch von einem idealistischen Standort aus und führt letzten Endes zumindest in einen partiellen Agnostizismus. Unterstellt man, daß der reale Zusammenhang zwischen bestimmten Prozessen nicht kausal oder deterministisch ist, dann ist dies eine Unterstellung, welche von Rueschs erkenntnistheoretischer Position aus nicht mehr überprüft werden kann. Unterstellt man aber, daß ihr Zusammenhang kausal oder deterministisch ist, dann hätte Ruesch einzugestehen, daß sich genau diese Art des Zusammenhangs prinzipiell der Erkenntnis entzieht. Er kann nicht mehr begriffen, sondern nur noch verstanden, und d. h. auch, von verschiedenen Personen verschieden interpretativ erschlossen werden: er ist somit ins Belieben gestellt.

Literatur

Alexander F ([1]1946, 1980) Psychoanalytic therapy: principles and application. University of Nebraska Press, Lincoln

Brede K (1972) Sozioanalyse psychosomatischer Störungen. Athenäum, Frankfurt am Main

Heigl-Evers A, Heigl F (1983) Das interaktionelle Prinzip in der Einzel- und Gruppentherapie. Z Psychosom Med Psychoanal 29: 1–14

MacLean PD (1949) Psychosomatic disease and the „visceral brain". Psychosom Med 11: 338–353

Nemiah JC, Sifneos PE (1970) Affect and fantasy in patients with psychosomatic disorders. In: Hill OW (ed) Modern trends in psychosomatic medicine. Butterworth, London, pp 26–34

Rad M von, Zepf S (1985) Psychoanalytische Konzepte psychosomatischer Symptom- und Strukturbildung. In: Uexküll T von (Hrsg) Lehrbuch der psychosomatischen Medizin, 3. Aufl. Urban & Schwarzenberg, München

Ruesch J (1948) The infantile personality. Psychosom Med 10: 134–144

Thomä H (1963/64) Die Neo-Psychoanalyse Schultz-Henckes. Psyche 17: 44–128

Uexküll T von, Wesiack W (1979) Wissenschaftstheorie und Psychosomatik. In: Uexküll T von (Hrsg) Lehrbuch der psychosomatischen Medizin. Urban & Schwarzenberg, München, S 1–92

Zepf S (1976) Die Sozialisation des psychosomatisch Kranken. Campus, Frankfurt am Main

3 Franz Alexander: Der Mensch als komplizierte Maschine

Peter Indefrey

Denis Diderot:
Jacques der Fatalist und sein Herr*

Der Herr: *Worüber denkst Du nach?*

Jacques: *Darüber, daß Ihr, während Ihr zu mir spracht und ich Euch antwortete, Ihr zu mir spracht, ohne es zu wollen, und ich Euch antwortete, ohne es zu wollen.*

Der Herr: *Und weiter?*

Jacques: *Und weiter? Daß wir wirklich zwei lebende und denkende Maschinen waren.*

Franz Alexander (geb. 1891 in Budapest) gilt als einer der Begründer und bedeutsamsten Theoretiker der modernen Psychosomatik. Die Notwendigkeit der theoretischen Arbeit auf dem Gebiet der Psychosomatik erwuchs für ihn aus der Tatsache der rein organischen Orientierung der modernen Medizin. Diese versuche, das Wesen einer Erkrankung mit immer feineren physikalischen und chemischen Methoden zu erfassen. Dabei habe sie fraglos in der Vergangenheit große Erfolge erzielt. So sei es gelungen, die Ätiologie vieler Infektionskrankheiten – früher die häufigste Todesursache – zu klären und wirksame Therapieformen zu entwickeln. Es seien gerade die Erfolge gewesen, die den Blick zunehmend auf das Kleinste und Einzelne fokussierten, eine Sichtweise, die zusammen mit einem bestimmten Muster ätiologischer Erklärungen – morphologische Veränderungen führen zu Funktionsstörungen – zur Grundfigur des wissenschaftlichen Denkens schlechthin wurde. Ungeklärt seien dabei aber große Krankheitsgruppen geblieben, denen man, so Alexander, mit der ins Einzelne gehenden Forschungsweise nicht beikommen konnte – etwa die Psychosen, Neurosen und alle sogenannten funktionellen Erkrankungen auf dem Gebiet der inneren Medizin. In der Sicht Alexanders erzwingen diese Krankheiten eine ganzheitliche Betrachtungsweise, da sie den ganzen Menschen betreffen und sich nicht durch morphologische Veränderungen eines Organs erklären lassen. Alexander lehnt deshalb eine für ihn künstliche Trennung von Körper und Seele ab. Seelische und körperliche Vorgänge sind seiner Meinung nach prinzipiell gleichartig. Sie unterscheiden sich nur in ihrer Komplexität und durch die Tatsache, daß seelische Vorgänge über das Bewußtsein und die Möglichkeit der sprachlichen Äußerung einen zusätzlichen Zugang bieten, der eine Untersuchung mit psychologischen Mitteln ermöglicht.

Da seelische und körperliche Vorgänge im Grunde gleichartig sind, entfällt der

* Propyläen, Berlin (1967)

Sprung vom Psychischen in die somatische Innervation, den Freud bei der Konversionsreaktion annahm. Bei prinzipieller Gleichartigkeit kann Seelisches ganz unmysteriös Einfluß auf körperliche Vorgänge nehmen. Von dieser Grundannahme ausgehend kommt Alexander zu einem neuen, multifaktorellen Modell der Krankheitsentstehung, bei dem frühere und gegenwärtige seelische Einflüsse gleichwertig neben früheren und gegenwärtigen physikalischen Einflüssen sowie angeborenen Eigenschaften stehen.

Alexander unterscheidet dabei drei physiologische Funktionen, die aus psychologischen Quellen beeinflußt werden können:

1) Das Willkürverhalten, womit er die Bereiche der Willkürmotorik und der Sinnesorgane meint. Das Willkürverhalten dient dem Umgang mit der Außenwelt, beispielsweise der Nahrungsbeschaffung. Seine Steuerung erfolgt direkt zentralnervös.
2) Die Ausdrucksinnervationen, die sich z. B. in Lachen, Weinen, Mimik, Erröten usw. äußern. Die Ausdrucksinnervationen drücken emotionale Zustände aus und dienen der Abfuhr emotionaler Spannungen.
3) Die vegetativen Reaktionen auf emotionale Zustände, die z. B. in Blutdruckveränderungen, Schwankungen des Blutzuckerspiegels usw. bestehen. Die vegetativen Reaktionen werden nicht direkt zentralnervös gesteuert, sondern stellen für jede Emotion spezifische Ganzkörperreaktionen dar. Entsprechend den zwei antagonistischen Anteilen des vegetativen Nervensystems finden sich sympatikotone Reaktionstypen in der Bereitstellung für Kampf und Flucht einerseits und parasympathikotone im Rückzug nach Innen andererseits.

Vor diesem Hintergrund trennt Alexander scharf zwischen Psychoneurosen und Konversionsreaktionen auf der einen Seite und Organneurosen auf der anderen. Erstere entstehen für ihn durch die Umwandlung realer Handlungen in symbolische Handlungsformen. Dies ist eine zentralnervöse Leistung, die sich deshalb nur in direkt zentralnervös gesteuerten Bereichen manifestieren kann. Gemäß der obigen Einteilung sind das die Funktionen der Willkürmotorik und Ausdrucksinnervation. Die Spannungsabfuhr als wesentliche Aufgabe der Ausdrucksinnervation und Willkürbewegungen wird durch die symbolische Ausdrucksform der Konversion nicht mehr in vollem Umfang, sondern nur noch bis zu einem gewissen Grad erreicht.

Bei den Organneurosen liegen die Verhältnisse gänzlich anders. Ihre körperliche Erscheinung stellt überhaupt keine Abfuhr der emotionalen Spannung dar, sondern ist nur deren körperliche Begleiterscheinung, die erst mit der Abfuhr über Motorik oder Ausdrucksinnervation verschwinden kann; d. h., man behält seinen hohen Blutdruck solange, bis man schreit oder seine Aggression sonstwie abführt. Erfolgt diese Abfuhr nicht, dann ist ein chronischer Spannungszustand die Folge. Dieser führt durch seine unphysiologische Dauer zu vegetativen Fehlregulationen und kann letztlich auch Organläsionen – z. B. Nierenschädigungen – hervorrufen.

Der Frage nach der Spezifität der körperlichen Manifestationen einer emotionalen Spannung gilt das Hauptinteresse Alexanders. Im Laufe seiner Tätigkeit kommt er zu verschiedenen Antworten. Während er 1935 die Wahl des Organs noch durch „allgemeine dynamische Tendenzen“ – Einverleibungs-, Ausstoßungs- und Retentionstendenzen – bestimmt sah, geht er in seinem Hauptwerk *Psychosomatische Medizin* (1950) von zwei „grundlegenden emotionalen Einstellungen“ aus, nämlich einer

„Wendung nach Außen“ und einem „Rückzug“, von denen es abhängt, ob die Reaktion in einer bestimmten Situation in einer sympathischen oder parasympathischen Tonuserhöhung besteht. Feinere Unterschiede, – wo genau sich eine sympathische Tonuserhöhung manifestiert – ergeben sich dann aus den genauen Umständen, die die Emotion hervorrufen. Noch später verschiebt sich das Schwergewicht bei der Organwahl weiter in Richtung auf eine jeweils spezifische psychodynamische Konstellation (Alexander et al. 1968). Es wird zu zeigen sein, daß diese Entwicklung nicht zufällig ist.

▶ Mit Nachdruck vertritt Alexander gegenüber der somatisch orientierten Medizin eine ganzheitliche Sicht des Menschen. Seiner Auffassung nach sind Leib und Seele nicht zwei getrennte Einheiten, sondern ein gemeinsames Ganzes. Diese Sicht sagt freilich zunächst nichts darüber aus, wie sie in der Funktions- und Reaktionsweise eines Menschen miteinander zusammenspielen. Sagt man etwa, der Motor eines Autos sei ein Ganzes aus zwei Komponenten – der elektrischen Anlage und dem Motorblock –, dann wäre für das Verständnis der Funktionsweise des Motors wenig gewonnen, wenn man nicht zeigen könnte, wie die Funktionsweise durch die Wechselwirkung der einzelnen Teile zustande kommt.

Auch Alexander sieht die Notwendigkeit einer Präzisierung seiner Auffassung. Er bezieht sich dabei auf das Statement der Herausgeber der Zeitschrift „Psychosomatic Medicine“, zu denen er selbst gehörte, und das im ersten Band abgedruckt ist und in dem zum Leib-Seele-Verhältnis Stellung genommen wird. Dort finden sich drei wesentliche Aussagen. Zum einen heißt es, daß zwischen Körper und Seele keine logische Unterscheidung bestehe. Es könne als sicher gelten, daß psychische und körperliche Phänomene im gleichen biologischen System erfolgen und daß sie wahrscheinlich nur zwei Aspekte des gleichen Prozesses seien; zum anderen, daß psychologische Phänomene in ihrer psychologischen Kausalität mit speziellen psychologischen Methoden untersucht werden sollen und daß körperliche Phänomene in ihrer körperlichen Kausalität mit den entsprechenden Methoden der Physik und Chemie zu untersuchen seien. Ferner sei anzunehmen, daß sich die komplexe Neurophysiologie von Stimmung, Trieb und Intellekt von der übrigen Physiologie zwar im Komplexitätsgrad, nicht aber in der Qualität unterscheide.

Verfaßt wurde dieses Statement, um endlose Diskussionen über das Leib-Seele-Problem künftig zu vermeiden. Um den Preis einer allgemeinen Kompromißformel, die viel Raum läßt und wenig Aussage enthält, wurde dieses Ziel auch erreicht. So belassen die beiden ersten Thesen Psyche und Soma genauso unverbunden, wie sie seit Descartes gedacht werden. Man übersetze nur „des gleichen Prozesses“ mit „des Lebens“. In der zweiten These wird ein konstruktivistischer Standpunkt eingenommen: Psyche ist das, was psychologisch untersucht wird, Körper das, was physikalisch bzw. chemisch untersucht wird. Die Hoffnung auf einen Erkenntniszugewinn über die Sache selbst ist damit aufgegeben.

Einzig die dritte These führt weiter – freilich in den Primat der Biologie. Sie besagt zunächst, daß Denken und Fühlen keine immateriellen Geisteserscheinungen sind, sondern daß auch sie eine Physiologie haben. Psychische und physiologische Prozesse werden dabei aber ausschließlich in ein gnostisches Verhältnis gesetzt: „Während die Physiologie die Funktionen des zentralen Nervensystems in Begriffen von Raum und Zeit angeht, findet die Psychologie ihren Zugang dazu in Begriffen einer Reihe von subjektiven Phänomenen, die die *subjektiven Spiegelungen (Reflexionen) physiologischer Prozesse sind*" (1950, S. 18). Gespiegelt werden hier jene physiologischen Prozesse, die im zentralen Nervensystem ablaufen. Explizit werden psychische Phänomene als die „subjektive Seite gewisser physiologischer (Hirn-)Prozesse" (1950, S. 28) verstanden. Physiologische Prozesse sind hier die Grundlage. Sie werden dann subjektiv wahrgenommen: „Im lebenden Organismus werden gewisse physiologische Vorgänge subjektiv als Gefühle, Ideen und Antriebe wahrgenommen" (1950, S. 32).

Obwohl bereits hier eine Asymmetrie zwischen physiologischen und psychologischen Vorgängen deutlich wird, die Spiegelungsthese könnte immer noch so verstanden werden, daß Gefühle zwar eine physiologische Grundlage haben, aber erst durch die Spiegelung zu dem werden, was wir Gefühl nennen. Da die Spiegelungsthese einen wie auch immer gearteten Spiegel voraussetzt, würde damit aber der körperliche Bereich überschritten. Eine so verstandene Spiegelungsthese ließe Raum für einen immateriellen, rein psychischen Bereich. Die von Alexander kritisierte Zweiteilung wäre dann nicht prinzipiell überwunden. Eine immaterielle Psyche hätte immer noch ihren Zufluchtsort, nur die Grenzlinie hätte sich etwas verschoben.

Alexanders Grenzlinie liegt freilich noch näher bei der Physiologie. Er hält die psychischen Phänomene durch physiologische Prozesse für hinreichend erklärt. „So regen z.B. Heimwehgefühle und das Verlangen nach Hilfe und Zuneigung ebenfalls die Magentätigkeit an. Sie stellen gewisse Hirnprozesse dar, die jedoch nur in psychologischen Ausdrücken sinnvoll beschrieben werden können ..." (1950, S. 29). Die physiologischen Prozesse erhalten durch die Spiegelung keine neue Qualität. Ausdrücklich wird angemerkt: „Wut besteht in physiologischen Prozessen, die irgendwo im zentralen Nervensystem ablaufen" (1950, S. 32). Nach Alexanders Auffassung ist demnach „Wut" ein physiologischer Prozeß. Die subjektive Spiegelung und damit die Bewußtwerdung ist für das Fühlen und Denken nicht wesentlich. Das Bewußtsein und die Möglichkeit der sprachlichen Äußerung liefert allein zusätzliche Informationen, die allerdings im Moment noch unverzichtbar sind, „weil rezeptive Sehnsüchte zum gegenwärtigen Zeitpunkt nicht mit biochemischen, elektrischen oder irgendwelchen anderen nichtpsychologischen Techniken identifiziert werden können" (1950, S. 29). Indem Alexander die psychischen Phänomene ausschließlich auf physiologische Vorgänge zurückführt, hat er die Zweiteilung des Menschen in Seele und Körper überwunden und ist zu einer „Betrachtung des Organismus als eines höchst genialen Mechanismus" zurückgekehrt, „in dem jeder Teil für definitive Zwecke zusammenarbeitet" (1950, S. 14). Er konzipiert den Menschen als eine komplizierte Maschine, als einen Roboter. Seine Konzeption steht mithin in der Tradition des sog. „vulgären Materialismus", der die Lösung des psychophysischen Problems auf die Beziehung zwischen Gehirn und Psyche zu reduzieren suchte. Er gelangt damit zu der Annahme einer eindeutigen Determiniertheit des Bewußtseins durch innerorganische Bedingungen. In welch modernen Kleider sich eine solche Behandlung des psychophysischen Problems auch kleidet, prinzipiell bleibt sie in den Grenzen der Erkenntnisse von Büchner und Moleschott. Ähnlich wie Pissarew, der die psychischen Inhalte analog der Sekretion von Galle und Harn verstand, werden sie auch von Alexander begriffen (vgl. Rubinstein 1946, S. 35).

► Aus dieser vulgärmaterialistischen Reduktion des Menschen auf eine „komplizierte Maschine" (1950, S. 19), die durch Nervenbahnen und chemische Überträgerstoffe gesteuert wird, deren Steuerungsorgan ein Teil des Nervensystems ist, der sich zwar durch besondere Komplexität auszeichnet, prinzipiell jedoch nicht von einfacher strukturierten Teilen des Nervensystems verschieden ist, ergeben sich eine Reihe von Problemen. Dem Anspruch nach sollen im Alexanderschen Konzept Krankheitsbilder, die sich einem rein somatischen Verständnis entziehen, besser verstanden werden können. Gemeint sind damit in erster Linie die Psychosen sowie die Psycho- und Organneurosen. Die allgemeine ätiologische Bedingung dieser Erkrankungen ist folgendem Zitat zu entnehmen:

„Bei der Wahrnehmung von Hunger werden z. B. gewisse koordinierte Bewegungen ausgeführt, die geeignet sind, Nahrung zu erhalten und den Hunger zu stillen. Jeder Schritt wird unter dem Einfluß eines bestimmten psychologischen Prozesses unternommen. Man erinnert sich z. B. daran, wo man Essen aufbewahrt hat oder an die Lage des Restaurants usw. Diese zwischengeschalteten psychologischen Glieder können einfach sein wie bei der Erinnerung, daß im Eisschrank kalter Braten steht. Oder sie können kompliziert sein: Ein Landstreicher wacht eines Morgens mit Hungergefühlen auf und hat kein Geld in der Tasche. Er muß erst schnell noch eine Gelegenheitsarbeit suchen und kann nur nach Erhalt des Lohnes seiner Arbeit den Hunger stillen. In unserer komplexen Zivilisation besteht ein großer Teil des Daseins in der Vorbereitung, wirtschaftlich produktive Mitglieder der Gesellschaft zu werden zum Zwecke einer Sicherung der biologischen Grundbedürfnisse an Nahrung, Unterkunft usw. Die Lebensgeschichte eines Menschen kann daher als ein komplexer psychosomatischer Prozeß betrachtet werden, ein zielstrebiges willkürliches Verhalten, das unter der Herrschaft gewisser psychologischer Einflüsse (Motivierungen) durchgeführt wird. Das dynamische System von psychologischen Kräften, deren Funktion es ist, diese komplizierte Koordinationsaufgabe auszuführen, nennt man das *Ich*. Versagen von dessen Funktionen läßt die verschiedenen Formen von Psychoneurosen und Psychosen entstehen" (1950, S. 31 f.).

In dieser Textstelle fällt zunächst auf, daß die beschriebenen Handlungen nach einem Reiz-Reaktions-Schema ablaufen. Auf den Reiz „Hunger" erfolgt die Reaktion: koordinierte Bewegungen zum Auffinden von Nahrung, wobei Lernprozesse in Gestalt früherer Reize dazwischengeschaltet sind. Behavioristische Züge sind unverkennbar, die Rolle der black box übernimmt das „dynamische System von psychologischen Kräften, deren Funktion es ist, diese komplizierte Koordinationsaufgabe auszuführen", das Ich. Der Gebrauch vielfältiger psychologischer Termini („zielstrebig", „Motivierung" etc.) steht dem nicht entgegen. Alexander (1950, S. 29) weist selbst darauf hin, daß *zum gegenwärtigen Zeitpunkt* Hirnprozesse wie z. B. Heimwehgefühle eben nur im psychologischen Termini beschrieben werden können. Ein Begriff wie „Motiv" wird zwar aus der Psychologie entlehnt, aber seines eigentlichen Inhalts entkleidet. Er meint bei Alexander immer einen physiologischen Vorgang, wie auch folgende Äußerung zeigt: „Wenn wir jemanden angreifen oder irgendwo hingehen, werden unsere Arme und Beine unter dem Einfluß bewußter Motive und Ziele in Bewegung gesetzt. Die sog. Ausdrucksbewegungen wie Lachen, Weinen, Grimmassieren, Gestikulieren beruhen auf ähnlichen physiologischen Prozessen" (1950, S. 21).

Die Benutzung psychologischer Begriffe dient freilich auch dazu, eine bedeutende Schwachstelle in der Theorie zu verdecken. Durch sie wird der Übergang zwischen den auf das Individuum bezogenen psychologischen Begriffen, die „zum gegenwärtigen Zeitpunkt" noch benutzt werden müssen, jedoch physiologisch gemeint sind, und den sich auf soziale Interaktionen beziehenden Termini, die nicht auf Physiologie zurückgeführt werden können, erleichtert. Durch die Konstruktion, daß aus einer

„psychodynamischen Konstellation“ sich „psychologische Einflüsse“ ableiten, die dann zum Willkürverhalten führen, bleibt bei oberflächlicher Lektüre diese Erklärungslücke unkenntlich, sie wird hingegen sehr deutlich, wenn man fragt, wie aus einer „psychodynamischen Konstellation“ die zentralnervösen Schaltvorgänge entstehen können, die zur Innervation bestimmter motorischer Nervenbahnen führen.

Genau besehen schließt das Alexandersche Modell eine derartige Einflußnahme aus, wird doch mit der Spiegelungsthese der Einfluß psychischer auf physiologische Hirnprozesse suspendiert. Entgegen der Auffassung von Alexander (1950, S. 22) kann deshalb auch ein Konversionssymptom nicht mehr begriffen werden als „symbolischer Ausdruck eines emotional geladenen psychologischen Inhalts ...“. Das Konversionssymptom ist vielmehr die Folge oder der periphere Ausdruck einer antagonistischen zentralnervösen Innervation in der zentralen Schaltstelle, die im Rahmen der Aufgabenteilung für den Umgang mit der Außenwelt zuständig ist und Emotionen zum Zwecke der Spannungsreduktion abführen kann. Psychische Inhalte sind ein Spiegelungsprodukt und d. h., daß sie selbst keinen Einfluß nehmen können. Wenn Alexander von Psychogenie spricht, so denkt er auch folgerichtig „an physiologische Prozesse, die aus zentralen Erregungsabläufen im Nervensystem bestehen ...“ (1950, S. 32). Zwischen einer normalen, bewußten Anspannung eines bestimmten Muskels und der Anspannung des gleichen Muskels als symbolischem Ausdruck eines Konflikts sieht Alexander keinen wesentlichen Unterschied. Zwar erfolgt letztere unbewußt. Da aber die Bewußtwerdung bei Alexander ohnehin keine wesentliche Komponente psychischer Vorgänge ist, stellt das Zustandekommen der Konversionssymptome für ihn kein theoretisches Problem dar: „Bei einem Konversionssymptom, etwa hysterischen Lähmungen oder Kontrakturen, unterscheidet sich der ‚Sprung vom Psychischen in das Somatische‘ nicht von dem Sprung, der bei jeder beliebigen motorischen Innervation stattfindet, wie etwa willkürliche Bewegungen oder Lachen oder Weinen“ (1950, S. 21). Zwar ist Alexander (1943) der Ansicht, daß ein Ausschluß des Bewußtseins die Effizienz der Spannungsabfuhr einschränkt. Ersatzinnervationen bringen nie volle Entlastung; sie stellen nur Entlastungsversuche dar. Da aber im Modell Alexanders Entlastung nur als physikalische Energieentladung denkbar ist, wird zur Frage, wie denn eine hysterische Lähmung, die ja geradezu das Gegenteil einer willkürlichen Entspannungsabfuhr ist, überhaupt noch eine Form von Abfuhr sein kann. Sein Modell fordert auf anzunehmen, daß eine hysterische Lähmung – etwa im Gefolge einer verpönten aggressiven Handlung – entweder zu verstärkten Ausdrucksinnervationen – wie Weinen, Grimmassieren oder Gestikulieren, über die eine Spannungsentlastung erreicht werden könnte – oder ebenfalls zu einer Organneurose führt, d. h. einen erhöhten Sympathikotonus mit Blutdrucksteigerung, gesteigerter Herztätigkeit und vermehrte Mobilisierung der Kohlehydratreserven nach sich zieht. Beides sind jedoch keineswegs zwingende Folgen einer hysterischen Lähmung.

Gänzlich anders ist die Lage bei Organneurosen, bei denen die psychosomatische der Inneren Medizin die alleinige Vorherrschaft abspricht und bei denen umgekehrt die Soziologie darüber wacht, daß nicht von Vorstellungen abgewichen wird, welche die Organveränderungen als Ausdruck zwischenmenschlicher Konflikte sehen. Quer zur Ansicht Alexanders werden heute die Organneurosen als „psychosomatische Erkrankungen im engeren Sinne“ aufgefaßt. Konsistent mit seiner These der Einheit von Körper und Seele ist für Alexander der „Begriff der ‚psychosomatischen Krankheit‘ als spezifische diagnostische Einheit wertlos“ (1950, S. 30). Wenn Seele und

Körper in der von ihm postulierten Einheit existieren, dann ist jede krankhafte Veränderung dieser Einheit eine psychosomatische Erkrankung. Unterschiede bestehen lediglich im Zusammenspiel nervaler Prozesse. So besteht für Alexander bei den Organneurosen – im Unterschied zu den Konversions- und reinen Psychoneurosen – eine „Störung der Arbeitsteilung innerhalb des Nervensystems. In diesen Fällen wird die nach außen gerichtete Handlung unterlassen und die nicht abgeführte emotionale Spannung ruft chronische innere vegetative Veränderungen hervor" (1950, S. 41). Da die Organneurosen keine Symbolisierung, überhaupt kein Ausdruck eines Konflikts sind, unterscheiden sie sich in Alexanders Auffassung grundsätzlich von den Konversionen. Bei den Organneurosen sind die körperlichen Symptome nicht ersatzweise Ausdruck einer verdrängten Emotion, sondern sie sind normale physiologische Begleiterscheinungen der Emotion (1943). So ist etwa Wut vergesellschaftet mit einem Anstieg des Adrenalinspiegels, Erhöhung des Blutdrucks, Änderung der Blutverteilung von den Verdauungsorganen zugunsten der Muskeln, Lunge und Gehirn etc. Alle diese Veränderungen treten auch bei einem gesunden wütenden Menschen auf. Sie sind nach Alexander unverzichtbarer Bestandteil der Wut.

In den Grundzügen deckt sich hier die Auffassung Alexanders mit der von James u. Lange vorgetragenen Emotionstheorie. James (1909, zit. nach Rubinstein 1957, S. 598) beschrieb diese Theorie so: „Meine Theorie ... ist die, daß die körperlichen Veränderungen direkt auf die Wahrnehmung der erregenden Tatsache folgen und daß das Bewußtsein vom Eintritt eben dieser Veränderungen die Gemütsbewegung ist." James u. Lange nahmen darüberhinaus an, daß jeder Emotion ein spezifisches Körpersyndrom entspricht, eine Annahme, die auch Alexander macht: „Jeder emotionale Zustand hat sein eigenes physiologisches Syndrom" (1950, S. 44). Angesichts vielfältiger empirischer Befunde hat sich jedoch die Hypothese – jede emotionale Konstellation hat ihr eigenes physiologisches Muster – nicht halten lassen (z. B. Schachter u. Singer 1962). Die vegetativen Reaktionsmuster scheinen begrenzt, eher einförmig und wenig plastisch und sind auf die verschiedenen Reize hin relativ monoton auslösbar. Darüberhinaus scheint die Einbeziehung des somatischen Affektkorrelats auch durch die individuelle Biographie mitbestimmt. Experimentalpsychologische Untersuchungen (z. B. Lacey u. Lacey 1958) haben ferner deutlich gemacht, daß verschiedene Individuen in identischen (Konflikt-)Situationen zwar mit den gleichen psychologischen Affekten reagieren können, diese aber mit ganz unterschiedlichen somatischen Abläufen gekoppelt sind. (Gitelson (1959) spricht deshalb von einem idiosynkratischen somatischen Stil, der den einen in Konfliktsituationen zittern und Herzklopfen bekommen läßt, in der ein anderer Schwindel, Übelkeit oder eine Polydipsie oder Hyperpnoe entwickelt und in der wieder ein anderer ohnmächtig wird oder eine Harnflut oder einen Durchfall entwickelt.

► Zwar ist Alexanders Ansicht, daß jeder emotionale Zustand sein eigenes physiologisches Syndrom aufweist, konsistent mit seiner Spiegelungsthese. Die Spiegelungsthese selbst jedoch, in der die Welt als ein Reizgefüge gesehen wird, welches zu körperlichen Veränderungen führt, die dann wahrgenommen werden und zu psychischen Inhalten führen, führt zu gravierenden Widersprüchen mit psychoanalytischen Auffassungen. Einige davon wollen wir notieren.

Über die Emotionstheorie von James u. Lange, die Alexander radikalisiert, urteilte Freud (1917, S. 411), „daß sie für uns Psychoanalytiker geradezu unverständlich und undiskutierbar“ sei. Während James u. Lange noch ein selbständiges, wahrnehmendes und d. h. tätiges Bewußtsein postulieren, verkommt bei Alexander das Bewußtsein zu einer bloßen Laune der Natur. Es wird zu einem irrelevanten Bestandteil menschlicher Lebensaktivität. Auch gegen diese Auffassung hat sich Freud entschieden gewandt: „Die Philosophen, welche inne wurden, daß korrekte und hoch zusammengesetzte Gedankenbildungen auch ohne Dazutun des Bewußtseins möglich sind, haben es dann als Schwierigkeit empfunden, dem Bewußtsein eine Verrichtung zuzuschreiben; es erschien ihnen als überflüssige Spiegelung des vollendeten psychischen Vorgangs.“ Dagegen setzt Freud die Rolle des Bewußtseins *„als die eines Sinnesorgans zur Wahrnehmung psychischer Qualität“* (1900, S. 621).

Klar ist auch, daß mit der Reduzierung psychischer Inhalte auf subjektive Spiegelungen neurophysiologische Prozesse nicht nur die Bewußtseinskategorie, sondern auch die des Unbewußten zu bloß deskriptiven Kategorien dieser Prozesse werden. Ob etwas bewußt wird oder unbewußt bleibt, reduziert sich auf die für menschliche Lebensaktivitäten gänzlich irrelevante Frage, ob der Monitor angeschaltet ist oder nicht. Subjektivität, die „psychische Realität“ (Freud 1914, S. 56) eines Individuums, der zentrale Gegenstand der Psychoanalyse, konstituiert sich hier nurmehr als passives, völlig einflußloses Epiphänomen, als Verdoppelung neurophysiologischer Abläufe in einem anderen Medium.

Quer zu psychoanalytischen Einsichten liegt auch die Reduzierung des „Ichs“ auf eine passive Verschaltungsfunktion, deren Ergebnisse durch die jeweilige Reizkonstellation und die Struktur des Schaltorgans vollständig bestimmt sind. Die Entwicklung des psychoanalytischen Ich-Begriffs lief und läuft vielmehr in die entgegengesetzte Richtung. Insbesondere nach der Strukturtheorie hat das Ich die Aufgabe, zwischen den Ansprüchen der Realität, den Triebregungen des Es und den Interessen des Über-Ichs zu vermitteln (Freud 1933, S. 84). Neben den Funktionen der Realitätsprüfung, des Denkens, des Bewußtseins, der Synthese, der Wahrnehmung und der Traumzensur hat

„das Ich die Verfügung über die willkürlichen Bewegungen. Es hat die Aufgabe der Selbstbehauptung, erfüllt sie, indem es nach außen die Reize kennenlernt, Erfahrungen über sie aufspeichert (im Gedächtnis), überstarke Reize vermeidet (durch Flucht), mäßigen Reizen begegnet (durch Anpassung) und endlich lernt, die Außenwelt zweckmäßigerweise zu seinem Vorteil zu verändern (Aktivität); nach innen gehen das Es, indem es die Herrschaft über die Triebansprüche gewinnt, entscheidet, ob sie zur Befriedigung zugelassen werden sollen, diese Befriedigung auf die in der Außenwelt günstigen Umstände verschiebt oder ihre Erregung überhaupt unterdrückt. In seiner Tätigkeit wird es durch die Beachtung der in ihm vorhandenen oder in dasselbe eingetragenen Reizspannungen geleitet ... Das Ich strebt nach Lust, will der Unlust ausweichen“ (Freud 1938, S. 68).

Wenn es ferner unwesentlich ist, ob psychische Inhalte bewußt oder unbewußt sind, dann ist auch das psychoanalytische Therapieziel – nämlich Unbewußtes bewußt zu machen – für irrelevant zu erklären. Alexander hat nun in der Tat auch eine Therapieform entwickelt, in der es nur noch in geringem Maße auf die Einsicht des Patienten in bestimmte unbewußte Konflikte ankommt. Die Hauptaufgabe des Therapeuten sieht Alexander darin, frühere Einwirkungen der Umwelt, die bestimmte Gefühlserfahrungen für den Patienten darstellen, zu korrigieren. So etwas kann z. B. dadurch geschehen, daß der Therapeut eine bestimmte Verhaltensweise des Patienten akzeptiert, die andere Bezugspersonen verurteilt haben. Dadurch kann in der Auffassung Alexanders ein festgelegter pathologischer Schaltablauf durchbrochen werden. Dieser Vorgang wird am Beispiel einer alkoholabhängigen Patientin so beschrieben: „The aim of the psychotherapy was to allow the expression with the therapist of the traumatic experience which the patient had suffered in her relationship to her husband. In this repetition, the therapist acted as a corrective emotional experience for the patient ... The initial positive feelings stimulated in the first interview when the therapist sensed the patient's deep hurt, gave the patient sufficient confidence to give up the support gained from drinking“ (1946, S. 276). Im Einklang mit seiner Theorie hat die Deutungsarbeit für Alexander keinen systematischen Stellenwert mehr.

Freilich, vermutlich würde auch Alexander mit Freud (1926, S. 213) sagen, daß zwischen Psychoanalytiker und Patient nichts anderes vorgeht, „als daß sie miteinander reden“. Die Sprache hat jedoch bei Freud eine gänzlich andere Funktion. Im Einvernehmen mit heutigen Sprachtheorien knüpfte schon Freud (1913, S. 300) Bewußtsein an die Existenz von Sprache. Die bewußte Objektvorstellung zerlegte sich ihm „in die *Wortvorstellung* und in die *Sachvorstellung* ... die bewußte Vorstellung umfaßt die Sachvorstellung plus der zugehörigen Wortvorstellung, die unbewußte ist die Sachvorstellung allein“. Die Bewußtwerdung unbewußter Vorstellungen – und d. h. Bedeutungen – stellt sich so als ein Prozeß dar, in welchem die den Sachvorstellungen zugehörige Wortvorstellungen wieder hergestellt werden, d. h. als ein Prozeß, in dem aus der Sprache im Zuge von Abwehroperationen exkommunizierte Bedeutungen wieder in die sprachliche Semantik eingeholt werden. Bei Alexander hingegen ist die gesprochene Sprache in der Manier eines radikalen Behaviorismus auf eine bloße Reizkonfiguration zurückgenommen. Strukturveränderungen spielen sich hier nicht mehr in der Relation von Bewußtem zu Unbewußtem ab. Als bloß sinnliche Reize führen Worte hier zu Strukturveränderungen über eine direkte Veränderung der zugrunde liegenden zentralnervösen Prozesse.

▶ Die Arbeiten von Alexander hatten fraglos einen großen Einfluß auf die Entwicklung der psychosomatischen Medizin. Vor allem seine Arbeiten über die Organneurosen waren die notwendigen Voraussetzungen für die späteren Theoriebildungen, in denen die Differentia specifica psychosomatischer Erkrankungen in einer spezifischen und von der Psychoneurose und Psychose unterscheidbaren Genese gesehen wird. Auch sein Versuch, in Opposition zum kartesianischen, die Entwicklung der modernen Medizin auf eine einseitig somatische Orientierung legitimierenden Dualismus ein theoretisches Modell zu entwickeln, das Psyche und Soma vereint, verdient Beachtung. Dabei ist die Konsequenz im Gang seiner Entwicklung bemerkenswert: Kurz nach seiner Emigration in die Vereinigten Staaten legte er 1935 mit der „Logik der Gefühle“ eine Arbeit vor, in welcher mit der Annahme universaler Tendenzen der Einverleibung, Ausstoßung und Retention seelische und körperliche Vorgänge auf gemeinsame, unabhängig vom Individuum existierende Grundprinzipien zurückgeführt werden. Körper und Seele werden hier als Erscheinungsformen dieser universellen Tendenzen aufgefaßt. Darin gründet ihre Identität. In seinem 1950 erschienenen Hauptwerk *Psychosomatische Medizin* wird der Trennung von Körper und Seele die Behauptung entgegengesetzt, Körper und Seele seien deshalb wesensgleich, weil sie beide materieller Natur seien. Es findet sich freilich noch ein Relikt aus der ersten Theorie. Auch hier erscheinen zwei grundsätzliche Prinzipien, die sowohl eine seelische als auch eine körperliche Erscheinungsform haben und die am kritischen Punkt die Vermittlung von Psyche und Soma herstellen: die „Wendung nach außen" und der „Rückzug nach innen". In den posthum erschienenen Bänden von *Psychosomatic Specificity* wird dann diese idealistische Enklave aufgegeben. Einverleibung und Retention verlieren den Status „universeller Tendenzen" und werden zu „reaction patterns" (Alexander et al. 1968, S. 6), denen kein bestimmender Einfluß auf die Organwahl mehr zukommt, denn für eine Krankheit sind nun „only the total dynamic patterns and not single psychological entities" charakteristisch. Die Reaktionen des Organismus werden allein durch die „psychodynamische Konstellation", die Gesamtformation der Umgebungsreize, erklärt, ein Ergebnis, das bereits im 18. Jahrhundert von den französischen Materialisten notiert worden war.

Auch diese französische philosophische Schule hatte sich mit Descartes Dualismus auseinandergesetzt. Descartes hatte 1637 in seiner *Abhandlung über die Methode des richtigen Vernunftsgebrauchs* die Grundlage der Trennung von Körper und Seele gelegt. Er war von der Überlegung ausgegangen, daß nach Ausschluß aller Täuschungsmöglichkeiten sich einzig das Bewußtsein mit Gewißheit erkennen lasse, während der Körper – wie alle andere materielle Umgebung – erst durch die Vermittlung Gottes als real genommen werden könne. Deshalb ordnete er den menschlichen Körper in die Reihe der tierischen Organismen ein, die er als komplizierte, reflexgesteuerte Mechanismen begriff, während der menschliche Geist eine Sonderstellung einnahm. Vor allem aus antiklerikalen Strebungen in der Zeit vor der französischen Revolution votierte ungefähr 100 Jahre später eine Gruppe französischer Materialisten, zu der auch viele Ärzte gehörten, gegen diese Trennung. Dieser Kreis – zwei Hauptvertreter waren Julian de la Mettrie und Denis Diderot – vertrat die Ansicht, die Seele sei eine Funktion des Körpers und als solche hinreichend erklärt. Sie übernahmen dabei Descartes mechanistische Konzeption des Körpers und dehnten sie auf den psychischen Bereich aus, so daß das Bewußtsein, bei Descartes ganz im Vordergrund, zu einem Epiphänomen wurde. So schrieb etwa de la Mettrie (1745, S. 174): „Mais puisque toutes les facultés de l'âme dependent tellement de la propre organisation du cerveau et de tout le corps qu'elles ne sont visiblement que cette organisation même, voilà une machine bien eclairée!" („Aber da ja alle Fähigkeiten der Seele so sehr von der Organisation des Gehirns selbst und des ganzen Körpers abhängen, daß sie offensichtlich nichts als eben diese Organisation sind, sehen wir eine wohlaufgeklärte Maschine vor uns!" Übers. vom Verf.)

Descartes Einfluß blieb freilich durch die Angriffe dieser Materialisten ungebrochen. Dies lag vor allem auch daran, daß sich die isolierte wissenschaftliche Erforschung des Körpers als sehr erfolgreich erwies. Etwa 200 Jahre später, zur Zeit Alexanders, stößt der auf der Grundlage dieser Erfolge einsetzende Aufschwung der somatischen Medizin auf Grenzen. Folgerichtig setzt sich Alexander erneut mit dem kartesianischen Dualismus auseinander. Er kommt freilich zu Resultaten, die über den Erkenntnisstand des französischen Materialismus nicht hinausreichen. Wie dieser schafft er sich seinen monistischen Standpunkt dadurch, daß er die seelische Tätigkeit als ausschließlich physiologischen Vorgang postuliert. Das Bewußtsein verkümmert zu einem keineswegs notwendigen Ornament physiologischer Prozesse.

Äußere Reize sind es, welche jeweils spezifische körperliche Erregungsmuster auslösen, die nach Verarbeitung durch ein zentrales Schaltorgan, das er „Ich" nennt, zu festgelegten Reaktionen führen.

Wenn man freilich die Analogie – genauso wie die Galle ein Produkt der Leber ist, genauso ist auch die Psyche nichts anderes als ein Produkt des Gehirns – ernst nimmt, dann fällt Alexander noch hinter die Position des vulgären Materialismus zurück. Niemand wird der Galle einen aktiven Einfluß auf den Verdauungsprozeß absprechen können. Bei Alexander wird jedoch das Psychische zu einem Epiphänomen, zu einer inaktiven Begleiterscheinung der realen physischen Prozesse und so jeder Aktivität beraubt. Genau genommen ist die Alexandersche Konzeption eine Spielart des psychophysischen Parallelismus, die James (1909) als „Theorie des Automatismus" bezeichnete und folgendermaßen charakterisierte:

„Nach der Theorie des Automatismus könnten wir, wenn wir das Nervensystem Shakespeares vollkommen kennen würden und ebenso alle Bedingungen des ihn umgebenden Milieus, beweisen, warum in einer bestimmten Periode seines Lebens seine Hand mit einigermaßen undeutlichen schwarzen Zeichen eine bestimmte Anzahl Blätter vollschrieb, die wir der Kürze halber die „Hamlet"-Handschrift nennen. Wir würden das dann völlig verstehen und brauchten dabei im Kopf Shakespeares bestimmt keinerlei Bewußtsein anzunehmen. Wörter und Sätze würden wir dabei nicht als Zeichen für bestimmte Ideen, sondern nur als rein äußere Tatsachen betrachten. In ähnlicher Weise behauptet die Theorie des Automatismus, daß sie eine ins Einzelne gehende Biographie jener etwa 200 Pfund schweren lauwarmen Masse organisierter Materie schreiben könnte, die Martin Luther hieß, ohne anzunehmen, daß sie irgendwann irgend etwas empfunden hat. Aber auf der anderen Seite würde uns nichts hindern, eine ebenso genaue Rechenschaft über das Seelenleben Luthers oder Shakespeares zu geben, und zwar derart, daß jedes Aufleuchten ihrer Gedanken und Gefühle im Bericht festgehalten wäre. Dann würde das Seelenleben des Menschen sich uns so darstellen, als ob es neben dem körperlichen abliefe. Dabei würde jedem Moment des einen ein bestimmtes Moment im anderen entsprechen, aber zwischen dem einen und dem anderen bestände keinerlei Wechselwirkung. So würde auch eine Melodie, die von den Saiten einer Harfe klingt, deren Schwingungen nicht verlangsamen und nicht beschleunigen. So begleitet der Schatten einen Fußgänger, ohne Einfluß auf die Schnelligkeit seiner Schritte auszuüben" (zit. nach Rubinstein 1957, S. 32 f.).

In dieser Theorie wird das Leben des Menschen in zwei verschiedenartige, parallel verlaufende Bestandteile zerlegt; das eine ist das reale Leben seiner Handlungen, das bei ihm wie bei einem Automaten abläuft; das andere ist das Leben seiner Erlebnisse, die jedweder aktiven Bedeutung entbehren. Das, was Seele heißt, erweist sich hier als bloße Registratur physischer Prozesse ohne jede Möglichkeit der Einflußnahme.

Wie immer man auch zu dieser philosophischen Position stehen mag, sie ist jedenfalls ebensowenig mit psychoanalytischen Einsichten vereinbar wie sie selbst aufgrund der aus ihr resultierenden Implikationen möglich und begründbar ist. Man versuche nur einmal sich vorzustellen, wie Alexander auf der Grundlage seiner Spiegelungsthese, die natürlich auch für ihn gilt, zu der Erkenntnis kommen kann, daß psychische Inhalte – und das heißt auch Erkenntnisse – nichts anderes sind als subjektive Spiegelungen der eigenen neurophysiologischen Prozesse. Als welcher, auf das eigene System neurophysiologischer Abläufe einwirkende Reiz soll denn die Psyche als Objekt in Erscheinung treten, wenn sie zur Inaktivität verbannt ist und so selbst gar nicht in Erscheinung treten kann? Man versuche auch, sich die Frage zu beantworten, wie bei dieser philosophischen Position überprüfbare Erkenntnisse von Wahrheitswert über die Funktionsweisen anderer Objekte möglich sein können. Begreift man etwa das epiphänomenale Bewußtsein als Erkenntnissubjekt, so kommen als Erkenntnisobjekt nur die eigenen neurophysiologischen Abläufe in Frage, eine Situation, die sich in Grundzügen mit der des Berkleyanismus oder der „Sense-data-Theorie" deckt und damit der Kritik Rubinsteins u. a. verfällt:

„Empfunden wird also die Empfindung, wahrgenommen die Wahrnehmung! Die Wahrnehmungen verlieren ihre Grundqualität, nämlich das *Wissen* um das Sein, um die Dinge als etwas, das ***außerhalb*** von ihnen existiert. Dadurch, daß Berkeley die Empfindung vom Objekt trennt und sie an dessen Stelle setzt, isoliert er unweigerlich auch die Empfindungen – die optischen, taktilen usw. – voneinander und negiert so die Möglichkeit, optisch und tastend ein und dieselben Eigenschaften der Dinge wahrzunehmen ... Die Trennung der Empfindungen voneinander, zu der deren Trennung von den Objekten unweigerlich führt, läßt diese Konzeption in einen verhängnisvollen Konflikt mit den Tatsachen, mit der real existierenden und experimentell feststellbaren Struktur der Wahrnehmung geraten, in der die Empfindungen verschiedener Modalität faktisch wechselseitig miteinander zusammenhängen und gleichsam ineinander eingeschlossen sind" (1957, S. 79).

Umgekehrt setzt die Erfassung des Zusammenhangs der verschiedenen Sinnesmodalitäten ein tätiges Subjekt voraus. Deshalb zieht „die mechanistische Auffassung von der Determiniertheit der psychischen Erscheinungen unmittelbar durch äußere Einwirkungen, ohne Erkenntnistätigkeit des Subjekts, ohne die analytisch-synthetische Tätigkeit des Gehirns, ... eine positivistische Gleichsetzung des Objektiven und des unmittelbar Gegebenen nach sich" (Rubinstein 1957, S. 87), und führt damit zum gleichen Ergebnis, dem Setzen der sinnlichen Daten an die Stelle der Dinge. Ein Erkenntniszugang zu den Objekten eröffnet sich dann nur noch unter der vorgängigen und von diesem Standort aus nicht mehr begründbaren Annahme, daß das Erkenntnissubjekt und die Erkenntnisobjekte identisch sind.

Literatur

Alexander F (1935) Die Logik der Gefühle und ihre dynamische Grundlage. Int Z Psychoanal 21: 471–485

Alexander F (1943) Fundamental concepts of psychosomatic research. Psychosom Med 5: 205–210

Alexander F ([1]1946, 1980) Psychoanalytic therapy: principles and application. University of Nebraska Press, Lincoln

Alexander F ([1]1950, 1977) Psychosomatische Medizin. de Gruyter, Berlin

Alexander F, French TM, Pollock GH (1968) Psychosomatic specificity, vol 1. University of Chicago Press, Chicago

Descartes R ([1]1637, 1961) Abhandlung über die Methode des richtigen Vernunftgebrauchs und der wissenschaftlichen Wahrheitsforschung. Reclam, Stuttgart

Freud S (1900) Die Traumdeutung. In: GW II/III. Fischer, Fft. (1968)

Freud S (1913) Das Unbewußte. In: GW X, S 263–303. Fischer, Fft. (1967)

Freud S (1914) Zur Geschichte der Psychoanalytischen Bewegung. In: GW X S 43–113. Fischer, Fft. (1967)

Freud S (1917) Vorlesungen zur Einführung in die Psychoanalyse. In: GW XI. Fischer, Fft. (1969)

Freud S (1926) Die Frage der Laienanalyse. In: GW XIV, S 207–286. Fischer, Fft. (1968)

Freud S (1933) Neue Folge der Vorlesungen zur Einführung in die Psychoanalyse. In: GW XV. Fischer, Fft. (1967)

Freud S (1938) Abriss der Psychoanalyse. In: GW XVII, S 63–138. Fischer, Fft. (1966)

Gitelson M (1959) A critic of current concepts in psychosomatic medicine. Bull Menninger Clin 23: 1965–1978

Lacey J, Lacey B (1958) Verification and extension of the principle of autonomic response-stereotypes. Am J Psychol 71: 50–61

Mettrie JO de la ([1]1745, 1954) Textes Choisis. Editions Sociales, Paris

Rubinstein SL ([1]1946, 1968) Grundlagen der allgemeinen Psychologie. Volk und Wissen, Berlin

Rubinstein SL ([1]1957, 1971) Sein und Bewußtsein. Rotdruck, Giessen

Schachter S, Singer JE (1962) Cognitive, social and physiological determinants of emotional states. Psychol Rev 69: 379–399

4 Zur Kritik an Max Schurs Konzept der Desomatisierung und Resomatisierung

Norbert Hartkamp

Robert Musil:
Der Mann ohne Eigenschaften*

Ulrich war ein leidenschaftlicher Mensch, aber man darf dabei unter Leidenschaft nicht das verstehen, was man im einzelnen die Leidenschaften nennt. Es mußte wohl etwas gegeben haben, das ihn immer wieder in diese hineingetrieben hatte, und das war vielleicht Leidenschaft, aber im Zustand der Erregung und der erregten Handlungen war sein Verhalten zugleich leidenschaftlich und teilnahmslos.

Max Schur entwickelte seine Theorie über die Entstehung psychosomatischer Erkrankungen in Abgrenzung zu Alexanders (1950) Spezifitätslehre. Obwohl seitdem fast 30 Jahre vergingen, sind die Schurschen Auffassungen weiterhin aktuell und beeinflussen auch heute noch die Diskussion psychosomatischer Fragestellungen. So erklärte erst in jüngerer Zeit Cremerius (1977), daß nach seiner Meinung insbesondere die Auffassungen von Schur die Entstehung psychosomatischer Erkrankungen adäquat beschreiben könnten. Auch in den gängigen Lehr- und Handbüchern der psychoanalytischen Psychosomatik wird der Beitrag Schurs durchweg als bedeutend hervorgehoben. So sieht v. Rad (1979) die Bedeutung des De- und Resomatisierungsmodells darin, daß in ihm auch eine allgemeine, unspezifische Belastungs- oder Gefahren/Angstsituation („stress") unter bestimmten Bedingungen zu einer psychosomatischen Regression führen und dabei aber eine spezifische Organreaktion auslösen könne. Plaum u. Stephanos (1979) sehen die besondere Bedeutung dieses Ansatzes in dem Versuch, Erkenntnisse der psychoanalytischen Ich-Psychologie, wie sie vor allem durch Hartmann entwickelt wurde, für die Erklärung psychosomatischer Störungen fruchtbar zu machen. In ihrem Urteil kommt dieses Konzept bereits neueren Auffassungen von den Entstehungsbedingungen psychosomatischer Erkrankungen sehr nahe, wie sie u. a. im Konzept der „pensée opératoire" vertreten werden.

Im Gegensatz zu Plaum u. Stephanos (1979) sieht nun v. Rad in der engen Beziehung zu Hartmanns Ich-Psychologie gerade eine Schwachstelle von Schurs Konzept. Er bemängelt, daß sich das De- und Resomatisierungsmodell auf eine Reihe umstrittener Ich-psychologischer Hypothesen – wie z. B. auf das Konzept „neutralisierter", frei verfügbarer Ich-Energien – stütze und darüber hinaus der sorgfältigen Beschreibung psychischer Prozesse keine vergleichbar differenzierte Entwicklung der somatischen Störung an die Seite stellen könne. Plaum u. Stephanos (1979) sind hingegen

* Rowohlt, Reinbeck (1952).

der Auffassung, Schur habe seine Ich-psychologische Begründung einer Theorie der psychosomatischen Erkrankung noch nicht weit genug vorangetrieben. Er bleibe noch zu sehr dem Bezugsrahmen des Neurosenmodells verhaftet. Nur so werde verständlich, warum Schur weder den strukturellen Ich-Defiziten, noch den besonderen Ich-Funktionsweisen dieser Patienten klinische Spezifität zuerkannt habe.

Solchermaßen an einzelnen Punkten geübte und durchweg verhalten vorgetragene Kritik vermag jedoch nichts an der grundsätzlich positiven Einschätzung des Schurschen Beitrags zu ändern; es unternimmt auch keiner der Autoren den Versuch, ausgehend von den problematisch erscheinenden Stellen eine systematische Auseinandersetzung mit diesem Konzept zu führen.

Eine solche Auseinandersetzung verspricht jedoch fruchtbar zu werden. Ein Indiz dafür ist die bereits deutlich gewordene unterschiedliche Einschätzung des De- und Resomatisierungsmodells durch verschiedene Autoren, bei der sich – wie z. B. bei der Bewertung der Ich-psychologischen Grundlagen – die Ansichten entgegenzustehen scheinen. Möglicherweise indiziert eine solche punktuelle Problematik sogar eine systematische Verzerrung innerhalb der Theorie Schurs, die aufzudecken u. a. Ziel des vorliegenden Beitrags ist.

Vorbereitende Gedanken zu einer Theorie der psychosomatischen Erkrankung finden sich in Schurs Arbeit zu „Basic Problems of Psychosomatic Medicine" (1950) in der Schur sich kritisch mit Alexanders Spezifitätslehre auseinandersetzt. Er stellt die Notwendigkeit heraus, somatische Faktoren ebenso wie die psychischen in eine Theorie der psychosomatischen Erkrankung einzubeziehen und prägt dort auch den Begriff der „Gesamtkonstellation" („total condition") der Kausalfaktoren. In der Arbeit „The Ego in Anxiety" (1953) werden die Ich-psychologischen Grundlagen seiner Theorie dargelegt; die Vorstellung einer „Desomatisierung" als eines Bestandteils der normalen psychischen Entwicklung sowie die Vorstellung einer „physiologischen Regression" als einer pathologischen, neurotischen Reaktionsweise – eine Vorstellung, die Schur mit Margolin (1953) teilt – werden hier entwickelt. Die zusammenfassende Darstellung seines Konzepts erfolgt unter dem Titel „Comments on the Metapsychology of Somatization" zwei Jahre später (1955 a). Diese Arbeit ist wegen ihrer zentralen Stellung ein Hauptbezugspunkt der kritischen Auseinandersetzung. In der im gleichen Jahr erschienenen Arbeit „Constitutional Aspects of Psychosomatic Disorders (1955 b) findet sich eine Erörterung der Rolle, welche konstitutionelle Minderwertigkeiten in der Genese psychosomatischer Erkrankungen spielen. In den späteren Arbeiten Schurs (1958, 1960) verlieren Fragen der psychosomatischen Erkrankung an Bedeutung. Statt dessen wird mehr und mehr das Verhältnis der Ethologie zur Psychoanalyse und, allgemeiner, das der Biologie zur Psychologie in den Vordergrund der Überlegungen gerückt. Diese Arbeiten werden hier nur insoweit berücksichtigt, als sie Aufschlüsse über Schurs psychosomatische Theorie zu geben vermögen.

▶ Das Schursche Konzept der De- und Resomatisierung ist eingefügt in eine umfassende Theorie des Leib-Seele-Zusammenhangs. In der Diskussion dieses Zusammenhangs wendet sich Schur zunächst vehement gegen die Vernachlässigung biologisch-genetischer Faktoren in der Beantwortung psychosomatischer Fragestellungen. Mit dieser Vernachlässigung gehe häufig eine verfehlte Inanspruchnahme psychischer Faktoren zur kausalgenetischen Erklärung psychosomatischer Funktionsstörungen einher. Zur Erläuterung seiner Auffassung und um das theoretische Defizit der zeitgenössischen psychosomatischen Theorien offenzulegen, entwirft Schur (1955b, S. 107) kurzerhand und im Stile Alexanders eine „psychosomatische" Hypothese über die Entstehung der Hämophilie: Würde man den genetischen Faktor außer acht lassen, dann könnte man zu der Auffassung gelangen, daß bei der Hämophilie Feindseligkeit gegen den eigenen Körper gerichtet und so eine tödliche Blutung verursacht wird. Gegen solch vorschnelle Theoriebildung wendet Schur ein, daß es zwar richtig sei, daß Konflikte zu einer Unfallneigung des Hämophilen beitragen könnten, daß jedoch das spezifische Resultat eines so hervorgerufenen Unfalls, die u. U. lebensbedrohende Blutung, Folge des biologisch-genetischen Defekts sei.

Schur plädiert für eine differenziertere Betrachtung der somatischen Seite des psychosomatischen Krankheitsprozesses. So könne man z. B. nicht von einem „arthritischen" Persönlichkeitstyp sprechen. Man würde dabei vergessen, daß der Terminus „Arthritis" im klinischen Sprachgebrauch eine ganze Reihe unterschiedlicher nosologischer Einheiten umfasse (1950, S. 253). In diesem Zusammenhang weist er auf die vielfach noch unzureichenden Kenntnisse pathophysiologischer Zusammenhänge hin, die zu vorschneller und unzureichend begründeter Theoriebildung verführen würden. Auch diese Kritik richtet Schur (1955b, S. 107f.) gegen Alexander und insbesondere gegen dessen Modell der essentiellen Hypertonie.

Ebenso wendet sich Schur gegen die unbedachte Verwendung psychoanalytischer Termini. So sei, beklagt er, der Begriff der „verdrängten Aggressivität" in der psychosomatischen Diskussion zu einem „catch-all-slogan" verkommen (1955b, S. 107), wobei häufig noch die Differenzierung zwischen tatsächlich unbewußter Aggressivität einerseits und bewußtseinsfähiger, aber nicht geäußerter Aggressivität andererseits vernachlässigt werde. Die von ihm diagnostizierten Mängel zeitgenössischer Theorien will Schur nun dadurch vermeiden, daß er eine Vielzahl angeborener und Umweltfaktoren in seine Betrachtungen mit einbezieht. Aus der Vielzahl der Faktoren konstituiere sich die jeweilige „Gesamtkonstellation" („total condition") eines Individuums, welche für die Entwicklung einer Krankheit – sei sie rein somatisch, psychisch oder psychosomatisch – entscheidend sei. Innerhalb der „Gesamtkonstellation" lassen sich schwerpunktmäßig die somatische Disposition („reactive state") und die psychische Disposition („emotional state") unterscheiden, die beide jeweils zu denken sind als Kondensationsprodukte einer Vielzahl von Anlage- und Umweltfaktoren. Wie nun diese Dispositionen zusammenwirken sollen, verdeutlicht Schur (1950, S. 239ff.) am Beispiel der allergischen Diathese. Zunächst sei die Allergie eine somatische Reaktion auf die äußere Einwirkung eines Allergens. Diese Einwirkung könne jedoch substituiert werden durch eine innere psychische Einwirkung; Schur führt hier das von Trousseau übernommene Beispiel eines Rosenallergikers an, der auf den bloßen Anblick einer Papierrose mit einem allergischen Anfall reagiert. Über dieses, dem Paradigma der klassischen Konditionierung entsprechende Modell geht Schur jedoch hinaus. Er nimmt an, daß die äußere Einwirkung schließlich sogar durch einen Zustand innerer Spannung ersetzt werden könne, der mit dem Allergen in keinerlei Beziehung stehe (1950, S. 240f.). Unabhängig davon, wie der auslösende Faktor beschaffen sei, werde die allergische Reaktion, z. B. ein Asthmaanfall, jedoch in jedem Falle gleich ablaufen.

In diesem Modell können somit die biologisch-genetischen Faktoren sowie die äußeren und Umweltfaktoren auf zwei Stufen der Pathogenese zusammenwirken: Zunächst kann sich aus einer äußeren Einwirkung, z. B. dem Vorhandensein eines Allergens in der Umwelt, in Verbindung mit der allgemeinen, physiologischen Potenz des Organismus, allergisch zu reagieren, die Disposition zu einer spezifischen organismischen Reaktion bilden (z. B. „Rosenallergie"). Diese spezifische Reaktion kann später, dann auf einer zweiten Stufe, durch unspezifisch einwirkende innere und äußere Faktoren ausgelöst werden. Die Reaktionsform ist dabei bestimmt von der Disposition des Organismus; sie ist durch die Art des auslösenden Reizes nicht mehr beeinflußbar.

In dieses grundlegende Modell des Zusammenwirkens aktueller äußerer und innerer Faktoren mit einer biologisch-genetisch fundierten Disposition fügt Schur nun seine metapsychologische Theorie der Somatisierung, der Symptombildung ein. Man kann dies verstehen als einen Versuch, den zunächst undefiniert belassenen „Zustand innerer Spannung" zu präzisieren. Danach ist psychosomatische Symptombildung zu begreifen als Resomatisierung psychischer Reaktionen, welche mit bestimmten, regressiven Ich-Funktionsweisen einhergeht. Ich-Funktionen, so nimmt Schur an, differenzieren sich normalerweise im Laufe der körperlichen und psychischen Entwicklung im Sinne einer Desomatisierung ursprünglich nur körperlicher Funktionen im Zusammenhang mit der Entfaltung des Sekundärprozeßdenkens. Im Falle psychosomatischer Symptombildung werde das einmal erreichte Entwicklungsniveau jedoch wieder verlassen. Es finde eine Rückkehr auf ein entwicklungsgeschichtlich früheres Stadium statt, wobei es dann zur Ausbildung körperlicher Symptomatik komme.

Für diesen Prozeß nennt Schur zwei Voraussetzungen. Die eine liege in der Anfälligkeit der Ich-Funktionen für einen regressiven Funktionswandel, die andere bestehe in dem gemeinsamen biologischen Fundament physiologischer und psychischer Reaktionsweisen. In phylogenetischer Sicht entstünden die Ich-Funktionen auf der Basis biologischer Reaktionsformen, deren Äquivalente Schur in der Ontogenese in den „primär-autonomen" Wurzeln der Ich-Funktionen wiederfindet. Diese „primär-autonomen" Wurzeln seien organischer Natur; sie lägen bei der Geburt bereits als angeborene Reaktionsweisen vor, seien allerdings noch durch eine Tendenz zu diffuser Spannungsabfuhr und durch mangelnde Koordination gekennzeichnet. Die Ich-Funktionen seien zwar inhaltlich präformiert, lägen aber zum Zeitpunkt der Geburt in einem Zustand allgemeiner, d. h. noch nicht spezifizierter Leistungsfähigkeit vor. Im nachgeburtlichen Leben komme es durch die nun einsetzenden Reifungsprozesse zum einen zur Entwicklung definierter und koordinierter körperlicher Reaktionsformen und zum anderen zur Ausreifung des psychischen Apparats. Dabei bestehe eine Parallelität und wechselseitige Abhängigkeit zwischen zentralnervösen und physiologischen Reifungsprozessen einerseits und der Entfaltung des Sekundärprozeßdenkens als wesentlicher Komponente der Ausbildung des Ichs andererseits. Alle Entwicklungsprozesse seien dabei mit einer zunehmenden Desomatisierung der Reaktionen auf eintretende Störungen des organismischen Gleichgewichts verbunden. Zunächst ist damit nur eine Entwicklungstendenz gemeint, die auf eine bessere Nutzung und Koordination körperlicher Funktionen abzielt; darüber hinaus aber will Schur auch eine generelle Verschiebung des Schwergewichts psychischer Reaktionen vom Handeln auf das Denken einbegriffen wissen. Unter Rückgriff auf die von Kris

(1950) vorgeschlagene Unterscheidung zwischen neutralisierter und nichtneutralisierter psychischer Energie, sowie auf Rapaport (1951), der eine Entsprechung zwischen dem Neutralisierungsgrad psychischer Energie und dem Grad des Vorherrschens sekundärprozeßhafter Denkweisen annahm, wird nun die zentrale These über die psychosomatische Symptombildung formuliert. Sie besagt, daß zwischen dem Vermögen des Ichs auf Sekundärprozeßniveau zu operieren und Triebenergien zu neutralisieren und der Desomatisierung von Reaktionsweisen eine wechselseitige Abhängigkeit besteht. Umgekehrt ist damit die Annahme verknüpft, daß die Resomatisierung von Reaktionsweisen mit einem Vorherrschen primärprozeßhafter Denkweisen unter Verwendung deneutralisierter Energieformen einhergeht.

Zu einer Resomatisierung komme es aufgrund einer neurotischen Fehleinschätzung psychischer Gefahrensituationen. Diese seien – im Falle psychosomatischer Symptombildung – typischerweise strukturiert nach dem Muster der Situation des „hungrigen Säuglings, der die Mutterbrust vermißt" (1955a, S.92). Die Abwesenheit der Mutter läßt in einem solchen Falle eventuell auftretenden Hunger zur Gefahr werden. Die Situation der Abwesenheit der Mutter stelle zwar keine unmittelbare, aber doch eine potentielle Gefahr für den Säugling dar, der allerdings auf diese „Gefahr einer Gefahr" so reagiere, als sei er bereits aktuell und real gefährdet. Eine solche, unter Umgehung des Angstsignals (Freud 1926) evozierte und deshalb inadäquate Reaktion auf die „Gefahr einer Gefahr" kennzeichne die neurotische Reaktionsweise des psychosomatisch Kranken, welche mit typischen, diffusen und damit den infantilen Reaktionsweisen entsprechenden Abfuhrerscheinungen einhergehe. Aus diesem Grund spricht Schur auch von einer „physiologischen Regression", womit Regression die Resomatisierung, das Auftreten psychosomatischer Symptome gemeint ist. Die neurotische Fehleinschätzung von Gefahrensituationen reicht jedoch als einzige Bedingung für das Zustandekommen einer „physiologischen Regression" nicht aus. Hinzu komme noch das Versagen der Triebneutralisierung. Schur vermutet, daß es für die Ich-Funktion der Neutralisierung, wie auch für andere Ich-Funktionen, bestimmte Vorläufer in einer undifferenzierten, „psychosomatischen" Entwicklungsphase gebe. Solche Vorläufer sieht er in der Wiederherstellung einer gestörten kindlichen Homöostase durch autonome, physiologische Ausgleichsregulationen bzw. durch objektvermittelte Bedürfnisbefriedigung. Die Störung der Neutralisierungsfunktion des Ichs resultiere so entweder aus angeborenen oder früh erworbenen Störungen dieser homöostatischen Mechanismen (1955a, S.92).

Die auslösenden psychischen Faktoren eines Krankheitsprozesses können nun im Modell Schurs mit den biologisch-genetischen Grundlagen auf verschiedenen Ebenen in Wechselwirkung treten. So steuerten die bewußten Ich-Anteile die willkürlichen und lokomotorischen Funktionen, während sie ohne direkten Einfluß auf vegetative Einflüsse seien. Diese unterlägen dem Einfluß unbewußter Ich- und Es-Anteile. Unterhalb dieser Schichten bewußter und unbewußter Einflußnahme psychischer auf körperliche Vorgänge finde sich der „Kern" der Gesamtpersönlichkeit. Dieser „Kern" stelle eine vom „Es" wie auch von den somatisch-vegetativen Abläufen verschiedene Einheit dar. Der „Kern" zeichne sich dadurch aus, daß in ihm primärprozeßhafte Abläufe und physiologische Funktionen zusammenfielen und identisch würden (1950, S.245). Gestützt auf seine aus heutiger Sicht allerdings überholt erscheinenden Beobachtungen bei „Hypophysenvorderlappeninsuffizienz" vertritt Schur (1937, S.72) die Ansicht, bei diesen, heute eindeutig als Anorexia nervosa zu diagnostizierenden Fällen sei der „Sedes morbi“ eben die Hypophyse. Noch sehr viel später meint er, es könne keinen grundlegenden Unterschied geben zwischen der zugrundeliegenden Pathologie einer primären Läsion der Hypophyse (etwa als Folge von Zirkulationsstörungen) und der hypothetischen Läsion bei Anorexia nervosa (1950, S. 246).

► Im Versuch, die psychosomatische Erkrankung theoretisch zu rekonstruieren, überschreitet Schur fraglos den genuin psychoanalytischen Erklärungsrahmen. Er versucht seine metapsychologische Konzeption in eine allgemeine Theorie des Leib-Seele-Zusammenhangs einzubinden, wobei ihm sein Verständnis der Psychoanalyse sehr entgegen kommt. Eine zentrale Rolle spielt in seiner Theorie die Annahme, daß Ich-Funktionen Reifungsprodukte „primär-autonomer“ Wurzeln sind. Diese Annahme geht zurück auf Hartmann (1939), der unter dem Begriff der „konfliktfreien Ich-Sphäre“ adaptive, auf Anpassung an die Realität zielende Ich-Funktionen zusammenfaßte. Die „konfliktfreie Ich-Sphäre“ umfaßt bei Hartmann die „primär-autonomen“ Ich-Funktionen, wie auch die durch einen Funktionswandel „sekundär-autonom“ gewordenen Ich-Funktionen. Da Hartmann die „primär-autonomen“ Ich-Anteile von jenen sondert, die in einen Triebkonflikt eingebunden sind, wird, wie insbesondere Fürstenau (1964) zeigt, mit seinem Konzept der „primär-autonomen“ Ich-Funktionen Bezug genommen auf die konstitutionellen, d. h. angeborenen Anteile des Ichs. Hartmann will mit seiner Ich-psychologischen Konzeption allerdings nicht bloß die Bedeutung der Veranlagung als Fundament der sich später in der Auseinandersetzung mit der sozialen Umwelt entwickelnden Ich-Strukturen unterstreichen; seine Theorie betont ausdrücklich, daß sich bestimmte Ich-Anteile lediglich in Abhängigkeit von organismischen Wachstums- und Reifungsprozessen und unabhängig von Triebkonflikten entwickeln. Diese Auffassung ergibt sich auch aus der von Hartmann selbst formulierten Stoßrichtung einer Ich-psychologischen Neuorientierung der Psychoanalyse mit dem Ziel, zum einen die „biologische Grundhaltung der Psychoanalyse“ (1939, S. 84) hervorzuheben und zum anderen die Psychoanalyse als akademische allgemeine Psychologie zu etablieren. Psychoanalyse soll zu einer „Naturwissenschaft vom Seelischen“ (1927) fortentwickelt werden, auch in der Hoffnung, „daß sich eines Tages analytische und physiologische, besonders hirnphysiologische Begriffe begegnen können“ (1950, S. 333).

Indem nun Schur das Hartmannsche Konzept der „primär-autonomen“ Ich-Funktionen ganz unkritisch übernimmt, werden in seine metapsychologische Konzeption der Somatisierung natürlich auch all jene Implikationen und Konsequenzen mit übernommen, die in das Hartmannsche Konzept eingehen bzw. aus ihm resultieren. Die Theorie Schurs wird somit anfällig für die Kritik, die von verschiedenen Seiten und mit unterschiedlichen Begründungen an der Konzeption Hartmanns geübt worden ist (z. B. Horn 1971). So reduziert Hartmann (1939, S. 99) die dem Subjekt in seiner Genese gegenübertretende, historisch gewordene gesellschaftliche Objektivität auf eine „durchschnittlich zu erwartende, also typische“ Umweltsituation. An diese adaptiert sich nun das Individuum mit den ihm zur Verfügung stehenden autonomen Mechanismen in einem Prozeß, der für seine Gesundheit und Krankheit von entscheidender Wichtigkeit ist. Eine inhaltliche Konkretisierung dessen, was mit „durchschnittlich zu erwartender, also typischer“ Umwelt gemeint ist, findet sich bei Hartmann nicht. Handelt es sich um die typische Umwelt von Jägern und Sammlern, an welche uns die evolutiv erworbene biologische Ausstattung eine Anpassung erlaubt, und, wenn ja, wieso versagen die Anpassungsmechanismen nicht kollektiv angesichts der gesellschaftlichen Wirklichkeit? Oder ist die „typische, zu erwartende“ Umwelt diejenige eines Wohlstandsbürgers der westlichen Hemisphäre? Wenn dem so ist, wie steht es dann mit dem Möglichkeiten, daß sich Anpassungsmechanismen an diese Umwelt im Verlauf der Evolution biologisch hätten niederschlagen können? Statt eines explizierten Gesellschaftsbegriffs tritt bei Hartmann eine imaginäre anthropologische Konstante; im Begriff der „Anpassungsmechanismen“ findet sich entsprechend die geschichtslose Verkürzung individueller Subjektivität. Diese ist in sich gleichzeitig subjektivistisch, da sie von der Auseinandersetzung des Individuums mit der gesellschaftlichen Objektivität abstrahiert, und objektivistisch, da sie Subjektivität nur als Produkt biologisch-genetischer Matrices gelten läßt.

Der Versuch Hartmanns, Psychoanalyse als Naturwissenschaft vom Seelischen zu entwerfen, gründet sich auf seine Auffassung, daß das „Verstehen“ am Unbewußten wie auch an den psycho-physischen Prozessen an die Grenze seiner Möglichkeiten gelangt (1927, S. 72). Diese Grenze sucht Hartmann zu überwinden, indem er der Psychoanalyse in Radikalisierung des von Habermas kritisierten szientistischen Selbstmißverständnisses (1968, S. 300 ff.) eine Methodologie verschreibt, mit der sie auf ein erklärendes Vorgehen verpflichtet werden soll. Eine solche, naturwissenschaftlich ausgerichtete Psychoanalyse begibt sich ihrer spezifischen Empirie, sie entledigt sich ihres eigentlichen Gegenstands indem sie das Unbewußte als Grenze der Erkenntnis bestimmt; diesem wird hinfort nur noch die Schattenexistenz eines bloß gedanklichen Konstrukts zugebilligt (vgl. etwa Heinz 1978, S. 116 ff.). Durch die Abstinenz der Hartmannschen Ich-Psychologie gegenüber einer gesellschaftswissenschaftlichen Fundierung und durch ihre allzu bereitwillige Anerkennung der jeweiligen Umwelt als typische, zu erwartende, ferner durch die Ablösung des Unbewußten als eines zentralen Moments des Widerstands gegen die totale Vergesellschaftung, läuft diese Ich-Psychologie schließlich Gefahr, sich umstandslos in den Dienst der jeweils herrschenden Ideologie einzugliedern. Diese Tendenz ist geradezu gegenläufig zu dem – zumindest früheren – Selbstverständnis der Psychoanalyse Freuds angelegt, welches kürzlich von Horn und Lorenzer (1978, S. 7) und neuerdings in der von Lohmann (1983) herausgegebenen Streitschrift *Das Unbehagen in der Psychoanalyse* als „wissenschaftliche Praxis der Befreiung“ explizit gemacht wurde.

Mit dem Argument, daß bei Schur den „primär-autonomen“ Ich-Funktionen lediglich die Rolle eines Teils im Ursachenbündel psychosomatischer Erkrankungen zugewiesen wird und daß das Auftreten einer „physiologischen Regression“ von „einer ganzen Reihe angeborener und Umweltfaktoren“ (1955a, S. 93) abhängig sei, kann diese Kritik nicht entkräftet werden. Schur (1955a, S. 133) hält es für erforderlich, „sowohl hinsichtlich der allgemeinen, wie auch der speziellen Ätiologie in ‚Konstellationen‘... von Kausalfaktoren zu denken, d. h., wir haben es jeweils zu tun mit bestimmten Typen der Trieb- und Ich-Ausstattung und -Entwicklung, mit einem bestimmten, anlage- und entwicklungsbedingten Zustand der Organe und Organsysteme, wobei diese Faktoren wiederum in Wechselwirkung stehen mit bestimmten Umwelteinflüssen“. Solch eine Aussage bleibt freilich solange trivial, als sie nicht inhaltlich konkretisiert wird, beinhaltet sie doch lediglich eine sehr weit gefaßte und allgemeine Aufzählung von möglicherweise verursachenden Umständen. Es bleibt bei Schur völlig offen, um welche konkreten Bedingungen es sich handelt. Auch die Frage nach der Art und Weise des Zusammenspiels der kausalgenetischen Faktoren beantwortet Schur mit einer bloßen Analogie:

„Durch die Interaktion zwischen somatischen und angeborenen Faktoren und Umwelt – wobei auch psychische Faktoren mit hineinspielen ... – entsteht das, was hier in Analogie zur allergischen Diathese („allergic state“) als „somatische Disposition“ („reactive state“) bezeichnet wird ... Analog dazu ist die „psychische Disposition“ („emotional state“) die Bereitschaft, eventuell mit einer Neurose oder Psychose zu reagieren oder auch die psychische Symptomatik einer sogenannten „psychosomatischen Krankheit“ zu entwickeln“ (1955a, S. 135).

Freilich beläßt es Schur nicht bei einer bloßen Analogiebildung. Auf welche konkrete Weise psychische und somatische „Dispositionen“ in Beziehung zueinander treten, wird näher erläutert durch die allgemeine Schursche Theorie des Leib-Seele-Verhältnisses, insbesondere durch sein Konzept des „Kerns der Gesamtpersönlichkeit“.

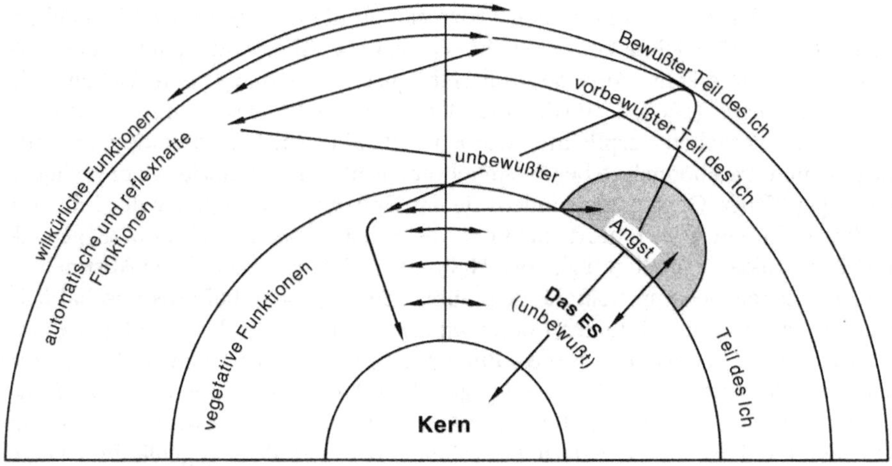

Abb. 4.1. Schurs Schichtenmodell (Aus Schur 1950, umgezeichnet vom Verf.)

Schur (1950, S. 244 f.) entwirft ein schematisches Modell, in dem die Persönlichkeit gedacht wird als eine in Schichten gegliederte Halbkugel. Auf der „Außenhaut“ der Halbkugel sind bewußte Prozeße und willkürliche Funktionsabläufe angesiedelt, in der darunter liegenden Schicht finden vorbewußte und unbewußte Anteile des Ichs und automatische und reflexhafte Funktionen ihren Platz. Näher zum Zentrum finden sich dann vegetative Funktionen und die unbewußten Inhalte des „Es“. Die einzelnen Kompartimente dieses Modells können auf bestimmten Bahnen in Verbindung zueinander treten. Unterhalb der Kugelschalen dieses Modells, im „Zentrum“, findet sich ein gesondertes Kompartiment, welches den „Kern der Gesamtpersönlichkeit“ repräsentieren soll. In ihm fallen primärprozeßhafte und physiologische Funktionen in eins, er ist weder identisch mit dem „Es“ noch mit dem Bereich vegetativer Funktionen.

Da nun diese Konstruktion die primärprozeßhaften Abläufe, die psychischen

Funktionen als physiologisch, und die physiologischen Funktionen als psychische behauptet, kann eine Antwort auf die Frage nach der Beziehung der psychischen zu den somatischen Faktoren suspendiert werden. Legitimiert wird dieser Verzicht allerdings durch die Lösung des Leib-Seele-Problems in einer naiven, vordualistischen Weise, wobei theoretische Begriffe – wie „primärprozeßhafter Ablauf" oder „physiologische Funktion" – konkretistisch mißverstanden werden und aus ihrem spezifischen theoretischen Kontext, der sich insgesamt auf einen bestimmten Gegenstandsbereich bezieht, herausgelöst werden. Ohne metatheoretische Vermittlung kann Schur so die Einheit von primärprozeßhaftem Ablauf und physiologischen Funktionen lediglich behaupten, aber theoretisch nicht mehr reproduzieren.

▶ Die Notwendigkeit einer metatheoretischen Vermittlung zeigt sich hier in aller Deutlichkeit, wenn nicht die psychosomatische Theorie gegenstandslos werden soll. Der Versuch jedenfalls, das Zusammenspiel von psychischen und somatischen Prozessen im Konzept Schurs unter Zuhilfenahme eines „Kerns" der Persönlichkeit zu konkretisieren, scheitert. Bekanntlich kennzeichnete Freud (1915, S. 285 f.; 1938, S. 91) als Primärvorgang bestimmte unbewußte psychische Abläufe, in denen es keine Negation gibt, die zeitlos sind (zeitlich nicht geordnet sind), in denen Gegensätze wie identisch behandelt werden und die entscheidenden Regeln der Logik keine Geltung besitzen. Man versuche nun einmal, eine primärprozeßhaft funktionierende Physiologie zu entwerfen, eine Physiologie, in der die logischen Gesetze aufgehoben sind, in der das Prinzip von Ursache und Wirkung außer Kraft gesetzt ist und in der eine zeitliche Ordnung nicht besteht!

Diesen „Kern der Gesamtpersönlichkeit" entwickelte Schur offensichtlich in Anlehnung an Hartmanns (1950, S. 335 f.) Konzept der „undifferenzierten Matrix", aus der sich nach Hartmann „Ich" und „Es" entwickeln. In phylogenetischer Perspektive ist diese Matrix der Matrix präpsychischer, tierischer Instinkte verbunden, so wie sie ontogenetisch als „archaische Erbschaft" (Freud 1937, S. 36) vor der Differenzierung psychischer Strukturen besteht. Gleiches gilt für den „Kern der Gesamtpersönlichkeit". Auch hier verweist das Zusammenfallen physiologischer und psychischer Funktionen auf die Herkunft aus phylogenetisch älteren Schichten ebenso wie auf Funktionszusammenhänge, die am Beginn der Ontogenese stehen. Obwohl Schur dies nicht explizit vermerkt, finden sich im „Kern" mithin die „ererbten Koordinationsformen" und „instinktiven Verhaltensformen", welche Schur (1960, S. 622) zufolge Teil der autonomen Ich-Ausstattung werden und den „noch-leistungsunfähigen" präformierten Ich-Funktionen entsprechen. Während Hartmann (1950, S. 335) freilich die undifferenzierte Matrix lediglich zur Voraussetzung einsetzender Differenzierungsprozesse nimmt und sie in sein genetisches Modell der psychischen Reifung und Entwicklung einbindet, erscheint dieser Entwicklungszusammenhang bei Schur in einer ontologisierten Fassung. Im Gegensatz zu Hartmann entwirft Schur ein statisches, deskriptiv-strukturelles Persönlichkeitsmodell, in welchem der „Kern" in einer Terra incognita unterhalb und außerhalb bestehender psychischer Strukturen und physiologischer Funktionen lokalisiert und hypostasiert wird. Bei Schur (1950, S. 245) besteht dieser „Kern" fort und soll als „Sedes morbi" (1937, S. 72) gar anatomisch lokalisierbar sein.

In Kontrast zu der für den „Kern der Gesamtpersönlichkeit" behaupteten Identität psychischer und physiologischer Funktionen steht die Trennung dieser Bereiche außerhalb der Zone des „Kerns". Die Vielzahl der in der graphischen Darstellung von Schurs Modell sich findenden Verbindungswege der einzelnen Kompartimente darf nicht darüber hinweg täuschen, daß dieses Konzept eine Vermittlung des seelischen und des körperlichen Bereichs nicht wirklich zu leisten vermag. Pointiert wird dies in der Anmerkung Schurs (1955a, S.135) zur Geltung gebracht, in der es heißt, daß unter einer psychischen Disposition allenfalls die Bereitschaft zu verstehen sei, die psychische Symptomatik einer „sogenannten ‚psychosomatischen Krankheit'" zu entwickeln. Die körperliche Symptomatik hingegen speist sich aus anderen Quellen und unterliegt einer eigenen Gesetzmäßigkeit und Dynamik.

Die schroffe Trennung zwischen psychischen und biologischen Gegebenheiten, die das Konzept des „Kerns der Gesamtpersönlichkeit" kontrastiert, tritt besonders zutage in der Schurschen Diskussion von Freuds Angsttheorie. Schur bezieht sich dabei auf die frühere Hypothese Freuds, der zufolge ein „Chemismus" die Umwandlung frustrierter Libido in Angst erst ermögliche und setzt dieser die spätere These Freuds entgegen, Angst werde immer durch das Ich erfahren, was impliziert, daß „Angst" immer im Bereich psychischer Geschehnisse verbleibt. Beiden Positionen hält Schur (1950, S.248) entgegen, daß „frustrated libido, or aggression, or tension of a different nature may manifest itself in altered function in the somatic sphere and *simultaneously* create a threat to the equilibrium of the ego".

Ebenso problematisch wie seine Theorie des Leib-Seele-Verhältnisses ist Schurs Theorie von den „primär-autonomen" Ich-Anteilen. Bei Schur nimmt die Entwicklung der Ich-Funktionen ihren Ausgang von „primär-autonomen" Wurzeln, die „genetische Bezüge zu den Instinkten der Tiere aufweise(n) und bei der Geburt bereits als angeborene Reaktionsweise(n) vorhanden" sind (1955a, S.87). Diesen primären Wurzeln der Ich-Funktionen werden die „autonomen Ich-Interessen", sowie die Vorstellung eines normalen Ichs, bzw. dessen konfliktfreien Ich-Anteils zugeordnet. Auf der Ebene der Funktionsweisen des psychischen Apparats entspricht diesen „autonomen" bzw. „konfliktfreien" Anteilen der Sekundärprozeß (1955a, S.89). Schur (1958; 1960) präzisiert seine Auffassung des Verhältnisses von „primär-autonomen" Bereichen zu deren phylogenetischen Grundlagen in seinen späteren Arbeiten, in denen er ethologische Begriffe den psychoanalytischen gegenüberstellt. „Instinkt" im Sinne der Ethologie wird von ihm dabei verstanden als vererbtes Koordinationssystem, welches durch vererbte Mechanismen ausgelöst wird und zu „mehr oder weniger starren" Verhaltensformen führt. Fundamentaler Bestandteil der „Instinkte" sei das Moment eines „inneren Triebes", der sich bis zu seiner Entladung aufzuspeichern vermag. Mit Lorenz (1937) ist Schur der Auffassung, daß im Verhalten höherer Vertebraten und des Menschen instinktives und erlerntes Verhalten eine Verbindung in dem Sinne eingehen können, daß angeborene Verhaltensketten eine „Lücke" aufweisen, welche durch die Fähigkeit, erlernte Verhaltenssequenzen aufzunehmen, ausgefüllt wird. Nach Schurs Meinung besteht keine Diskrepanz zwischen einem solchen ethologischen Konzept und einer psychoanalytischen Theorie, wie der von Hartmann formulierten. So könne man dem „inneren Trieb" der Ethologie den psychoanalytischen Triebbegriff gegenüberstellen. Der „Trieb" im psychoanalytischen Sinne sei dann als eine psychische Repräsentanz des „inneren Triebes", als Element der Instinkte aufzufassen (1958, S.203); an anderer Stelle heißt es, in ethologischer Begriffssprache könnten die Partialtriebe als Manifestationen eben dieses „inneren Triebelementes" beschrieben werden (1960, S. 624).

Als phylogenetische Grundlage der Ich-Funktionen sieht Schur (1960, S. 622) die „instinktiven Verhaltensweisen" und die „angeborenen Auslösemechanismen" an, welche als Bausteine oder Grundlage für erlerntes, zweckhaftes Verhalten dienen. Dabei sei auch hier eine Verzahnung von instinktivem und erlerntem Verhalten möglich; das beste Beispiel für diese Verzahnung sei „die Vollzugshandlung des Sexualtriebes, dessen ‚Vollzugsakt', obwohl der Reifung unterworfen und durch Lernprozesse beeinflußbar, ein Teil unseres Inventars an ‚instinktiven Verhaltensformen' " sei (1960, S. 623). Die angeborenen Auslösemechanismen finden ihre Entsprechung in angeborenen Ich-Mechanismen („inborn ego-apparatusses") (1958, S. 202); die „instinktiven Verhaltensformen" seien in bestimmten Verhaltensweisen, wie z. B. dem Weinen, Sich-Anklammern und Nachfolgen erhalten, die einen Teil der autonomen Ich-Ausstattung ausmachten (1960, S. 622, S. 624). Instinktive Elemente würden sowohl bei der Wahrnehmung von als auch bei der Reaktion auf Gefahren eine Rolle spielen, wobei Schur als Prototyp einer Gefahrensituation die Schwankungen homöostatisch regulierter organismischer Bedingungen postuliert (1955 a, S. 93). Aus diesem Grund kann auch der Charakter des subjektiven Erlebens der Angst partiell instinktiven Gegebenheiten zugeschrieben werden. Auch die „Reaktion des Kindes auf das Erlebnis Schmerz – Gefahr – Unlust hat eine instinktive Struktur und ist artspezifisch" (1960, S. 629). Diese artspezifische, instinktive Reaktion ist nach Schurs Ansicht einer der „Teile unserer autonomen Ausrüstung, die unsere Vorbereitung auf die ‚im Durchschnitt zu erwartende Umwelt' sicherstellt" (1960, S. 629). Bevor diese Reaktion das entwicklungspsychologische Niveau von Handlungen oder Denkvorgängen erreichte, trete sie als diffuse, unspezifisches vegetatives oder motorisches „Entladungsäquivalent" in Erscheinung. „Resomatisierte" Reaktionen sind nach Schur (1960, S. 630) den „Entladungsäquivalenten" vergleichbar und von ihnen nur durch die Reifung und Entwicklung der „Entladungsapparate" unterschieden.

Dieser Zusammenhang verdient besondere Aufmerksamkeit. „Resomatisierte Reaktionen", in denen die „instinktive", autonome Grundlage des Verhaltens in nahezu ursprünglicher Form zur Darstellung kommt, sind in der Auffassung Schurs gleichzeitig an das Vorherrschen primärprozeßhafter Mechanismen gekoppelt. Umgekehrt ist für die desomatisierte Reaktion die sekundärprozeßhafte Funktionsweise Voraussetzung. Die instinktive Determinierung von Verhaltensweisen wird hier mit den Funktionsweisen des psychischen Apparats in dem Sinne verknüpft, daß gilt: je mehr instinkthafte Komponenten bestimmend werden, umso mehr gewinnen primärprozeßhafte Abläufe an Bedeutung und je weniger diese instinkthaften Komponenten dominieren, desto mehr gewinnt der Sekundärprozeß an Raum. Durch diese Konstruktion wird die phylogenetische Entwicklung vom biologisch-organismischen Zusammenhang zu psychischen Funktionen der ontogenetischen Entwicklung vom Primärvorgang zum Sekundärvorgang parallelisiert. Da auf der Ebene der Individualgenese der Gegensatz von „autonomen Wurzeln" und entfalteten Ich-Funktionen auch dem Gegensatz von Primär- und Sekundärvorgang gleichgesetzt wird, verläuft in Schurs Konzept auch die ontogenetische Ich-Entwicklung entsprechend der pylogenetischen. So beschreibt Schur (1955 a, S. 89) einerseits eine mögliche Reaktion des Ichs auf eine antizipierte Gefahr, wobei „das Ich im ganzen Verlauf der Reaktion mit Sekundärvorgängen operiert und durchwegs neutralisierte Energie verwendet, was uns wiederum zu erklären vermag, warum somatische Abfuhrmanifestationen dabei praktisch fehlen. Eine solche Reaktionsweise entspricht wohl am ehesten unserer Vorstellung von der Reaktion eines ‚normalen' Ich bzw. des ‚konfliktfreien' ", des „autonomen" Ich-Anteils. Andererseits soll aber gelten, daß gerade die „resomatisierten Reaktionen" den instinktiven Verhaltensweisen am nächsten kommen, welche in gleicher Weise „Teile unserer autonomen Ausrüstung" (1960, S. 629) sein sollen. Daraus ergibt sich ein Problem. Akzeptiert man das Schursche Postulat, daß die autonomen Wurzeln sich zunächst als primärprozeßhaft funktionierende „Entladungsäquivalente" manifestieren, dann bleibt offen, wie es überhaupt zu einer Ich-Entwicklung kommen kann. Das „Ich" wird vorgestellt als Produkt der Entfaltung des Sekundärprozeßdenkens. Dieses Sekundärprozeßdenken wiederum wird aber erst ermöglicht durch die Ich-Funktion der Neutralisierung, besteht doch nach Schurs (1955 a, S. 89) Ansicht eine Entsprechung zwischen dem Neutralisierungsgrad von Besetzungen und dem Grad der Organisation des Denkens gemäß dem Primär- und Sekundärprozeß. Es stellt sich somit die Frage, in welcher Weise die „autonome" Ich-Funktion der Neutralisierung, welche zu Beginn der individualgenetischen Entwicklung lediglich als unkoordiniertes „Entladungsäquivalent" in Erscheinung tritt, ihren strukturierenden Einfluß geltend machen kann; oder aber wie es ohne diesen Einfluß zur Ich-Entwicklung kommen kann, die sich erst ihre eigene Grundlage dadurch schaffen könnte, daß sie die Ich-Funktion der Neutralisierung in „Betriebsbereitschaft" versetzt.

Den Vorläufer der Neutralisierungsfunktion diagnostiziert Schur in einer „undifferenzierten ‚psychosomatischen' Phase" der kindlichen Entwicklung. Es sei naheliegend anzunehmen, „in der Wiederherstellung einer gestörten Homöostase durch automatische Ausgleichsregulationen und/oder durch objektvermittelte Bedürfnisbefriedigung" (1955 a, S. 92) sei das Modell für die Ich-Funktion der Neutralisierung zu sehen. Beide Modelle – objektvermittelte Bedürfnisbefriedigung und automatische Ausgleichsregulationen – können freilich nicht zwanglos nebeneinander stehen. Objektvermittelte Bedürfnisbefriedigung kann erst dann als Vorläufer der Neutralisierungsfunktion wirksam werden, wenn die automatischen Ausgleichsregulationen bereits versagt haben und die Störung des organismischen Equilibriums ein Ausmaß erreicht hat, welches dem Objekt als äußerem Beobachter wahrnehmbar wird. Im anderen Fall, in dem homöostatische Mechanismen erfolgreich arbeiten, besteht kein Handlungsbedarf für bedürfnisbefriedigende Objekte. Da ein homöostatisches Gleichgewicht nicht „noch mehr" ins Gleichgewicht gebracht werden kann, muß das Eingreifen äußerer Objekte hier zu einer Störung führen. Es ergibt sich dann die Situation, daß automatische Ausgleichsregulationen dort in Aktion treten, wo die Objekte zu einer Störung des Gleichgewichts geführt haben.

Die Neutralisierungsfunktion steht ferner in Beziehung zu den Trieben. Ihre Energie ist zu neutralisieren. Die objektvermittelte Bedürfnisbefriedigung kann dann insofern als Modell der Neutralisierung gelten, als beide Male Triebenergien „zum Verschwinden" gebracht werden. In befriedigenden Objektbeziehungen resultiert aus einer Libidoabfuhr die Triebbefriedigung. Der Trieb wird so für einen gewissen Zeitraum seines drängenden Charakters beraubt, er wird „entaktualisiert". Neutralisierung führt ebenfalls zu einer Entaktualisierung von Triebwünschen, denen dadurch das triebhafte, drängende Moment genommen wird. Ganz anders ist freilich die Lage bei der homöostatischen Ausgleichsregulation. Sie funktioniert auf somatischer Ebene mit dem Ziel, Schwankungen des physiologischen Zustands so gering zu halten, daß sich ein körperlicher Bedarf als somatische Quelle des Triebgeschehens gar nicht erst etabliert. Nimmt man dies als Modell, dann gilt, daß der Einsatz der Neutralisierungsfunktion bereits vor dem Auftreten eines Triebwunsches auf der Ebene somatischer Spannungszustände erfolgt.

Die Funktionsweise der Neutralisierung ist mithin eine jeweils andere, je nachdem welchen Ursprung man unterstellt. Im einen Fall geht es um Spannungsminderung, im anderen um die Verhinderung von Spannung. Gemeinsam ist in beiden Fällen lediglich, daß sie zur Wiederherstellung eines spannungsfreien Zustands führen, der dem der kindlichen Homöostase analog ist. Das gemeinsame Prinzip der Spannungsreduktion bleibt bei Schur jedoch abstrakt. Es gelingt ihm nicht aufzuweisen, in welch konkreter Form sich Neutralisierung, bzw. das Versagen der Neutralisierungsfunktion im Falle psychosomatischer Symptombildung vollzieht. Der Verweis auf ontogenetische Vorstufen kann hierfür keinen Ersatz bieten.

▶ Mit seinem Verständnis der Neutralisierungsfunktion, welche den „negativen" Aspekt der Delibidinisierung und Spannungsreduktion so deutlich in der Vordergrund rückt, verläßt Schur auch die von Hartmann vorgezeichnete Bahn. Hartmann ging es mit seinem Konzept der „neutralisierten Energie" zunächst nicht um die Frage, auf welche Weise Spannungen aufgelöst werden; er versuchte vielmehr der Frage nachzugehen, wie Energien so umgewandelt werden können, daß sie dem Ich in „positiver" Weise als Antriebsenergien zu Verfügung stehen. Gegenüber der Ich-Psychologie von Hartmann ist das Schursche Konzept durch charakteristische Akzentverschiebungen gekennzeichnet. Hartmann (1939, S. 109) hat seine Ich-Psychologie in großen Zügen entwickelt und nach eigenem Zeugnis seinen Gedankengang „abgebrochen" und Leerstellen offengelassen. Mit seiner Theorie, so kann man vermuten, will Schur zumindest den von Hartmann (1939, S. 89) bereits benannten „Problemkreis der psycho-physischen Zusammenhänge" schließen. Durch die Schursche Konkretisierung werden zum einen kritische Aspekte der Hartmannschen Ich-Psychologie besonders deutlich; zum anderen führt sie über den Rahmen der Theorie Hartmanns hinaus zu zwar eigenen, von dieser Basis unabhängigen, aber doch fragwürdigen Resultaten.

Einig sind sich Hartmann und Schur in dem Bestreben, die „biologische Grundhaltung" der Psychoanalyse hervorzuheben und in der Hoffnung, psychoanalytische und physiologische Begriffe einander näher zu bringen. Während Hartmann der Ansicht war, daß es durch die Entwicklung der Ich-Psychologie möglich werde, „daß sich eines Tages analytische und physiologische, besonders hirnphysiologische Begriffe begegnen können" (1950, S. 333), und keine Festlegung des anzustrebenden Verhältnisses von analytischer und physiologischer Begrifflichkeit vornimmt, behauptet Schur hingegen mit seinem Konzept vom „Kern der Gesamtpersönlichkeit" eine Identität von Psychologie und Physiologie und entzieht seinem Konzept, indem er es in einer unauffindbaren „Terra incognita" lokalisiert, das Fundament des empirischen Bezugs. Während Hartmann (1950, S. 335) daran festhält, daß „beide, das Ich und das Es, sich als Ergebnis einer Differenzierung aus einer Matrix tierischer Instinkte entwickelt haben", sind bei Schur die psychischen Triebe nicht Produkt einer

Differenzierung und Entwicklung, sondern bloße Repräsentanten biologischer Instinkte und die primär-autonomen Ich-Funktionen lediglich Entsprechungen angeborener Auslösemechanismen.

Wie bei Hartmann, so korrespondiert auch bei Schur dem Biologismus ein statisches Bild einer in sich homogenen Gesellschaft, die nur auf „Umwelt" reduziert in Erscheinung tritt, während sich ein darüber hinaus gehendes, expliziertes Gesellschaftsverständnis bei Schur nicht findet. „Normalität" ist bei Schur assoziiert mit der Vorstellung vom „konfliktfreien" und autonomen Ich. Psychosomatische Erkrankung kann nurmehr insofern als Resultat eines Konfliktes verstanden werden, als daß ein äußerer Widerspruch zwischen den bei Schur nicht näher spezifizierten „Umwelt- und äußeren Faktoren" und einer Abweichung des Individuums von der auf autonome Wurzeln zurückgeführten Normalität zu einem Prozeß führt, der in eine „sogenannte ‚psychosomatische Krankheit'" (1955a, S. 135) einmündet. Pathogenetisch entscheidend ist damit die eingeschränkte Möglichkeit des Individuums, sich den Schwankungen einer „an sich" guten, weil „durchschnittlich zu erwartenden" Umwelt anzupassen.

Diesen Weg verfolgt Schur auch konsequent weiter. Er stellt fest, daß bei gewissen Patienten sich eine „marked accumulation of various constitutional abnormalities" (1955b, S. 112) finde. Im Anschluß an Bauer (1945) vermutet er in diesen Fällen das Vorliegen einer multiplen Genopathie, die er mit dem Terminus „Status degenerativus" bezeichnet (1950, S. 251; 1955b, S. 112). Die Vorstellung von einem „Status degenerativus" „involves varying degrees of potentially diminished adjustment to the environment. The term ‚degenerative state' (status degenerativus) was chosen to signify a state of biologic inferiority involving greater morbid predisposition. It may involve the somatic and the mental spheres" (1950, S. 251). Ohne daß er genaue Daten angeben könne, habe er doch den Eindruck einer Häufung dieser Zustände bei neurasthenischen und allergischen Erkrankungen, atopischem Ekzem, Colitis ulcerosa, Anorexia nervosa und anderen Störungen (1955b, S. 113). Parallelen zu den Theorien der Degenerations- und Entartungstheoretiker, welche, wie z. B. Morel (vgl. etwa Morel 1857, S. 62), in der Psychiatrie des ausgehenden 19. Jahrhunderts das Wort führten, oder auch zu den modernen Verfechtern solcher Ansichten (vgl. etwa Lorenz 1963, S. 229 f.), sind nicht zu übersehen. Mit den Entartungstheoretikern stimmt Schur auch in seiner sozialdarwinistischen Perspektive überein, wenn er unter Bezug auf sein Konzept des „Status degenerativus" notiert: „What represents the normal average is from a biological point of view the best means of survival". Die gesellschaftliche Normalität, als „durchschnittlich zu erwartende Umwelt" in die Theorie eingebracht, an die sich das Individuum mittels seiner autonomen, biologisch begründeten Mechanismen adaptieren soll, wird hier endgültig als biologisch bedingt jenseits aller möglichen Kritik zementiert. Daß jedoch Unternehmungen, in denen versucht wird, gesellschaftlich Bedingtes als Folge anthropologischer Konstanten glaubhaft zu machen, zum Scheitern verurteilt sind, demonstriert z. B. Schmidbauer (1973) überzeugend in der Auseinandersetzung mit Lorenz.

Daß die Schursche Normalität in Wirklichkeit die herrschende Norm der bürgerlichen Industriegesellschaft und damit die Norm der Herrschenden in dieser Gesellschaft ist, wird deutlich, wenn man sich sein Bild von „Normalität" näher vor Augen führt. Entsprechend seiner These über den Zusammenhang zwischen dem Fortgang psychischer Entwicklung und dem Ausmaß der erreichten Desomatisierung kommt

Schur zu der Annahme, daß die sekundärprozeßhafte Reaktionsweise eines normalen Ichs auf eine gegenwärtige oder antizipierte Gefahr „zu erklären vermag, warum somatische Abfuhrmanifestationen dabei praktisch fehlen" (1955a, S. 89). Körperliche Reaktionen sind so bei Schur nurmehr denkbar als Resultat einer Normabweichung der Ich-Funktionen, mithin als „Symptom". Körperliche Reaktionen als normale Begleiterscheinungen psychischer Vorgänge haben in diesem Modell keinen Platz mehr. Im Verlauf seiner Diskussion überträgt Schur dieses Desomatisierungskonzept auch auf die Reaktion gegenüber unbewußten Triebimpulsen. Er nimmt an, es besteht „auch im Bereich der Abwehrvorgänge das Bestreben, Möglichkeit mit Mechanismen des Sekundärprozeßdenkens zu operieren (1955a, S. 90). Das „Normal-Individuum ist zu somatischen vegetativen Abfuhrreaktionen nicht mehr in der Lage; gegenüber Triebansprüchen bedient es sich sekundärprozeßhafter Abwehrmechanismen wie dem der Rationalisierung und der Intellektualisierung" (1955a, S. 91).

In der Konsequenz bedeutet dies, daß Schur lediglich einem Zwangsneurotiker „Gesundheit" attestieren könnte. Freilich deckt sich das Schursche Bild der Normalität auch mit dem, was in die neuere psychoanalytisch-psychosomatische Diskussion unter dem Begriff der „Alexithymie" Eingang gefunden hat. Solch ein „Normal-Individuum", solch ein „Mensch ohne Eigenschaften" erweist sich fraglos als funktional unter den Bedingungen einer „Leistungsgesellschaft", welche die Verfügbarkeit der Individuen für ihre Zwecke zu optimieren sucht. Wenn Schur (1955a, S. 97) formuliert: „Je mehr es [das Ich] mit Sekundärprozessen operiert, desto ‚adäquater' fällt die Reaktion aus", dann wird die Übereinstimmung des Schurschen Normalitätsbegriffs mit den Maximen einer Gesellschaft deutlich, welche eine, sich weitgehend unabhängig von der Bedürfnislage der Individuen entfaltende „rationale" Einsicht in die Notwendigkeit fordert, sich wechselnden Zielvorgaben und Erfordernissen immer neu anzupassen. Baran (1960) wies darauf hin, daß gleichzeitig die gesellschaftliche Ordnung unantastbar bleiben muß – auch dann, wenn sie Folgen zeitigt, die mit den menschlichen Grunderfordernissen nicht mehr vereinbar sind. Offensichtlich ist Schur auch damit einverstanden, denn ihm gilt: „Wo Zorn und Wut offen in Erscheinung treten vermuten wir immer auch Veränderungen der Kontrollfunktionen des Ichs" (1955a, S. 96) und diese sind erkanntermaßen eine der Ursachen krankhafter Prozesse. Sieht man mit Baran (1960) „Rationalität" wie sie heute herrscht als ein System von Regeln, Verfahrensweisen und Denkgewohnheiten, welche die Entfaltung der menschlichen Fähigkeiten und die Befriedigung menschlicher Bedürfnisse nicht nur nicht fördert, sondern behindert und in ihr Gegenteil verkehrt, dann vermag die Schursche Theorie im emotionalen, handelnden Widerstand gegen repressive Verhältnisse nur noch die Manifestation einer individuellen Pathologie zu erkennen. „Normalität" im Sinne Schurs deckt sich so lückenlos mit dem von Parsons (1964) entwickelten Gesundheitsbegriff, demzufolge Gesundheit anzusehen ist als ein „Zustand optimaler Leistungsfähigkeit eines Individuums für die wirksame Erfüllung der ... Aufgaben, für die es sozialisiert worden ist".

Es mag sein, daß die Wertschätzung des Schurschen Konzepts auch deshalb solange anhielt, weil es niemanden mehr auf ein rationales, auf Widerstand, und das heißt auf Leiden unter beschädigenden gesellschaftlichen Verhältnissen sich gründendes, gesellschaftlich veränderndes Handeln verpflichtet. Andere Gründe mögen darin liegen, daß es Schur offensichtlich gelang, wesentliche Elemente psychosomatischen Krankheitsgeschehens zumindest kenntlich zu machen und in seine Theorie aufzunehmen und so in demjenigen, der sich mit seiner Theorie auseinandersetzt, ein Gefühl der „Stimmigkeit" zu erwecken, obwohl seine Beobachtungen in problematischer Weise systematisiert wurden. Seine Theoriebildung geschieht in einer Form, die ihn teils auf Wege abseits der Psychoanalyse führt, teils auch durch innere Brüche und Unstimmigkeiten charakterisiert ist. Solch ein Bruch etwa wird deutlich, wenn ein „doppelter Ursprung" der Neutralisierungsfunktion behauptet wird. Vollzieht man jedoch einen Perspektivwechsel, verläßt man die Sicht „von außen" zugunsten einer Perspektive aus der Sicht des Subjekts – „von innen" –, so löst sich die von uns diagnostizierte Widersprüchlichkeit auf. Dies wird deutlich im Blick auf die Schursche Diskussion der „Analogien und Unterschiede zwischen Patienten mit schweren Dermatosen und Schizophrenien" (1955 a, S. 124 ff.), wenn man im Auge behält, daß in der aktuellen psychosomatischen Diskussion einhellig die Meinung vertreten wird, es handle sich bei den psychosomatischen Krankheitsbildern um sogenannte „frühe Störungen". Dies bedeutet, daß sich bei diesen Patienten die Trennung von Selbst und Objekten nicht in der Weise etabliert hat, wie bei anderen Personen. Aus der mangelhaften Differenzierung zwischen Selbst und Objekten folgt dann aber auch, daß objektiv verschiedene Weisen der Spannungsminderung – automatische Ausgleichsregulationen und objektvermittelte Bedürfnisbefriedigung – in der subjektiven Perspektive identisch sind.

Gewiß ist Schur auch beizupflichten, wenn er auf die Bedeutung des biologischen Fundaments psychosomatischer Erkrankungen verweist. Psychosomatische Erkrankungen sind durchaus nicht im Sinne einer eins-zu-eins-Übersetzung bloßer Ausdruck innerseelischer Konflikte. Andererseits gilt aber auch, daß das „Psychische" nicht bloße Repräsentanz eines archaischen, instinktiven Erbes ist, und daß die Verbindung eines halben Monismus und eines halben psychophysischen Parallelismus nicht zu einem Ganzen führt, in dem die Prozesse im Einzelnen eine genaue Kontur gewinnen, die zu einer psychosomatischen Erkrankung führen. Der Versuch Schurs, die wirkliche Verknüpfung psychischer und somatischer Faktoren theoretisch abzubilden, endet in einer biologistischen Verzerrung. Unbemerkt – und sicherlich auch ungewollt in Opposition zu psychoanalytischen Positionen – stülpt Schur einem historischen, genetischen Zusammenhang sein statisches Persönlichkeitsmodell über, welches die zusätzliche Existenz einer „psychosomatischen" inneren Instanz, des „Kerns der Gesamtpersönlichkeit", behauptet.

Im Hinblick auf psychosomatische Erkrankungen verbirgt sich freilich im Konzept eines persistierenden „Kerns der Gesamtpersönlichkeit" auch ein verstümmeltes Stück Wahrheit: die „infantile Persönlichkeit" (Ruesch 1948) und der schon früher beschriebene „physiologische Infantilismus" (z. B. Grinker 1953) psychosomatisch Kranker, die in neueren Perspektiven (Zepf 1976) einen systematischen Stellenwert erhalten. Auch Schurs Beobachtung, daß bei psychosomatischen Erkrankungen „infantile Reaktionsformen" mit „diffusen Abfuhrerscheinungen" zutage treten, wird in diesen Perspektiven verfolgt. Schur gelingt es jedoch nicht, seine Beobachtungen in eine genetische Theorie einzubringen, welche die Entwicklung dieser Reaktionsformen erklären könnte. Sein Rückgriff auf „instinktive Verhaltensweisen" und biologische „Entladungsäquivalente" bleibt unbefriedigend und verfällt der Kritik.

Auch das Schursche Konzept der Neutralisierungsfunktion kann verstanden werden als mystifizierte Abbildung der Unfähigkeit seiner Patienten, zwischen spannungsreduzierender objektvermittelter Bedürfnisbefriedigung einerseits und einer

Spannungsreduktion aufgrund des Wirkens intraindividueller Mechanismen andererseits zu unterscheiden. So wird in der neueren Diskussion immer wieder darauf hingewiesen, daß psychosomatische Kranke in Objektbeziehungen leben, die durch eine mangelhafte Abgrenzung von Selbst und Objekt gekennzeichnet sind (z. B. v. Rad 1981). In dieser Perspektive gewinnen auch die Beobachtungen Schurs eine neue Bedeutung, die die „Ich-Schwäche" psychosomatisch Erkrankter herausstellen (1955 a, S. 125 f.).

Auch die Tatsache, daß Schur als Psychoanalytiker die Spezifität der psychosomatischen Erkrankungen in der biologischen Sphäre konstitutioneller Minderwertigkeiten lokalisiert, kann als mystifizierte Form der richtigen Erkenntnis verstanden werden, daß es unmöglich ist, eine Theorie der psychosomatischen Erkrankung allein auf dem Fundament der psychoanalytischen Metapsychologie aufzurichten. Durch seinen Verweis auf das stammesgeschichtliche Erbe und auf die angeborene Konstitution in Verbindung mit der von Hartmann herrührenden ahistorischen und „Anpassung" favorisierenden Gesellschaftssicht, nimmt sich Schur jedoch die Möglichkeit, eine unverkürzte Theorie psychosomatischer Erkrankungen zu begründen, die immer mehr als eine Metapsychologie sein muß.

Literatur

Alexander F ([1]1950, 1977) Psychosomatische Medizin. de Gruyter, Berlin

Baran PA (1960) Marxismus und Psychoanalyse. In: Baran PA Unterdrückung und Fortschritt. Suhrkamp, Frankfurt am Main, S 71–98

Bauer J (1945) Constitution and disease. Grune & Stratton, New York

Cremerius J (1977) Ist die „psychosomatische Struktur" der französischen Schule krankheitsspezifisch? Psyche 31: 293–317

Freud S (1915) Das Unbewußte. In: GW X, S 263–303. Fischer, Fft. (1967)

Freud S (1926) Hemmung, Symptom und Angst. In: GW XIV, S 111–205. Fischer, Fft. (1967)

Freud S (1937) Die endliche und die unendliche Analyse. In: GW XVI, S 57–99. Fischer, Fft. (1968)

Freud S (1938) Abriß der Psychoanalyse. In: GW XVII, S 63–138. Fischer, Fft. (1968)

Fürstenau P (1964) Ich-Psychologie und Anpassungsproblem. Jahrb Psychoanal III: 30–55

Grinker RR (1953) Some current trends and hypotheses of psychosomatic research. In: Deutsch F (ed) The psychosomatic concept in psychoanalysis. Int University Press, New York, pp 37–62

Habermas J (1968) Erkenntnis und Interesse. Suhrkamp, Frankfurt am Main

Hartmann H ([1]1927, 1972) Die Grundlagen der Psychoanalyse. Klett, Stuttgart

Hartmann H (1939) Ich-Psychologie und Anpassungsproblem. Psyche 14: 81–164

Hartmann H (1950) Bemerkungen zur psychoanalytischen Theorie des Ich. Psyche 17: 330–353

Heinz R (1978) Heinz Hartmanns „Grundlagen der Psychoanalyse" (1927). In: Elrod N, Heinz R, Dahmer H (Hrsg) Der Wolf im Schafspelz. Campus, Frankfurt am Main, S 109–126

Horn K (1971) Insgeheime kulturistische Tendenzen der modernen psychoanalytischen Orthodoxie. In: Lorenzer A, Dahmer H, Horn K, Brede K, Schwanenberg E Psychoanalyse als Sozialwissenschaft. Suhrkamp, Frankfurt am Main, S 93–151

Horn K, Lorenzer A (1978) Einleitung, In: Elrod N, Heinz R, Dahmer H (Hrsg) Der Wolf im Schafspelz. Campus, Frankfurt am Main, S 7–16

Kris E (1950) On preconscious mental processes. Psychoanal Q 19: 540–560

Lohmann HM (1983) Das Unbehagen in der Psychoanalyse. Qumran, Frankfurt am Main

Lorenz K ([1]1937, 1965) Über die Bildung des Instinkbegriffes. In: Lorenz K Über tierisches und menschliches Verhalten. Piper, München (Ges Abh Bd I, S 283–342)

Lorenz K (1963) Das sogenannte Böse. Deutscher Taschenbuch Verlag, München

Margolin SG (1953) Genetic and dynamic psychophysiological determinants of pathophysiological processes. In: Deutsch E (ed) The psychosomatic concept in psychoanalysis. Int University Press, New York, pp 3–36

Morel BA (1857) Traité des dégénérescences physiques, intellectuelles et morales de l'espèce humaine et des causes qui produisent ces variétés maladives. JB Baillière, Paris
Parsons T ([1]1964, 1967) Definition von Gesundheit und Krankheit im Lichte der Wertbegriffe und der sozialen Struktur Amerikas. In: Mitscherlich A (Hrsg) Der Kranke in der modernen Gesellschaft. Kiepenheuer & Witsch, Berlin, S 56–87
Plaum FG, Stephanos S (1979) Die klassischen psychoanalytischen Konzepte der Psychosomatik und ihre Beziehung zum Konzept der „pensée opératoire". In: Uexküll T von (Hrsg) Lehrbuch der psychosomatischen Medizin. Urban & Schwarzenberg, München, S 203–216
Rad M von (1979) Weiterentwicklung psychoanalytischer Modelle. In: Hahn P (Hrsg) Ergebnisse für die innere Medizin 1. Beltz, Weinheim (Kindlers „Psychologie des 20. Jahrhunderts" Bd IX, S 149–175)
Rad M von (1981) Alexithymie. Springer, Berlin Heidelberg New York
Rapaport D (1951) Organization and pathology of thought. Columbia University Press, New York
Ruesch J (1948) The infantile personality. Psychosom Med 10: 134–144
Schmidbauer W (1973) Ethnologische Aspekte der Aggression. In: Plack A (Hrsg) Der Mythos vom Aggressionstrieb. Ullstein, Frankfurt am Main, S 249–276
Schur M (1950) Basic problems of psychosomatic medicine. In: Herma H, Kurth GM (ed) Elements of psychoanalysis. World Pub, New York, pp 237–266
Schur M (1953) The ego on anxiety. In: Loewenstein RM (ed) Drives, affects, behavior. Int University Press, New York, pp 67–103
Schur M (1955 a) Zur Metapsychologie der Somatisierung. In: Overbeck G, Overbeck A (Hrsg) Seelischer Konflikt – körperliches Leiden. Rowohlt, Reinbek, S 83–142
Schur M (1955 b) Constitutional aspects of psychosomatic disorders. Samiksa 9: 104–115
Schur M (1958) The ego and the id in anxiety. Psychoanal Study Child 13: 190–220
Schur M (1960) Phylogenese und Ontogenese der Affekt- und Strukturbildung und das Phänomen des Wiederholungszwangs. Psyche 14: 617–640
Schur M, Medvei C (1937) Über Hypophysenvorderlappeninsuffizienz. Wien Arch Inn Med 31: 76–98
Zepf S (1976) Grundlinien einer materialistischen Theorie psychosomatischer Erkrankung. Campus, Frankfurt am Main

5 Die psychosomatische Theorie von George L. Engel und Arthur H. Schmale

Norbert Hartkamp

R. L. Stevenson
und L. Osbourne:
Die falsche Kiste*

„Ja, aber, wenn das so ist", brach Morris aus, „was ist dann mit der Leiche? Du willst mir doch nicht etwa weismachen, daß das Ding, das mich soviel Mühe und Schweiß gekostet hat, und das ich mit eigenen Händen verpackt und verschickt habe, die Leiche eines völlig unbekannten Menschen war?"

Mit einiger Berechtigung kann man Engel u. Schmale – neben Alexander – als Begründer einer „amerikanischen Schule" der Psychosomatik ansehen, die vor allem dadurch Bedeutung erlangt hat, daß sie in über 20jähriger Forschungsarbeit eine überwältigende Menge detailreicher Kenntnisse über Zusammenhänge zwischen körperlichen Erkrankungen des Menschen, seinen äußeren Lebensbedingungen und auch seinen inneren, psychischen Bedingungen zusammengetragen hat. In jüngerer Zeit wurden diese Ergebnisse in beeindruckender Weise von Weiner (1977) zusammenfassend und kritisch dargelegt.

Der Ansatz von Engel u. Schmale relativiert die von Alexander (1950) vorgenommene strikte Trennung von Organ- und Konversionsneurosen in mehrfacher Hinsicht. Das Konversionsmodell wird modifiziert und in eine Theorie eingefügt, in welcher die Rolle unspezifischer Faktoren in der Entstehung psychosomatischer, aber auch somatischer Krankheiten betont wird. Als erste Autoren wiesen Engel u. Schmale darüber hinaus auf die besondere Bedeutung eines Objektverlusts in der Ätiopathogenese psychosomatischer und somatischer Krankheitsbilder hin. Pathogenetisch würde ein Objektverlust insbesondere dann wirksam, wenn er in den affektiven Zustand der „Hilf- und Hoffnungslosigkeit" einmünde, ein Syndrom, das – nicht zuletzt in Folge der bahnbrechenden Untersuchung von Schmale u. Iker (1966) – auch in der moderneren psychosomatischen Betrachtung des Krebsproblems von zentraler Bedeutung ist (vgl. Bahnson 1979).

Die psychosomatische Theorie von Engel u. Schmale erschöpft sich allerdings nicht in der Beschreibung der pathogenetischen Bedeutung eines Objektverlusts und seiner affektiven Folgen. Diese ist vielmehr nur Teil einer Theorie, die ihre umfassendste Darstellung in Engels (1962) Monographie über psychisches Verhalten in Gesundheit und Krankheit fand. Insbesondere hier finden sich – und damit unterscheiden sich Engel u. Schmale von anderen Autoren – neben psychoanalytisch-psychosomatischen Erwägungen vielfältige Erörterungen methodologischer Aspekte und all-

* Carl Hanser, München (1969).

gemeiner biologischer und phylogenetischer Zusammenhänge, die die Einordnung der psychoanalytisch-psychosomatischen Theorie in eine biologisch fundierte Lehre vom menschlichen Verhalten (Engel 1962, S. 29) gewährleisten sollen.

► Für die Entstehung einer psychosomatischen Symptomatik wird von Engel u. Schmale (1967) nicht nur ein pathogenetischer Mechanismus als wirksam reklamiert. Wenn auch mehr implizit als explizit, so diskutieren sie doch die Symptomgenese auf drei unterschiedlichen Ebenen, wobei bei den beiden ersten der Konversionsmechanismus zur zentralen Schaltstelle wird. Im Einklang mit dem sich auf Freud (1905, S. 213) gründenden Verständnis des Konversionsmechanismusses verstehen auch Engel u. Schmale (1967) die Konversion als eine Möglichkeit, Triebimpulsen, die aufgrund ihrer Einbindung in einen psychischen Konflikt unbewußt bleiben, dadurch symbolischen Ausdruck und eine zumindest teilweise Befriedigung zu gewähren, daß eine symbolische Verwendung des Körpers den betreffenden Impuls zwar in verstellter Form zur Darstellung bringt, ihn aber gleichzeitig daran hindert, wirksam in die Tat umgesetzt zu werden (Engel 1962, S. 402). In deutlicher Abgrenzung zu Alexander (1950, S. 22) jedoch, der Konversion auf die willkürlich-neuromuskuläre und die sensorisch-perzeptive Systeme beschränkt wissen wollte, behaupten Engel u. Schmale die Unzulässigkeit einer solchen Beschränkung. Ihrer Ansicht nach ist die Konversion „ein psychologisches Konzept; es ist durch neuro-anatomische Begriffe nicht zu definieren oder abzugrenzen, auch wenn Funktionen und Struktur des Nervensystems sekundär als biologische Folge der Konversion von dem Organismus einbezogen sein können. Die Körperpartien oder Systeme, die sich zur Konversion herleihen, sind nicht durch ihre willkürliche oder autonome Innervation gekennzeichnet, sondern durch die Fähigkeit, eine seelische Repräsentanz übernehmen zu können, ein Vorgang, der Innervation, Wahrnehmungen mittels Distanzrezeptoren und Phantasie umfaßt" (1967, S. 247). Im übrigen würden auch die Beobachtungen verschiedener Autoren – darunter Fenichel (1945, S. 56) und Alexander selbst (1943, S. 52) – belegen, daß es durchaus Ausnahmen von der Regel gebe, wonach vegetative Symptome nicht in der Lage seien, einen psychologischen Sinn auszudrücken.

Es ist nun den Autoren besonders wichtig, den Akt der Konversion von den daraus resultierenden sekundären Folgeerscheinungen – der Art der Läsion – zu unterscheiden. Ihr Konversionsbegriff bezieht sich zum einen darauf, daß körperliche Organsysteme im Zuge einer Konversion eine unbewußte Bedeutung erhalten können, worauf es – analog hypnotisch induzierter Hautsymptome – zu einer Aktivierung neurosekretorischer Aktivitäten in den entsprechenden Bereichen kommen kann, die dann zu einer körperlichen Läsion führen können. Die Läsion selbst wie auch die sich aus der Läsion ergebenden Symptome haben weder eine primär-symbolische Bedeutung, noch dienen sie der Abwehr. Sie verdeutlichen dieses Konzept mit den Beobachtungen, „daß am Zeigefinger einer Frau, die im Begriff war, die Telefonnummer ihrer Mutter zu wählen um ihr die Meinung zu sagen, erstmals die Zeichen der Raynaudschen Krankheit auftraten; bei einem Mann, der den Impuls hatte, die Tür eines Mädchens, das nichts von ihm wissen wollte, einzutreten, trat erstmals eine primär chronische Polyarthritis im Knöchel auf" (1967, S. 247). Die arthritischen Gelenkveränderungen, bzw. der arterielle Spasmus haben hier keinen Ausdruckscharakter; symbolisch bedeutungsvoll sind hingegen Ort und Zeitpunkt des Eintretens der pathologischen Veränderung, welche „die Kriterien einer Konversion voll zu erfüllen scheinen" (1967, S. 247).

Zum anderen wird mit dem Konversionsbegriff noch Bezug genommen auf eine „Erotisierung der örtlichen Schutzsysteme" (1967. S. 249), womit zugleich das Konzept eines „somatischen Entgegenkommens", welches immer wieder zur Erklärung einer Symptomspezifität herangezogen wurde, aus seiner konstitutionsgenetischen Verankerung (z. B. Freud 1905, S. 200) gelöst wird. Engel u. Schmale sind der Ansicht, daß physiologische und pathophysiologische Mechanismen dadurch in die Bildung eines Konversionssymptoms einbezogen werden können, daß sie zunächst sekundär – etwa im Gefolge einer körperlichen Erkrankung – eine seelische Repräsentanz erlangen. Voraussetzung für die Einbeziehung solcher physiologischer und pathophysiologischer Vorgänge in die Bildung eines Konversionssymptoms sei ihre Verbindung mit „Abkömmlingen der Triebe und Objektbeziehungsaktivität" (1967, S. 248). Diese Verbindung ließe sich am einfachsten dadurch herstellen, daß die etwa im Zuge eines Krankheitsprozesses aktivierten körperlichen Vorgänge in ihrem Ablauf wahrgenommen und zum Gegenstand von Phantasien gemacht werden (1967, S. 247). Konversion bezieht sich somit nicht nur auf einen unbewußten Bedeutungszuwachs der psychischen Repräsentanz eines *Organsystems*, sondern auch darauf, daß die Repräsentanz eines körperlichen *Vorgangs* einen unbewußten Bedeutungszuwachs erfährt.

„Lokale Abwehrreaktionen" oder auch „örtliche Schutzsysteme", die hier erotisiert werden, bezeichnen begrenzt wirksame Mechanismen, deren physiologische Funktion darin besteht, schädliche Agenzien vom Körper fernzuhalten. Sie seien an der Körperoberfläche und an den Eintrittspforten des Körpers – wie dem Verdauungstrakt, den Luftwegen, der Haut etc. – lokalisiert. Durch Ödembildung, Hyperaemie und Hypersekretion könne schädliches Material verdünnt, ausgewaschen und neutralisiert werden, durch Spasmen, Hyper- und Antiperistaltik könne das weitere Eindringen schädigender Substanzen verhindert oder ihre Ausstoßung herbeigeführt werden (vgl. Engel 1962, S. 128).

Zusammengefaßt werden die lokalen Abwehrreaktionen als sog. „Ausstoßungsschemata", ein Begriff, mit welchem sich Engel u. Schmale (1967, S. 249) auf eine Arbeit von Wolff (1961) beziehen, in der sich dieser Begriff freilich nicht findet. Er findet sich jedoch bei Alexander (1935), der in seinen ersten Untersuchungen „psychogener Organstörungen" feststellte, es sei zweckmäßig, auch scheinbar unzusammenhängende psychische Faktoren aufgrund einer Übereinstimmung hinsichtlich ihrer „allgemeinen dynamischen Tendenz" (1935, S. 474) in Gruppen zusammenzufassen. So gelangte er zur Unterscheidung einer „Einverleibungs-" von einer „Ausscheidungs-" und einer „Zurückbehaltungstendenz" (1935, S. 478). Alexanders Annahme war, daß aufgrund einer strukturellen Entsprechung etwa jedweder „zentripetale" Wunsch, – wie der, ein Geschenk zu geben, aber auch der, jemanden anzugreifen – zu einer Funktionsstörung in den ebenfalls „zentripetalen" und der „Ausscheidungstendenz" zugeordneten Funktionen des Urinierens, der Stuhlentleerung etc. führen könne (1935, S. 477). In der Betrachtung des Konversionsmechanismusses argumentieren Engel u. Schmale in ähnlicher Weise, wenn sie vermuten, es könne etwa die ursprüngliche psychische Bedeutung der Ablehnung eines schlechten Introjekts zu einem Pylorospasmus mit Brechreiz und Erbrechen führen, welcher u. U. gar zur Herausbildung eines Ulcus pepticum beitragen können (1967, S. 247). Die Konversion ist nach diesem Modell somit nicht nur für Ort und Zeit der Entstehung eines somatischen Symptoms verantwortlich, sondern sie entscheidet insofern auch über die Art der entstehenden Störung mit, als ihr die Rolle zukommt, eine bestimmte, symbolisch bedeutungsvolle „Ausstoßungsbahn" zu wählen (1967, S. 249).

Das soll freilich nicht heißen, daß ein bestimmtes Symptom einen eindeutigen Rückschluß auf den zugrundeliegenden Konversionsmechanismus erlaubt. Kompliziert wird die Situation nach Ansicht der Autoren dadurch, daß lokale somatische Abwehrreaktionen eine Eigendynamik entfalten können, die von der Art ihrer Auslösung unabhängig ist und daß sie auch auf anderem Wege als dem der Konversion ausgelöst werden können. Im Falle einer Hautverletzung etwa - gleich wie sie entstanden sein mag -, „reagiert die Haut mit Schmerz (oder Jucken) und Entzündung. Diese Reaktion erfolgt nicht nur als direkte Wirkung der Noxe auf die Haut, sondern auch aufgrund eines Rückkopplungssystems, das den entzündlichen Prozeß über die Zeit der aktuellen Verletzung hinaus steigert und aufrechterhält" (1967, S. 248). Weiterhin könne eine lokale somatische Abwehrreaktion auch gänzlich ohne Beteiligung einer Konversion dadurch in Gang gesetzt werden, daß eine gegenwärtige Situation in bestimmten Aspekten mit einer früheren Situation verbunden sei, in der ein schädigendes Agens die Aktivierung örtlicher Schutzsysteme verlangte. Beispielsweise könne eine Episode von Brechreiz und Erbrechen nach dem Essen eines verdorbenen Fisches zu Brechreiz und Erbrechen nach Essen jeglichen Fisches führen, ohne daß man bereits von einer Konversionsreaktion sprechen könne. Dies sei erst möglich, wenn das Essen des Fisches einer unbewußten Phantasie entsprechen würde (Engel 1962, S. 429). Schließlich vermag aber der Vorgang einer solchen Nahrungsmittelvergiftung auch dazu führen, daß der ursprünglich psychisch gar nicht repräsentierte physiologische Vorgang nun erlebbar und mit einer Vorstellung verbunden wird und so sekundär als Grundlage einer späteren Konversionsreaktion zur Verfügung steht (Engel 1962, S. 429; Engel u. Schmale 1967, S. 248).

► Konversionsbildungen, die sich vorwiegend an *Organsystemen* abspielen, können nach Ansicht der Autoren auch im Zustand psychischer „Kompensation" auftreten: „Im psychisch kompensierten Zustand wird psychischer Streß wirksam intrapsychisch und/oder durch verhaltensmäßige Prozesse bewältigt; daher werden die verschiedenen lokalen wie allgemeinen biologischen Abwehrsysteme nicht aktiviert. Es kann aber geschehen, daß die dabei verwendeten psychischen Mechanismen und das Verhalten trotzdem dazu führen, daß der Körper gewissen Formen von physischem Streß unterworfen oder psychisch so verwendet wird, daß somatische Gebrechen nachgeahmt werden (die Konversionsreaktion)" (Engel 1962, S. 400). Die „Erotisierung der örtlichen Schutzsysteme" gewinnt vor allem im Zusammenhang mit der Symptombildung bei Zuständen psychischer „Dekompensation" Bedeutung, wobei die theoretische Rekonstruktion der Symptomgenese im Gefolge dieser Zustände noch dadurch erschwert werde, daß es hier von vornherein zu somatischen Veränderungen komme, die nicht mehr als bloße Komplikation oder Folge einer Konversion angesehen werden könnten. Psychische Dekompensation komme zustande im Gefolge eines „psychischen Streß", der von Engel (1962, S. 296) verstanden wird als die

„sowohl in der äußeren Umgebung als auch in der betreffenden Person selbst wurzelnden Prozesse, die vom Organismus etwas verlangen oder fordern, dessen Lösung oder Behandlung vom psychischen Apparat Arbeit oder Aktivität erfordert, bevor irgendein anderes System einbezogen oder aktiviert wird." Dabei sei eine generelle Antwort auf die Frage, ob eine jeweils gegebene Situation einen psychischen Streß darstellt oder nicht, nicht möglich, da dies von „hochindividuellen Faktoren" bestimmt werde. Eine Trennung könne eine Entlastung, wie auch ein Verlust sein, ebenso wie ein Typhusbazillus eine vorhandene Immunität steigern oder einen Typhus auslösen könne. Dennoch könne man gewisse Kategorien von Konstellationen, die häufig zu psychischem Streß führten, hervorheben. Dies seien die „Frustration von Trieben", die „Verletzung oder drohende Verletzung" und zuletzt der „Verlust oder drohende Verlust von Objekten" (1962, S. 297 ff.).

Speziell der letzten Kategorie wird hier besondere Bedeutung beigemessen, würden doch Objektverluste bei entsprechend prädisponierten Individuen häufig zu den Affekten der „Hilf- und Hoffnungslosigkeit" führen, die, so die empirische Beobachtung, „übliche Vorläufer somatischer Erkrankungen" (Engel u. Schmale 1967, S. 263) seien. Affekte, die phylogenetisch ohnehin in biologischen Notfallzuständen wurzeln würden, seien auch im normalen Erwachsenenleben mit bestimmten physiologischen Mustern assoziiert (Engel 1962, S. 416 f.). Der Differenzierung der Affekte in viele verschiedene Gefühlszustände entspräche jedoch keinesfalls eine gleichartige Differenzierung der physiologischen Begleitreaktionen. Diese „somatischen Komponenten der Affekte" ließen sich vielmehr in zwei Hauptkategorien einteilen:

„Die erste Kategorie umfaßt eine Vielfalt von aktiven Formen, Streß zu bewältigen, die als *Flucht-Kampf-Muster* bezeichnet werden... Diese schließen nicht nur die biochemischen und physiologischen Vorbereitungen für Flucht oder Kampf ein, sondern auch innere Umstellungen, welche körperliche Verletzungen vorwegnehmen. Die zweite Kategorie umfaßt Muster von Rückzug von den Umweltveränderungen und Abkapselung gegen sie, Aktivitätsverminderung und Haushalten mit den gespeicherten Energien. Sie werden als *Rückzug-Konservierungsmuster* bezeichnet" (1962, S. 418).

Eine somatische Symptombildung, eine „somatische Dekompensation während psychischer Dekompensation" (1962, S. 424 ff.), komme nun zustande, wenn Affekte, nachdem sie einmal ausgelöst wurden, unangepaßt lange oder stark anhalten (1962, S. 300) und so die Herausbildung von Komplikationen fördern. Diese Vorstellung ist Alexanders Konzept der „vegetativen Neurose" analog (1950, S. 22 f.), der diese im Sinne eines „Stauungsmodells" als physiologische Organreaktion auf anhaltende emotionale Zustände verstanden wissen wollte. Eine denkbare Komplikation des Flucht-Kampf-Musters sei etwa die Synkope, die entstehe, wenn durch die Weitstellung der Kreislaufperipherie Vorbereitungen für eine Muskelaktion getroffen werden, die dann jedoch – z. B. aus äußeren, situativen Gründen – ausbleiben muß, wodurch es zu einem Kreislaufversagen kommt. Hier entsteht die Komplikation durch die Unverträglichkeit der physiologischen Reaktion mit der gegebenen äußeren Situation. Es könne aber auch zu Unverträglichkeiten mit der inneren, organismischen Situation kommen, etwa dadurch, daß bereits defekte körperliche Systeme infolge der Aktivierung einer körperlichen Reaktion aus dem Gleichgewicht gebracht werden. So könne bei vorbestehender koronarer Herzinsuffizienz die Aktivierung des Flucht-Kampf-Musters einen Angina-pectoris-Anfall oder gar einen Myokardinfarkt provozieren (Engel 1962, S. 424 ff.).

Mit den Affekten der „Hilf- und Hoffnungslosigkeit" sind insbesondere die Komplikationen des Rückzug-Konservierungsmusters assoziiert. Hilflosigkeit und Hoffnungslosigkeit seien entwicklungspsychologisch frühen Stadien der Individualentwicklung zuzuordnen. Im Affekt der Hilflosigkeit reflektiere sich die Situation des Kindes, welches zwar zunehmend seiner Getrenntheit von der Mutter gewahr werde, jedoch nicht über die Möglichkeit verfüge, autonom zu reagieren. Hilflosigkeit werde immer dann empfunden, wenn die äußeren Objekte sich als unfähig erweisen, unlustvolle Zustände abzustellen. Es könne dann auch dazu kommen, daß die Abhängigkeit von realen, äußeren Objekten erhalten bleibe, welche wie der „aktive Teil der Selbst-Repräsentanz" funktionieren würden. Jeder Objektverlust werde dann in gleicher Weise als bedrohlich erlebt, wie es der Verlust der Mutter für das Kleinkind war (Schmale 1964, S. 293 f.).

Vom Affekt der Hoffnungslosigkeit hingegen wird angenommen, daß er sich insbesondere in der phallischen Phase entwickelt, wenn Kastrationsdrohungen vehement vorgetragen werden oder aber gleichzeitig übermäßig verführende und verbietende Objekte das Aufgeben der Bemühung um sexuelle Befriedigung bewirken. Dies könne zum Verlust der Fähigkeit führen, die Umwelt autonom zu beherrschen und zur regressiven Wiederbelebung passiver, oraler und narzißtischer Wünsche (1964, S. 300 ff.). Im Gegensatz zur Trauer, bei der die Phantasie vom Objekt immer noch ihre stabilisierende Funktion erfüllen könne, komme es bei der Hilflosigkeit und der Hoffnungslosigkeit zum Fehlen des inneren Objekts und damit zur Gefahr des Zerfalls des Selbst als einer unversehrten, integrierten und funktionsfähigen Einheit (Engel 1962, S. 204). In ihrem Selbsterleben seien die durch Hilf- und Hoffnungslosigkeit gekennzeichneten Individuen häufig durch Gefühle des Abgelehntseins, durch zurückgewiesene Abhängigkeitsbedürfnisse und durch unvollendet gebliebene Trauerprozesse bestimmt (Schmale 1958, S. 269). Für die Differenzierung beider Affekte gilt generell: „Hilflosigkeit meint einen Verlust an Ich-Autonomie, verbunden mit einem Gefühl von Entbehrung wegen des Verlustes von Befriedigung, die von einem außerhalb des Selbst vorhandenen Objekt ersehnt wird. Hoffnungslosigkeit dagegen spiegelt einen Autonomieverlust mit einem Gefühl von Verzweiflung wider, daß aus dem Gewahrwerden der Unfähigkeit des Selbst, sich die gewünschte Befriedigung zu verschaffen, herrührt" (Engel u. Schmale 1967, S. 258 f.).

Nun vermutet Schmale (1958, S. 271) zwar, daß Hilf- und Hoffnungslosigkeit mit einer gesteigerten „biologischen Verwundbarkeit" behaftet seien; er muß jedoch einräumen, daß die Frage noch ungeklärt ist, warum die Patienten, die er untersuchte, körperlich krank und nicht etwa depressiv wurden. Ähnlich äußert sich auch Engel (1962, S. 426), der meint, da das Wissen über die physiologischen und biochemischen Vorgänge, die mit dem Rückzug-Konservierungsmuster korreliert seien, nur bruchstückhaft sei, sei auch das Wissen über somatische Komplikationen dieses Musters spekulativ und beruhe auf Mutmaßungen. Gesichert sei alleine, daß Hilf- und Hoffnungslosigkeit gehäuft der Entwicklung verschiedener Krankheiten vorausgehe; man könne auch aufgrund klinischer Beobachtung zu dem Eindruck kommen, diese Affekte seien bei manchen Krankheiten bedeutsamer als bei anderen. Solange man jedoch über die grundlegenden biologischen Zustände nichts Näheres wisse, könne man auch über die beteiligten Mechanismen nichts aussagen (1962, S. 428). So folgern Engel u. Schmale (1967, S. 263), das Auftreten von „Hilf- und Hoffnungslosigkeit", der Komplex des „giving up – given up", sei einstweilen *„weder als notwendige noch als hinreichende Bedingung, sondern nur als Beitrag zum Auftreten einer somatischen Erkrankung anzusehen und auch das nur dann, wenn die prädisponierenden Faktoren vorhanden sind."* Engel (1954, S. 370) beläßt es allerdings nicht bei dem skeptischen Hinweis darauf, daß alles Reden über „regressive Innervationen", „physiologische Regressionen", „Ausstoßungsschemata", „Kampf-Flucht-Muster" etc. nur spekulativ sei. Er nimmt ihn auf als Forderung, eine „neue Physiologie" aus ontogenetischer Perspektive, ja geradezu eine Physiologie der „Mutter-Kind-Symbiose" zu entwickeln.

► Auf der Suche nach einer Antwort auf die Frage, worin die Prädisposition psychosomatisch Erkrankender besteht, entwickeln Engel u. Schmale das Konzept von „somatopsychisch-psychosomatischen" Störungen. Ihr Kerngedanke ist die wechselseitige Beeinflussung körperlicher und psychischer Vorgänge. Ausgehend von einer gemeinsamen, undifferenzierten Matrix, auf welche prädisponierende biologische Faktoren ihren Einfluß ausübten, würden sich im Verlauf der Ontogenese somatische und psychische Systeme entwickeln (1967, S. 252). Im Verlauf der differenzierenden Entwicklung könnten nicht nur psychische Faktoren die Bereitschaft zu bestimmten somatischen Reaktionsweisen prägen, sondern es könnten auch biologische Faktoren direkt oder indirekt an der Ausbildung des psychischen Apparats beteiligt sein. „Mit anderen Worten können gewisse organische Defekte, die manchmal molekulärer (genischer) Natur sind, für die folgende psychische oder somatische Anfälligkeit verantwortlich sein, wenn sie schon pränatal oder in der Säuglingszeit vorliegen" (Engel 1962, S. 430). Ihren Einfluß könnten diese organischen Faktoren durch die Ausprägung bestimmter Abkömmlinge der Körpersprache, durch Erotisierungsvorgänge und durch Beteiligung an Vorgängen der Objektbesetzung wie auch der Triebabfuhr ausüben (Engel u. Schmale 1967, S. 262 f.). Beleg ihrer These sind für Engel u. Schmale (1967) die Beobachtungen Mirskys, welcher Beziehungen zwischen einem genetisch variierenden Pepsiongenspiegel im Serum – einem Maß der Sekretionsfähigkeit des Magens – und der Wahrscheinlichkeit des Auftretens duodenaler Ulzera unter psychischer Belastung aufweisen konnte (Mirsky 1958). Bei diesen Untersuchungen fand sich ein hoher Grad der Übereinstimmung hinsichtlich psychischer Charakteristika nicht nur unter den Patienten, die tatsächlich an einem Ulcus duodeni erkrankt waren, sondern diese Übereinstimmung erstreckte sich auch auf die Personen, die zwar einen hohen Pepsinogenspiegel aufwiesen, aber kein Geschwürsleiden hatten.

Engel (1962, S. 432) vermutet, man könne den hohen Pepsinogenspiegel als somatisches Fundament einer sich daraus entwickelnden stärkeren oralen Bedürftigkeit ansehen. Eine solchermaßen erhöhte orale Spannung innerhalb der Mutter-Kind-Beziehung könne dann nicht ohne Einfluß auf die weitere psychische Entwicklung bleiben. So beeinflusse „der ursprüngliche somatische Faktor die psychische Entwicklung, und diese ihrerseits kann die Lebensumstände bestimmen, welche sich als psychischer Streß erweisen und zur Aktivierung eines Ulcus pepticum führen werden." Von einer solchen „somatopsychisch-psychosomatischen" Betrachtungsweise der Krankheitsentstehung, für die ihm die Untersuchungen von Mirsky paradigmatisch sind, erhofft sich Engel (1962, S. 271 ff.), daß sie zu einer „einheitlichen Auffassung von Gesundheit und Krankheit" führt und zu einer Überwindung reduktionistischer Krankheitsmodelle beiträgt.

▶ Schließt man sich dem Verständnis von Klaus (1976, S. 1219) an, der den Begriff der „Theorie" reserviert für eine systematisch geordnete Menge von Aussagen bzw. Aussagesätzen, die neben ihren explikativen auch eine prognostische Funktion erfüllen müssen, dann wird schon bei oberflächlicher Lektüre des psychosomatischen Konzepts von Engel u. Schmale deutlich, daß es sich dabei – und konträr zum Titel ihrer wichtigen Arbeit „Eine psychoanalytische Theorie der somatischen Störung" – keineswegs um eine Theorie handelt. Es handelt sich vielmehr, wie Engel u. Schmale (1967) auch gleich zu Beginn ihres Aufsatzes formulieren, um „einige Beiträge" zur Klärung der Rolle psychischer Faktoren in der Entstehung somatischer Krankheiten, wobei sie sich allerdings nicht auf das Gebiet der traditionell „psychosomatisch" genannten Krankheiten beschränken wollen. Dabei ist die programmatische Aufforderung Engels (1962, S. 30 f.) zu unterstreichen: „Wenn diejenigen, welche sich mit Verhalten und Psychologie auseinandersetzen, je eine umfassende Theorie entwickeln wollen, so müssen sie nicht nur den ganzen biologischen Rahmen und Hintergrund des Organismus, mit dem sie sich beschäftigen, sondern auch die soziale und kulturelle Umgebung, in der dieser Organismus lebt, in Betracht ziehen". Engel erhofft sich davon eine Überwindung von Krankheitsauffassungen, die einseitig zelluläre Mechanismen, pathologisch-anatomisch oder biochemisch faßbare Veränderungen oder etwa einen nurmehr als „bösen Einfluß" verstandenen „Streß" als krankheitsverursachend ansehen (1962, S. 272 ff.).

Der Versuch, zu einer einheitlichen Auffassung von Gesundheit und Krankheit zu gelangen, findet im Konzept Engels u. Schmales seinen Niederschlag zum einen in dem Bemühen um eine differenzierende Betrachtung psychischer Abläufe im Zusammenhang mit der Bildung somatischer Symptome und zum anderen in der besonderen Gewichtung der Resultate empirisch-naturwissenschaftlicher Forschung. Neben dem Konversionsmodell, welches von ihnen zwar verändert, aber dennoch im Einklang mit der psychoanalytischen Metapsychologie verwendet wird, ist ein zweiter Bestandteil ihres psychosomatischen Konzepts die Vorstellung, eine körperliche Symptomatik könne sich auch direkt, d. h. ohne symbolische Vermittlung, in Anlehnung an biologische Notfallreaktionen dann entwickeln, wenn psychische Abwehrmechanismen über einen kürzeren oder längeren Zeitraum versagen (1967, S. 254). Mit der Ansicht, daß psychosomatische Symptome in psychischer Hinsicht nicht spezifisch sein müssen, nehmen sie ein Verständnis der Symptomgenese vorweg, wie es in der aktuellen psychosomatischen Theoriediskussion vorherrscht. Auch ihre Betonung der Subjektivität des erkrankenden Individuums im Streßgeschehen verdient Beachtung. In ihrer Auffassung ist ein Versagen psychischer Abwehrmechanismen mit dem Auftreten der Affekte von „Hilf- und Hoffnungslosigkeit" nicht die bloße Konsequenz einer bestimmten Konstellation äußerer Lebensbedingungen. Es gebe natürlich Lebenssituationen, die wirklich „hoffnungslos" seien und solche, in denen man „hilflos" ist; diese aber müssen nicht unbedingt zu „Hilf- und Hoffnungslosigkeit" führen. Ist dies der Fall, dann „ist die affektive Antwort darauf mehr durch die psychischen Eigenschaften des Opfers als durch die äußere Situation selbst bestimmt" (1967, S. 261).

Des weiteren finden sich in den Beschreibungen der psychischen Eigenschaften psychosomatisch Erkrankender bereits einige der Charakteristika wieder, die auch in der neueren psychoanalytisch-psychosomatischen Forschung als spezifisch für psychosomatisch erkrankende Individuen angesehen werden. So weisen sie darauf hin, daß zu psychosomatischen Erkrankungen prädisponierte Individuen durch einen anaklitischen bzw. narzißtischen Typus ihrer Objektbeziehungen gekennzeichnet sind (Engel 1962, S. 203), verbunden mit der Unfähigkeit, „in Abwesenheit der gewöhnlich vom ... Objekt geleisteten Unterstützung zu funktionieren oder zu überleben" (1962, S. 205). Die Rolle des Objektverlusts in der körperlichen Symptombildung – sei es ein realer oder symbolischer, drohender oder stattgefundener –, wird darin implizit verankert. Auch der Hinweis Engels (1962, S. 350), daß insbesondere frühe Lebenserfahrungen die spätere Bereitschaft fördern, mit der Aktivierung biologischer „Notfallsysteme" zu reagieren, und seine Anmerkung, daß es sich sowohl bei „Hilflosigkeit" als auch bei „Hoffnungslosigkeit" um vergleichsweise undifferenzierte Affekte handelt (1962, S. 152, S. 204), finden in den neueren Ansichten über die Genese psychosomatischer Störungen eine Bestätigung. Keine Zustimmung kann hingegen die Vermutung finden, „Hoffnungslosigkeit" finde ihren Ursprung in der phallischen Phase der psychosexuellen Entwicklung. Ist diese erst einmal erreicht, so haben die Objektrepräsentanzen bereits einen Grad an Konstanz erlangt, der die Gefahr eines Zerfalls des Selbst als unversehrter, integrierter und funktionsfähiger Einheit (1962, S. 204) gering werden läßt. Engel (1962, S. 204) betont, „Hoffnungslosigkeit" sei mit dem „inneren Fehlen des Objekts" assoziiert; diesen Hinweis aufgreifend erscheint es sinnvoll, den Ursprung des Affekts der „Hoffnungslosigkeit" in der „autistischen" Phase zu suchen.

Den psychischen prädisponierenden Faktoren sind in ihrem Modell die somatischen Faktoren gegenübergestellt. Im Unterschied zu traditionell medizinischen Ansichten über die Rolle der Disposition in der Entstehung von Krankheiten sind Engel u. Schmale der Auffassung, daß die disponierenden Faktoren nicht als festgeschriebenes aus sich selbst wirksames Fundament die Basis für eine vermehrte Anfälligkeit bestimmter Organe oder Organsysteme oder als Grund für die Labilisierung bestimmter psychischer Strukturen angesehen werden können. In ihrer Sicht werden vielmehr konstitutionell variierende körperliche Funktionsabläufe in der Ontogenese des Individuums in der Weise integriert, daß sie einerseits ihren Einfluß auf die Herausbildung und Ausformung psychischer Strukturen ausüben, andererseits aber auch von diesen Strukturen mitbestimmt werden (1967, S. 252). Auch mit dieser Ansicht, daß das Zusammenspiel körperlicher Funktionsabläufe wie auch die Ausbildung psychischer Strukturen als Sozialisationsprodukte aufzufassen sind, die in der angeführten Forderung Engels (1954, S. 370) nach einer neuen, ontogenetischen Physiologie der „Mutter-Kind-Symbiose" pointiert zum Ausdruck gebracht wird, nehmen Engel u. Schmale Positionen neuerer psychosomatischer Theoriebildung (z. B. Zepf 1976, S. 89 f.) vorweg.

Gleichwohl birgt das Konzept von Engel u. Schmale einige ungelöste Probleme und Verkürzungen. So haben v. Rad u. Zepf (1985) darauf aufmerksam gemacht, daß für die Entwicklung unbewußter Bedeutungen von Körperrepräsentanzen Engel u. Schmale drei Faktoren kenntlich machen: ein somatisches Entgegenkommen, einen realen, drohenden oder symbolischen Objektverlust, der freilich als nichtspezifisch angesehen wird, sowie ein Versagen der Abwehrmechanismen. Das somatische Entgegenkommen wird gedacht als ein – wie auch immer – begründeter Krankheitsprozeß, dessen Ablauf strukturell dem abzuwehrenden psychischen Inhalt entgegen kommt, psychische Repräsentanz gewinnt und sich so als eine Ersatzvorstellung anbieten kann. v. Rad u. Zepf (1985) argumentieren nun, daß diese Überlegung jedoch nicht einsichtig mache, warum ein Individuum bestimmte libidinöse und aggressive Impulse zum Zwecke der Abwehr auf diese Vorstellung und nicht auf Ersatzvorstellungen aus dem Bereich seiner Objektrepräsentanzen verlagert, die sich dazu ebenfalls anbieten können. Offen bleibt ihrer Ansicht nach auch, warum das Individuum auf die unbewußte Bedeutung z.B. eines Körperteils mit pathophysiologischen Mechanismen reagiert und diese nicht psychologisch verarbeitet. Damit bleibt aber auch die Frage nach den Unterschieden zwischen psychosomatogener und neurotogener Sozialisation offen. v. Rad u. Zepf (1985) notieren auch, daß der Zusammenhang zwischen einem psychischen Objektverlust und dem Auftreten von „Hilf- und Hoffnungslosigkeit“ keine zureichende Transparenz gewinnt. Auf theoretischer Ebene werde der Objektverlust nicht als ein Moment ausgewiesen, welches z.B. beim psychosomatisch Erkrankenden aufgrund einer bestimmten psychischen Entwicklung die Abwehrmechanismen versagen läßt. Auch sei das Argument eines Versagens der Abwehrmechanismen nur dann hilfreich für die Klärung, wie es im Zuge einer Konversion zur Bildung eines körperlichen Symptoms kommt, wenn man zugleich annimmt, daß hierbei die reiferen Abwehrmechanismen gemeint sind und die Konversion eine primitivere Form der Abwehr darstellt. Dies widerspricht freilich der gängigen psychoanalytischen Auffassung.

Gravierender ist freilich, daß in ihrem Konzept die soziale Dimension psychosomatischer Erkrankungen in unzulässiger Weise vernachlässigt wird. Das gesellschaftliche Bedingungsgefüge, innerhalb dessen sich psychosomatische Krankheit ereignet, existiert in diesem Konzept nur in Form unspezifischer „sozialer Faktoren“. Diesen „sozialen Faktoren“ kommt die Rolle zu, „die pathogene Bedeutung gewisser biologischer und psychologischer Faktoren zu verstärken oder zu vertiefen“ oder aber sie zu „neutralisieren“ (Engel 1962, S. 351). „Soziale Faktoren“ werden auf den Status intervenierender Variablen beschränkt, die mit dem Wesen psychosomatischer Erkrankungen nichts mehr zu tun haben. Wenn man hingegen mit Jores (1956, S. 21 ff.) die psychosomatischen Erkrankungen als spezifisch menschliche Erkrankungen ansieht und wenn man sich der Auffassung Herbarts anschließt: „Der Mensch ist Nichts außer der Gesellschaft. Den völlig Einzelnen kennen wir gar nicht; wir wissen nur soviel mit Bestimmtheit, daß die Humanität ihm fehlen würde“ (1824, Bd. II, S. 3), dann führt dies zur Einsicht in die Notwendigkeit, den gesellschaftlichen Faktoren, die, vermittelt über die Familie und zuletzt sogar über den mütterlichen Organismus bis in die Biologie des Individuums hineinragen (Zepf 1981, S. 51), einen systematischen Stellenwert in einer Theorie der psychosomatischen Störungen beizumessen.

Resultat des Ausblendens sozialer und von der Soziologie erforschbarer Prozesse in der Genese psychosomatischer Erkrankungen ist bei Engel u. Schmale freilich nicht ein psychologistischer, sondern ein biologischer Reduktionismus. So stellt für Engel psychisches Verhalten zuförderst eine Form *biologischer Aktivität* dar und die Vermittlung von psychischen und biologischen Prozessen bleibt offen. Zwar sieht Engel deutlich, daß psychische Phänomene, obwohl sie in die Entwicklungshierarchie biologischer Aktivitäten einzuordnen seien, nicht mit den gleichen Methoden zu erforschen sind, die sich bei der Lösung physiologischer und biochemischer Fragestellungen auf einer niedrigeren Stufe dieser Hierarchie bewährt haben. Da psychische Phänomene auf einer neuen und besonderen Stufe stünden, verlangten „sie auch Mittel und Techniken für das Studium und ihre Erforschung und eine Einteilung und den Aufbau von Theorien, die neuartig und für solche Vorgänge geeignet sind und nicht einfach anderen Gebieten entlehnt wurden“ (1962, S. 30). Die für den Erkenntnisprozeß jedoch unverzichtbare theoretisch-metatheoretische Vermittlung des körperlichen und psychischen Bereichs wird aber von vornherein suspendiert. Um sich dem Forschungsgegenstand angemessen zu nähern, so lautet Engels (1962, S. 30) Rezept, müsse man sich nur „gleichzeitig oder nacheinander in verschiedenen Bezugssystemen bewegen“, was zwar „unangenehm aber unausweichlich“ sei, „und die Last wird noch größer, wenn man sich mit immer höheren Organisationsstufen der Lebewesen beschäftigt“. Damit aber verschreibt er sich just jenem Eklektizismus, den er zuvor abgelehnt hatte und erklärt damit eine dualistische Konzeption für insgesamt zwar lästig, aber dennoch gültig. Engel suspendiert darüber hinaus seinen Anspruch, durch eine „einheitliche Auffassung von Gesundheit und Krankheit“ reduktionistische Krankheitsmodelle zu überwinden, verlangte dies doch, daß sich die Einheit des Krankheitsprozesses auch in der Theorie des Krankheitsprozesses wiederfinden ließe. Genau dies ist jedoch nicht der Fall. Dem Konzept der „somatopsychisch – psychosomatischen“ Störungen ist zwar die Annahme einer *Wechselwirkung* psychischer und somatischer Gegebenheiten implizit; gleichzeitig erklärt Engel genau diese Wechselwirkung für prinzipiell *nicht begreifbar*, da man sich ihr allenfalls auf dualistisch-korrelationsstatistischem Wege nähern könne.

Die Ansicht, die Erforschung des Gegenstands der psychoanalytischen Psychosomatik setze notwendigerweise ein zweigleisiges Vorgehen voraus und zwischen den psychischen und materiellen Phänomenen ließen sich allenfalls korrelative, aber nicht begreifbare Zusammenhänge aufweisen, beinhaltet die Auffassung, psychische und materielle Phänomene seien zwei voneinander in Wirklichkeit getrennte Bereiche der Realität. Mit dieser Auffassung stehen Engel u. Schmale in einer Tradition, die von Descartes und Locke bis zu zeitgenössischen Denkern wie Popper (1977, S. 21 ff.) reicht. Descartes unterschied die geistige von der materiellen Sphäre, auf Locke geht die empiristische Fassung dieses Gegensatzes in der Unterscheidung der inneren von der äußeren Erfahrung zurück. Popper (1977, S. 63) schließt sich in neuerer Zeit an diesen Dualismus an, indem er neben seiner „Welt 1“ („physische Gegenstände“), eine „Welt 2“ („psychische Dispositionen und unbewußte Zustände“) und eine „Welt 3“ („Inhalte des Denkens“ und „Erzeugnisse des menschlichen Geistes“) unterscheidet. Er nimmt zwar an, es gebe zwischen diesen „Welten“ eine Wechselwirkung, muß aber letztlich konzedieren, keine gültigen Antworten geben zu können und „sehr wenig“ (1977, S. 661) zu wissen. Die Unhaltbarkeit solch dualistischer, zwei Bereiche der Realität gegeneinander abkapselnder Auffassungen wies jedoch schon Rubinstein auf. Er postulierte, die entscheidende Wechselwirkung sei die des Menschen mit der Welt, seine Lebenspraxis. Dies sei „die reale Grundlage, auf der sich psychische Tätigkeit als eine Tätigkeit äußert und bildet, die die Erkenntnis der Welt und die Regulation des menschlichen Handelns verwirklicht“ (1957, S. 31). Die analytische Gegenüberstellung von Idee und Gegenstand, Subjektivem und Objektivem ist eine Abstraktion, in der lediglich ein Aspekt des realen und konkreten, nämlich tätigen Verhältnisses zwischen psychischem Ablauf und der Welt herausgehoben wird (1957, S. 43).

Das Ungenügen ihrer dualistischen Konzeption mögen auch Engel u. Schmale gespürt haben. Jedoch führt sowohl ihr Bekunden, man müsse zu einer einheitlichen Auffassung von Gesundheit und Krankheit gelangen wie auch ihr Wissen um die „Gefahr einer schweren Einbuße an Wirksamkeit und Wissen" (Engel 1962, S. 31), die man auf sich nimmt, sobald man sich mit einer verkürzten Sicht zufrieden gibt, neben einigen theoretischen Verlegenheitsgesten und dem Verweis auf die Notwendigkeit weiterer Forschung nur zu dem fragwürdigen Versuch, die bestehende Kluft zwischen psychischen und somatischen Abläufen durch die Einführung des Konzepts der „Ausstoßungsschemata" zu überwinden. Nun ist es zwar legitim, psychische und somatische Abläufe aufgrund bestimmter Gemeinsamkeiten, etwa einer „zentripetalen Tendenz", zu Gruppen zusammenzufassen. Es muß freilich Klarheit darüber herrschen, daß damit eine Abstraktion von den konkreten Erscheinungen vorgenommen wird. Das Konzept der „Ausstoßungsschemata" ist ein abstraktes Erkenntnisprodukt des Forschers, ein Konstrukt seines analytischen Verstands, welches im untersuchten Individuum mitnichten weder als psychisches Phänomen noch als materielles Substrat vorhanden ist. Engel u. Schmale nehmen freilich ihre Abstraktion konkret. Wenn sie argumentieren, die Ablehnung eines schlechten Introjekts könne ersetzt werden durch einen Pylorospasmus mit Brechreiz und Erbrechen (1967, S. 247), dann unterstellen sie damit, beide Prozesse seien die Ausformung des gleichen, irgendwie im Individuum enthaltenen „Ausstoßungsschemas". Nur so wird in ihrem Konzept diese Ersetzung überhaupt verständlich. Der Verbindungssteg eines irgendwo zwischen Psyche und Soma ansässigen „Ausstoßungsschemas" ist freilich brüchig. Die Abstraktion wird konkret genommen und in der Wirklichkeit des Untersuchungsgegenstandes hypostasiert. Engel u. Schmale vervollständigen damit in idealistischer Manier ein Programm, das mit der Entwicklung eines „multifaktoriellen" Modells begann, dessen reicher Gehalt an einzelnen Befunden imponiert, aber auch leicht darüber hinwegtäuscht, daß diese Befunde nicht in einen Zusammenhang systematisch eingefügt sind, der die Einheit des Gegenstands als begriffene Einheit in der Mannigfaltigkeit theoretisch reproduziert.

Literatur

Alexander F (1935) Die Logik der Gefühle und ihre dynamische Grundlage. Int Z Psychoanal 21: 471–485

Alexander F (1943) Fundamental concepts of psychosomatic research. Psychosom Med 5: 202–210

Alexander F ([1]1950, 1977) Psychosomatische Medizin. de Gruyter, Berlin

Bahnson CB (1979) Das Krebsproblem in psychosomatischer Dimension. In: Uexküll T von (Hrsg) Lehrbuch der psychosomatischen Medizin. Urban & Schwarzenberg, München, S 685–698

Engel GL (1954) Selection of clinical material in psychosomatic Medicine. Psychosom Med 16: 368–373

Engel GL ([1]1962, 1976) Psychisches Verhalten in Gesundheit und Krankheit. Huber, Bern

Engel GL, Schmale AH ([1]1967, 1978) Eine psychoanalytische Theorie der somatischen Störung. In: Overbeck G, Overbeck A (Hrsg) Seelischer Konflikt – körperliches Leiden. Rowohlt, Reinbek, S 246–268

Fenichel O ([1]1945, 1975) Psychoanalytische Neurosenlehre, Bd II. Walter, Freiburg

Freud S (1905) Bruchstück einer Hysterie-Analyse. In: GW V, S 161–286. Fischer, Fft. (1967)

Herbart JF (1824) Psychologie als Wissenschaft, neu gegründet auf Erfahrung, Metaphysik und Mathematik. 2 Teile. Bonset, Amsterdam (Erstdruck Königsberg)

Jores A ([1]1956, 1970) Der Mensch und seine Krankheit. Klett, Stuttgart

Klaus G (1976) Theorie. In: Klaus G, Buhr M (Hrsg) Philosophisches Wörterbuch. Das europäische Buch, Leipzig, S 1219–1223
Mirsky IA (1958) Physiologic, psychologic and social determinats in the etiology of duodenal ulcer. Am J Dig Dis 3: 285–314
Popper KR (1977) Teil I und Dialog XII. In: Popper KR, Eccles JC Das Ich und sein Gehirn. Piper, München, S 21–277, S 660–665
Rad M von, Zepf S (1985) Psychoanalytische Konzepte psychosomatischer Symptom- und Strukturbildung. In: Uexküll T von (Hrsg) Lehrbuch der psychosomatischen Medizin, 3. Aufl. Urban & Schwarzenberg, München
Rubinstein SL ([1]1957, 1983) Sein und Bewußtsein. Akademie, Berlin
Schmale AH (1958) Relationship of separation and depression to disease. Psychosom Med 20: 259–277
Schmale AH (1964) A genetic view of affects. Psychoanal Study Child 19: 287–310
Schmale AH, Iker HP (1966) The affect of hopelessness and the development of cancer. Psychosom Med 28: 714–721
Weiner H (1977) Psychobiology and human disease. Elsevier, Amsterdam
Wolff HG (1961) Man's nervous system and disease. Arch Neurol 5: 235–243
Zepf S (1976) Grundlinien einer materialistischen Theorie psychosomatischer Erkrankung. Campus, Frankfurt am Main
Zepf S (1981) Psychosomatische Medizin auf dem Weg zur Wissenschaft. Campus, Frankfurt am Main

6 Alexander Mitscherlich: Die zweiphasige Abwehr – Indiziensammlung

Johannes Kruse

Als Alexander Mitscherlich 1982 starb, wurde in zahlreichen Veröffentlichungen seine große Bedeutung für die Psychoanalyse und die analytische Psychosomatik im deutschsprachigen Raum sichtbar. So bemerkte Habermas (1982, S. 1061): „Der unendlich beschwerliche Prozeß der Durchsetzung der Psychoanalyse in Deutschland wird mit dem Namen und dem Werk von Alexander Mitscherlich, wird mit der wissenschaftlichen, der publizistischen, der ärztlichen und der organisationspolitischen Leistung von Alexander Mitscherlich auf immer verbunden bleiben." „Mitscherlich war es gegeben, Ideen in Taten umzusetzen." Mit diesen Worten charakterisierte ihn Thomä (1983, S. 334), und er läßt seinen Aufsatz enden: „Alexander Mitscherlich hat keine enge Schule gegründet, aber Schule gemacht, indem er um die Unabhängigkeit des Denkens kämpfte, das auch vor der eigenen Sache nicht haltmachen darf."

Diese unbestrittenen Verdienste Mitscherlichs für die psychosomatische Medizin und für die Psychoanalyse sowie sein umfangreiches Gesamtwerk sind nicht Gegenstand dieser Diskussion: Gegenstand sind seine theoretischen Überlegungen zur psychosomatischen Medizin. Diese entwickelt er in kritischer Auseinandersetzung mit der „Schulmedizin". Als dogmatische Prämissen dieser „Organmedizin" ortet Mitscherlich (1966, S. 54): „Krankheiten sind Körperkrankheiten" und „Krankheiten sind das Ergebnis im Körper beginnender Leistungsveränderungen" (1966, S. 53). Die Schulmedizin fußt in seinen Augen auf der „latenten Anthropologie einer materialistisch-monistischen Naturforschung", „die nur Kausalzusammenhänge kennt" (1966, S. 60). Er fragt hingegen nach dem Sinn der Erkrankung im Leben des Kranken und begreift sie als „Reaktionsmöglichkeit des erlebenden Individuums in hilfloser Lage", und er sucht Bausteine für eine „spezifisch auf den Menschen zugeschnittene Krankheits- und Heilungslehre", die sich fragt: „Was setzt die Physiologie unter Druck, so daß die Funktion sich ins Krankhafte verändern muß?" (1966, S. 9 f.). Mitscherlich verpflichtet die psychosomatische Forschung einerseits auf das klinische Wissen der naturwissenschaftlichen Organmedizin, zum anderen auf die Erkenntnisse der psychoanalytischen Forschung. In der Psychoanalyse sieht er die differenzierteste Methode und Theorie zur Erforschung der Entwicklungsvorgänge, die zur jeweiligen Charakterstruktur eines Menschen führen.

Im Verhältnis von Psyche, Soma und Gesellschaft ortet Mitscherlich die psychosomatische Erkrankung. Er ist somit einer der ersten psychoanalytischen Theoretiker der psychosomatischen Medizin, der diese auch als Sozialmedizin begreift und der versucht, die krankheitserregenden Gesellschaftsbedingungen zu definieren. Mitscherlich wählt auch hier die Psychoanalyse als Forschungsmethode. In der Analyse der Erkrankungen werden die Bedingungen sichtbar „unter denen in der gegenwärtigen Gesellschaft die soziale Einpassung, die Entwicklung des individuellen Charakters wie des Verhaltens erfolgt" (1963, S. 371). Der Kranke leidet mehr unter diesen Bedingungen als der Angepaßte, jedoch leidet er häufig am Gleichen, was in der Angepaßtheit stumm geworden ist. So wird in der Analyse der psychosomatischen Erkrankung die allgemeine Pathologie der Gesellschaft sichtbar. Jede Gesellschaft bringt ihr eigentümliche Krankheiten hervor: „und dies nicht nur in Bezug auf die materielle Umwelt, die sie sich schafft (man denke an spezifische Berufskrankheiten), sondern ebenso in Bezug auf die in ihr vorherrschenden Leitbilder affektiven Verhaltens". Durch diese wird eine symptomlose Affektbewältigung unmöglich. „Die Eigenwünsche [hier als Affekte, Triebrepräsentanzen verstanden] eines Individuums stoßen so heftig mit den Verboten oder auch Verführungen der Umwelt zusammen, daß Konflikte entspringen, denen sich die seelische Widerstandskraft eines Individuums nicht mehr gewachsen zeigt" (1966, S. 13). Als Folge dieser Konflikte zwischen den Affekten, die nicht gesellschaftsunabhängig verstanden werden, und der Umwelt wird die Erregung zielgehemmt. Sie wird in ein chiffriertes Ausdrucksgeschehen verwandelt und dadurch teilweise entspannt, teilweise erzwingt sie einen nach außen stummen Daueralarm vegetativer Leistungen. Dieser äußert sich zum Beispiel in einem Hypertonus. Da die Sprache bei der „gegenwärtigen kulturellen Stimulierung des durchschnittlichen Individuums immer noch ein überaus einfach strukturiertes Instrument bleibt" (1966, S. 72), kann der Konflikt nicht in sprachlichen Symbolen reflektiert werden, sondern er drückt sich in vegetativen Reaktionen aus.

Mitscherlich erhebt nicht den Anspruch, fertige Antworten entwickelt zu haben (vgl. De Boor u. Mitscherlich 1972, S. 7). Es ist ihm bewußt, daß die „fragmentarischen Mitteilungen sich nicht mühelos zu einem theoretischen Konzept fügen lassen" (1967, S. 123), und er fordert den Leser auf, „wie in einem Lückentext Fehlendes auszufüllen" (1946, S. 7).

Dieser fragmentarische Charakter spiegelt sich auch in der Form der Aufsatzsammlung wider, die für die Veröffentlichungsreihe *Studien zur psychosomatischen Medizin* gewählt wurde.

So zeichnet Mitscherlich einzelne „Mosaiksteine" einer Theorie der psychosomatischen Erkrankungen. Wir wollen uns zunächst diese einzelnen Mosaiksteine anschauen, um sie anschließend in Beziehung zueinander zu setzen. Unterschiedliche Konfigurationen der Mosaiksteine werden zusammengestellt und daraufhin untersucht, ob sie sich zu einem stimmigen Bild fügen lassen. Bestehende Brüche im Bild sollen analysiert und mögliche Verbindungsstücke sollen gesucht werden.

▶ Der Ausgangspunkt eines jeden Konzepts zur psychosomatischen Erkrankung ist die Theorie des Leib-Seele-Problems. Diese zieht sich auch bei Mitscherlich quasi durch alle konzeptuellen „Mosaiksteine" hindurch. Zu Beginn seines Wirkens setzt er sich kritisch mit der materialistisch-monistischen Lösung des Leib-Seele-Problems auseinander. Beeinflußt von V. von Weizsäcker gilt sein Engagement der Wiedereinführung des Subjekts in die Medizin. Mitscherlich sucht nach neuen Möglichkeiten der Problemlösung:

„Das Wesen des Geistes kann für uns nie so ideal sein, daß wir es nicht durch den Leib erfahren würden; aber auch das Leibliche ist nicht als eine Weise zu verstehen, in der ein geistiges Subjekt erscheint. Es kommt darauf an, sich stets vor Augen zu halten, daß für menschliche Verhältnisse Organgeschehen sinnvoll nicht unabhängig vom Subjekt zu verstehen ist und daß die Durchdrungenheit in der psychophysischen Wechselwirkung für die Analyse prinzipiell unauflösbar bleibt, wenn auch der Betrachter einmal mehr auf das Organgeschehen, ein andermal mehr auf die psychischen Vorgänge achtet: denn Seele und Körper sind nichts getrenntes, vielmehr ein und dasselbe Leben" (1946, S. 39).

Will man diese Einheit begreifen, so wird deutlich, „daß unsere Erkenntnis hinter den Möglichkeiten eines angemessenen sprachlichen Ausdrucks zurückbleibt" (1966, S. 91). Psyche und Soma werden als Einheit behauptet, sie sind aber nur denkbar, „als Krücken", als zwei unabhängige, eigenständige Regulationskreise, mit je verschiedenen Bedingungs- und Motivationszusammenhängen. Beide Regulationskreise müssen mit unterschiedlichen Methoden wissenschaftlich untersucht werden. Das Soma mit der naturwissenschaftlichen und die Psyche mit Hilfe der Psychoanalyse. Seelisches Geschehen ist also nicht als Epiphänomen somatischer Erregung aufzufassen, es hat seine eigene Gesetzlichkeit. Das psychosomatische Geschehen bedeutet andersherum nicht, daß Seelisches auf Leibliches einwirkt. „Vielmehr geht es darum, die wechselseitige Repräsentanz von Leiblichem in Seelischem und von Seelischem in Leiblichem im Rahmen eines ganzen Lebens zu sehen" (1950, S. 29). Diese wechselseitige Repräsentanz kristallisiert sich insbesondere in den Affekten, die den Schnittpunkt beider Regulationssysteme darstellen. Sie lassen sich als psychosomatisches Simultangeschehen definieren:

„Es gibt keine „Erregung" erst im Seelischen allein, die dann auf Körpergeschehen übergriffe. Emotionelle Erregung ist immer beides in einer Einheit – der Erregungsvorgang ist nicht einseitig aus Vorgängen zu erklären, die man im Substrat „Körper" zu suchen hätte, sondern offenbar auch in Leistungen, die den somatischen Forschungsmethoden nicht zugänglich sind und für die wir einen eigenen Erkenntnismodus brauchen: eine Wissenschaft vom Erlebnisgeschehen" (1967 a, S. 79).

So ist für Mitscherlich das Erlebnis eines Gefühlsaffekts in untrennbarer Einheit auch Körpergeschehen. Dieser Affekt ist aber nicht als psychosomatische Einheit erforschbar, sondern wiederum nur in den unterschiedlichen Methoden der Psychoanalyse und der Naturwissenschaft. Dabei stellt sich das Problem, die Ergebnisse beider Disziplinen zu vermitteln. Mitscherlich unterbreitet hierzu sehr differierende Problemlösungen: So beschreibt er in dem 1946 erschienen Buch *Freiheit und Unfreiheit in der Krankheit:*

„Die verschiedenen Existenzweisen des Menschen erfordern verschiedene Erkenntnisweisen, welche einander inkommensurabel bleiben müssen als Ausdruck der prinzipiellen Inkommensurabilität der menschlichen Existenz zu jeder ihrer Erkenntnisformen. Die Verpflichtung, die aus einer solchen Erkenntnis erwächst, besteht darin, die Wissensformen, die nicht zu einer Synthese gebracht werden können, in synoptischer Betrachtung zu umfassen" (1946, S. 54).

Mitscherlich sieht hier eine für die „Reflexion unüberbrückbare Kluft zwischen seelischem Erleben und somatischen Prozessen" (1963, S. 128). Dennoch begnügt er sich nicht mit einer Synopse. Er sieht sich auf dem Weg zu einer Theorie der psychosomatischen Erkrankung. In dem 1967 erschienen Buch *Krankheit als Konflikt II* deutet er eine andere Lösung des Problems an: „Der organischen Funktionspathologie wäre dazu eine psychische Einstellungspathologie (nämlich des Individuums zu seiner sozialen Mitwelt) beizuordnen, um die objektiv meßbaren Leistungsstörungen als Korrelate von pathogenetisch wirksamen psychischen Prozessen zu verstehen" (1967,

S. 157). In demselben Buch erhebt er den Anspruch, mit verschiedenen Konzepten der psychosomatischen Medizin Bausteine für eine geschichtliche Biologie, für eine medizinische Anthropologie zu schaffen; er analysiert: „Der Fortschritt von geisteswissenschaftlichen (leibignorierenden) und naturwissenschaftlichen (den geschichtlichen Aspekt der menschlichen Existenz ignorierenden) anthropologischen Entwürfen zu einer Anthropologie des Leibes als Natur und Geschichte scheint heute unabdingbar" (1967 a, S. 93). Da aber diese medizinische Anthropologie noch nicht erstellt ist und die Einheit von Psyche und Soma sprachlich nicht faßbar ist, sucht Mitscherlich einen pragmatischen Ausweg:

„Philosophisch mag die dualistische Vorstellung, nach der ein Erlebnis einem krankhaften Geschehen vorangeht, nicht zu halten sein; für die Praxis ist sie die einzige Orientierung, die uns zu handeln erlaubt. Wir können den menschlichen Organismus zwar als Ganzheit denken und uns von dieser Ganzheit immer wieder überzeugen; in der Therapie bleibt es beim Dualismus ... Wir verfahren dann additiv, nicht ganzheitlich" (1967 a, S. 125).

Als pragmatischen Ausgangspunkt seiner Theorie benennt Mitscherlich somit folgende Überlegungen:

1) Leistungsumstimmungen fast aller Vorgänge im Organismus sind aus „dem seelischen Erleben zugrundeliegenden Aktivitätszuständen über zentralnervöse und neurohumorale Beeinflussung möglich" (1967 a, S. 101).
2) Seelische Vorgänge organisieren sich nach psychischen Gesetzlichkeiten, nach Sinnzusammenhängen, „auf Grund der Möglichkeit der Psyche, Symbole zu verstehen und selbst Symbole zu bilden" (1967, S. 101). „Das Zentralnervensystem ist lediglich die unerläßliche Matrix für diese Abläufe, nicht ihr Organisator" (1967 a, S. 102).
3) Seelische Strukturen können unter besonderen Belastungen auf primitive Entwicklungszustände zurückgreifen. Gerade diese regressiven Prozesse äußern sich sowohl in der neurotischen als auch in der psychosomatischen Erkrankung.

Von diesem Konzept ausgehend entwickelt Mitscherlich Bausteine einer Theorie der psychosomatischen Erkrankung, die, der Psychoanalyse Freuds verbunden, sich an die Theorien Alexanders, Schurs, Engels und Schmales anlehnt. Die regressiven Prozesse sucht er zu differenzieren und unterscheidet dabei zwischen den akuten und den chronischen Erkrankungen.

▶ Dem Konzept über die akuten Erkrankungen widmete Mitscherlich allerdings weniger Aufmerksamkeit. In den spärlichen Äußerungen über dieses Konzept beschreibt er, daß infolge einer sich verstärkenden Konfliktspannung ambivalente Triebeinstellungen aktiviert werden. Es entwickelt sich Angst. Mit dieser Angst korrespondiert ein Immunitätsabfall. Als Folge entwickelt sich z. B. eine Infektion mit Fieber und allgemeiner schwerer Hinfälligkeit. Diese bewirkt einen narzißtischen Rückzug von den Objekten und damit eine Beruhigung des Konflikts. Unter dem Erlebnis der Realgefahr wird die Situation distanzierter eingeschätzt; die Lösung des Konflikts wird so möglich. An der Erkrankung werden sowohl libidinöse als auch aggressive Triebimpulse befriedigt, einschließlich der Schuldängste und der Strafbedürfnisse.

Den Schwerpunkt der theoretischen Arbeit legt Mitscherlich auf die Entwicklung einer Theorie der Chronifizierung der psychosomatischen Erkrankung. Der Kernpunkt dieses Konzepts ist das Modell der zweiphasigen Abwehr. Dieses besagt, daß die neurotische Erkrankung, der neurotische Konflikt, der eine Einförmigkeit der Reaktionen bewirkt, Voraussetzung ist für eine chronische, psychosomatische Erkrankung. Sie entwickelt sich in einer zweiten Phase der Abwehr.

Angelehnt an die Theorie Alexanders sucht Mitscherlich nach den spezifischen Konflikten des psychosomatisch Kranken und nach den Bedingungen, die bewirken, daß dieser Konflikt ins Somatische abgewehrt wird. Anhand eines Fallbeispieles zeichnet er diesen „Mosaikstein" auf: (vgl. 1967 a, S. 49 ff.).

„Ein Patient mit einem ausgesprochen oralen Charakter verstand es über viele Jahre hinweg, seine oralen Triebbedürfnisse mit Hilfe oraler Gratifikationen zu mäßigen. Er baut sich eine Art „Tischlein-deck-dich-Welt" auf, ein Sicherungssystem gegen die orale Unlust. Als dieses System bedroht wird und zusammenbricht, entstehen die ersten körperlichen Symptome. „Unter der massiven Bedrohung des Systems der Gratifikationen treten die Repräsentationen der Sekretionsleistung – die Hungergefühle – zurück. Was jetzt im Magen geschieht, ist die autoplatische Überwältigung der Magenfunktion durch ohnmächtige Wut. Der Magen „verkrampft" sich; und dieses psychosomatische Affektkorrelat macht seinen Einfluß gegen die gleichzeitigen repressiven Wünsche nach Nahrung = Schutz in großer Notlage geltend. Dieser widersprüchlichen, gleichzeitig ergotropen und trophotropen Innervation ist das Organ nicht gewachsen. Es bildet sich eine Funktionsanomalie mit der psychischen Repräsentation „Schmerz" heraus."

Schließlich kommt es zur „Programmierung des widersprüchlichen Affektkorrelates", zur Chronifizierung der Erkrankung, da der Patient sowohl Momente einer oralen als auch einer analen Charakterstruktur aufweist. Beide Affekte sind nicht zu brechen. Dabei dient die psychosomatische Störung durchaus der neurotischen Charakterentwicklung. Sie ist ein Anpassungsweg des Ichs, ein Abwehrmechanismus, der über unbewußt bleibende Korrelate die Organfunktion erreicht."

Anklänge an Alexanders Theorie der Ulkusgenese sind unverkennbar. Dieser formulierte:

„Der Wunsch, geliebt zu werden, verschiebt sich in den Wunsch, gefüttert zu werden. Das verdrängte Verlangen nach Liebe und Hilfe mobilisiert die Mageninnervation, die seit Beginn des extrauterinen Lebens eng mit der primitivsten Form des „etwas empfangen" – nämlich mit dem Vorgang des Empfangens von Nahrung – assoziiert worden ist. Die Aktivierung dieser Prozesse gibt einen chronischen Reiz für die Magenfunktion ab" (1950, S. 72).

Ähnlich wie in dem beschriebenen Fallbeispiel bestimmt Alexander den Kernfaktor für die Pathogenese in der Versagung der anlehnungsbedürftigen, hilfesuchenden und liebefordernden Sehnsüchte. Offensichtlich stand Mitscherlich hier in der Gefahr, die latente materialistische Anthropologie Alexanders (1950, S. 18) mit in sein Konzept einzufügen, in welcher die Psyche als Epiphänomen des Somas verstanden wird, die die „subjektiven Spiegelungen (Reflexionen) physiologischer Prozesse" darstellt.

Für Mitscherlich (1967, S. 89) ist in diesem Modell „noch vieles im unklaren". Auf der Suche nach der spezifischen Gesamtkonstellation rückt im Laufe der Jahre die „Ich-Pathologie" immer mehr ins Zentrum seiner Theorie. Somit fügt Mitscherlich einen weiteren „Mosaikstein" in Anlehnung an Engel, Schmale und Schur hinzu. Erfährt ein Neurotiker einen realen oder phantasierten Objektverlust (vgl. Engel u. Schmale 1969), der das Gefüge von Abwehr und Reaktionsbildung endgültig stört, kommt es in der zweiten Phase der Abwehr zur Schwächung der integrierten Ich-Leistungen. Die Ursache dieser Schwächung liegt im verdrängten Affekt, der den Zustand des Primärvorgangs annimmt und für dessen Abwehr das Ich immer mehr

Energie aufzuwenden hat. Mitscherlich verweist hier auf Schurs Konzept der „Desomatisierung und der Resomatisierung“: „Resomatisierung zeigt an, daß die Integrationsfunktion des Ichs versagt hat, daß Primärprozesse vorherrschen und gleichzeitig der Neutralisierungsvorgang (der psychischen Energie) mißlingt“ (1967a, S.120f.). In der Resomatisierung findet eine Regression auf frühere Entwicklungsphasen der psychophysischen Organisation statt. In dieser vermengen sich primitive und unbewußte Affektäquivalente mit einer frühen und primitiven Symbolsprache, mit einer primitiven Organsprache. In der Resomatisierung kehrt sich die Affektrichtung um. Sie verläuft nicht mehr zum äußeren Objekt, sondern zum eigenen Organismus. In Anlehnung an früheste Perioden des Lebens, in denen noch keine Objektbeziehung besteht, werden „die aus somatischer Triebquelle stammenden Spannungen zentripetal, nach innen, entladen“ (1967a, S.118). In dieser frühen Phase der intensiven Leibgefühle entwickelt sich eine Organsprache, entwickelt sich der „idiosynkratische Stil“ (vgl. Gitelson 1959):

> „Mit idiosynkratisch-somatischem Stil sind die Reaktionen auf mehr oder weniger unbewußtes Affekt- und Angsterleben gemeint, das den einen zittern läßt, dem anderen Herzklopfen verursacht, wieder einem anderen Schwindel oder Übelkeit bereitet oder Anlaß für eine Polydypsie oder Hyperpnoe wird, noch ein anderer fällt in Ohnmacht oder entwickelt eine Harnflut oder Diarrhoe“ (1967a, S.118).

Diese affektive Organsprache ist zum einen von den konstitutionellen Bedingungen geprägt, zum anderen von der Art, wie auf sie von der Umwelt eingegangen wird. Resomatisierung beinhaltet für Mitscherlich den Rückgriff auf diese affektive Organsprache. Dem erwachsenen Organismus ist es nun aber unmöglich geworden, das biologische Korrelat der Emotion zustande zu bringen. Mit dem Rückgriff auf die affektive Organsprache kommt es so zu einer pathologischen Leistungsveränderung und somit zur psychosomatischen Erkrankung. Durch die Resomatisierung, also in dieser zweiten Phase der Abwehr, wird der konflikterregende Affekt dadurch entschärft, „daß er im Symptom ersatzhaft befriedigt wird; d.h. die Befriedigung des libidinösen Anspruchs verschmilzt mit dem Strafbedürfnis für diese Befriedigung“ (1967a, S.120). Die Stimmung der Hilf- und Hoffnungslosigkeit resultiert nun aus dem Objektverlust und der regressiven Besetzung innerer entwicklungsfeindlicher Objekte. Die Realität wird zum Spiegelbild des eigentlich determinierenden intrapsychischen Geschehens, zu einer Projektion. Projiziert wird eine Art archaisches Über-Ich. Die Wirklichkeit verspricht so keine Trieberfüllung mehr. Partielle Triebbefriedigung ergibt sich so nur im Symptom.

Unter langanhaltender und intensiver Dauerbelastung kann das leib-seelische Gleichzeitigkeitsgeschehen auseinanderbrechen und das Simultangeschehen zerreißen. Schmerzhafte narbige Veränderungen im Bulbusbereich, die sich nach jahrelangem Ulkusleiden entwickeln können, sind so nicht mehr Ausdruck des primär wirksamen Konflikts. Sie haben den Charakter von Notfallfunktionen, die um den Preis der Krankheit den Zusammenbruch der Gesamtstruktur der Persönlichkeit verhindern. Die Folge sind schwere, oft tödliche Krankheiten, die sich entwickeln, da dem Ich die Hoffnung verlorengegangen ist, durch das Symptom noch eine Verbesserung seiner Lage zu erreichen. Es entwickelt sich eine Defektautonomie. Der biologische Regulationskreis hat sich verselbständigt, nachdem die höhere Lebenseinheit zerbrochen ist. Die Plastizität der Verknüpfung der zwei Kreise geht verloren.

Mitscherlich bezieht diesen Begriff der „Zerreißung des psychosomatischen Simultangeschehens" allerdings nicht nur auf die Folgen irreversibler Organveränderungen. Er versucht mit diesem Begriff auch Phänomene zu beschreiben, denen auf der Beobachtungsebene die psychoanalytische Unbehandelbarkeit und die Charaktermonotonie entspricht:

„Der betreffende Kranke ist nicht mehr empfindlich für neue Erfahrungszusammenhänge, er vermag nicht mehr zu lernen, sich nicht mehr emotionell zu korrigieren; sein Wahrnehmungssystem ist durch unbewußte Projektionsmechanismen (Erwartungshaltungen) und ihre Stereotypie behindert. Eine solch unbeeinflußbare sich wiederholende Verhaltensweise affiziert nicht nur die Seite des psychischen Organisationspols, sondern wirkt als „rigide Haltung" oder emotionelle Unfähigkeit, Gefühle leibhaft vollziehen und damit erst erleben zu können, natürlich auch auf das gesamte psychobiologische Gleichgewicht wie ein schwerer Streß" (1967 a, S. 98 f.).

► Will man nun die beschriebenen Mosaiksteine zu einem Bild zusammenfügen, so erscheint es sinnvoll, in der Konstruktion dieses Bildes von der zentralen These Mitscherlichs auszugehen, vom Konzept der „zweiphasigen Verdrängung". Dieses besagt, daß der Patient zunächst an einer neurotischen Fehlhaltung leidet. Unter der Intensivierung des Konflikts wird dieser ins Somatische verdrängt, und es resultiert daraus die psychosomatische Erkrankung. Betrachtet man diesen Baustein isoliert, so scheint es, daß Mitscherlich die psychoanalytische Metapsychologie unzulässig erweitert. In diesem „verbegrifflichten psychischen Apparat" (Zepf 1981, S. 120) erscheint der Körper nicht als Körper, sondern als Repräsentanz des Körpers. Der Ausdruck „Verdrängung ins Körperliche" hat somit nur eine Erklärungspotenz, wenn die metapsychologische Begrifflichkeit mit der Neurophysiologie vermittelt wird. Da dieses bisher nicht stattfand, umschreibt dieser Ausdruck das Geschehen eher metaphorisch, als es zu erklären (vgl. Schneider 1973). Doch Mitscherlich erweitert schließlich sein Modell und spricht in späteren Veröffentlichungen vom Modell der „zweiphasigen Abwehr". Dieses versucht Mitscherlich sowohl anhand von konflikttheoretischen Aspekten, als auch anhand von Aspekten der Ich-Pathologie zu konkretisieren. Dieses in Anlehnung an Schur entstandene Ich-pathologische Konzept besagt, daß das „normale Ich" auf eine Gefahr sekundärprozeßhaft und somit desomatisiert reagiert; d. h. die Reaktion besteht primär in der Gedankenarbeit. Er postuliert, einen Zusammenhang zwischen den Fähigkeiten des Ichs sekundärprozeßhaft zu operieren, Triebenergien zu neutralisieren und somit desomatisiert zu reagieren. Somatische Abfuhrmanifestationen fehlen dabei ganz. Triebimpulse werden nicht somatisch-vegetativ abgeführt, sondern das Ich bedient sich sekundärprozeßhafter Abwehrmechanismen wie Neutralisierung und Intellektualisierung. Durch eine angeborene oder erworbene Schädigung des Ichs kommt es zur Resomatisierung der psychischen Reaktion und somit zur psychosomatischen Erkrankung. Pathogenetisch entscheidend ist die Unfähigkeit des Organismus, das kindliche Affektkorrelat zu ertragen. Der Erwachsene bildet Affektkorrelate, die so stark sind, daß sie resomatisiert zu pathologischen Organveränderungen führen.

Im konflikttheoretischen Ansatz hingegen, der am Beispiel des Patienten mit dem Magenulkus dargestellt wurde, erscheint das eigentlich pathogenetisch Wirksame nicht in der Resomatisierung an sich, sondern in der gleichzeitigen, widersprüchlichen Innervation des Magens. Diese ist als Affektkorrelat Ausdruck der Wut (ergotrope Innervation) und des Wunsches nach Nahrung, d.h. des Wunsches, geliebt zu werden (trophotrope Innervation). Beide Konzepte sucht Mitscherlich zu verbinden, indem er postuliert, daß sowohl in der Wut, als auch im Wunsch nach Nahrung resomatisierte und nicht desomatisierte Affekte wirksam werden.

Doch Begriffe, wie zum Beispiel Resomatisierung und psychosomatisches Simultangeschehen, haben, wie auch Mitscherlich (1963, S.127ff.; 1963, S.111ff.) anerkennt, zunächst nur eine Erklärungspotenz innerhalb ihres Theoriesystems. Werden nun Begriffe aus unterschiedlichen Konzepten zusammengefaßt, so entsteht die Aufgabe, diese Theorien zu vermitteln, d.h. Übersetzungsarbeit zu leisten. Mitscherlich selbst bietet keine Übersetzungshilfen an, und es bleiben große Schwierigkeiten, beide Mosaiksteine zu einem stimmigen Bild zusammenzufügen. So reagiert z.B. der gesunde Mensch im Schurschen Konzept ohne somatische Begleitaktion; sie ist, wie Hartkamp (s. Kap.4, S.41) zeigen kann, genau besehen nur als Symptom denkbar. Angelehnt an Alexander ist für Mitscherlich hingegen ein Affekt ohne das physiologische Simultangeschehen nicht zu denken: „Das Erlebnis eines Gefühlsaffektes, einer Stimmung, ist gleichzeitig in untrennbarer Einheit Körpergeschehen." „Die Träne, die wir weinen, ist für uns, wenn wir selbst weinen, Trauer, Schmerz. Sie ist für uns Trauer und Schmerz" (Mitscherlich 1967, S.14). Diese somatische Manifestation ist aber für Schur nur möglich als psychosomatische Erkrankung, ja es ist das pathogenetisch entscheidende Moment. Drückt man dieses in Mitscherlichs Psyche-Soma-Konzept aus, so „repräsentiert" sich zwar das Soma in der Psyche, die Psyche aber nicht im Soma. Diese Konstellation ist aber im konflikttheoretischen Modell Mitscherlichs charakteristisch für den Neurotiker. Der Patient, der im „Modell des pathologischen Konflikts" als Neurotiker beschrieben wird, erscheint im Ich-psychologischen Konzept als ein gesunder Mensch. Der Gesunde im konflikttheoretischen Ansatz wird in Schurs Perspektive als Psychosomatiker beschrieben.

Nun kann man sich vorstellen, daß der gesunde Mensch im Verlaufe seiner Entwicklung nicht vollständig desomatisiert reagiert, sondern nur mäßige vegetative Begleitreaktionen zeigt. Der Neurotiker reagiert in diesem Fall vollständig desomatisiert – „in ihm ersetzt eine geistig-seelische Leistung und Entscheidung ein Körpergeschehen" (1946, S.104) –, und der Psychosomatiker resomatisiert.

Diese Deutung bietet Mitscherlich an, da er zwar in einigen Veröffentlichungen von fehlenden, in anderen aber von mäßigen vegetativen Abfuhrmanifestationen spricht. Die Desomatisierung fällt nun aber zusammen mit der Fähigkeit des Ichs, Triebenergie zu neutralisieren. Diese wird sowohl von Schur als auch von Mitscherlich als Maßstab der Ich-Reife angesehen. Somit hätte also das Ich des Neurotikers, da dieser vollständig desomatisiert reagiert, eine reifere Stufe erreicht als das Ich des Gesunden. Doch Mitscherlich sieht die Ich-Leistungen auch als Integrationsleistungen, deren Aufgabe es ist, im Konflikt zwischen Über-Ich und Triebwünschen zu vermitteln. Somit erscheint es problematisch, dem Neurotiker ein reiferes Ich zuzusprechen, da dessen Kennzeichen der durch das Ich nicht gelöste neurotische Konflikt ist. Die Ich-Reife entspricht bei Mitscherlich der Entwicklung der kritischen Ich-Leistungen und ist somit Kennzeichen eines kritischen, mündigen Bürgers.

Zieht man in Erwägung, daß Mitscherlich auch den unbewußten Affekten ein psychosomatisches Simultangeschehen zuschreibt, so ist es problematisch, den Neurotiker als einen Menschen zu beschreiben, der desomatisiert reagiert. Denn fehlt beim

Neurotiker das psychosomatische Affektkorrelat, so muß man entweder annehmen, daß der Affekt sich aufgelöst hat, oder es muß zur Zerreißung des psychosomatischen Simultangeschehens gekommen sein. Die erste Möglichkeit würde bedeuten, daß der Neurotiker seinen Konflikt verlieren müßte. Mit der zweiten Möglichkeit beschreibt Mitscherlich ein Geschehen in der Spätphase der psychosomatischen Erkrankung. Die Verknüpfung beider Theorien führt also zu einer Vielzahl von Widersprüchen, von denen einige aufgezeigt wurden. Sie sind nicht in ein gemeinsames Konzept einzufügen. Dennoch hält Mitscherlich an beiden „Mosaiksteinen" fest, obwohl sie zusammen in verschiedenen Konfigurationen kein stimmiges Bild entstehen lassen. Dieses könnte darin begründet liegen, daß er eine Synopse der Theorien darzustellen beabsichtigt, da das psychosomatische Geschehen für ihn nicht kommensurabel erklärbar ist. Doch diesem steht entgegen, daß Mitscherlich sich auf dem Weg zu einer Theorie der psychosomatischen Erkrankung sieht, ja daß für ihn die Therapie nur angesichts einer solchen Theorie sinnvoll sein kann.

Am wahrscheinlichsten ist, daß Mitscherlich die psychosomatische Erkrankung in der Metapsychologie der Freudschen Konfliktpathologie nicht hinreichend erklären konnte und so andere theoretische Konzepte hinzufügen mußte. Die Metapsychologie wurde dabei aber nicht umgeschrieben.

Das konflikttheoretische Modell, die Theorie vom psychosomatischen Simultangeschehen, behält Mitscherlich bei, da für ihn „die Reichweite des psychosomatischen Denkens in der Medizin mit den Grenzen der von Freud geschaffenen und in der Psychoanalyse systematisierten Psychopathologie des Konflikts" endet (Thomä, 1983, S. 332). So werden in einigen Äußerungen Mitscherlichs auch die von ihm beschriebenen pathologischen Ich-Funktionen als lediglich tiefer gestörte Varianten psychoneurotischer Strukturen begriffen. Da aber die Psychopathologie des Konfliktes anhand neurotischer Krankheitsbilder entwickelt wurde und Mitscherlich erklärt, daß die psychoanalytische Kompetenz genau soweit reicht, wie es ihr gelungen ist, eine Metapsychologie zu entwickeln, liegt es nahe, daß er im Psychosomatiker immer nur den Neurotiker entdecken und theoretisch fassen kann. So liegen für ihn die Grenzen des psychologischen Verstehens dort, wo der neurotische Konflikt nicht nachgewiesen werden kann (vgl. Thomä 1983). Diese Grenzen verlaufen aber auch dort, wo das psychosomatische Simultangeschehen zerreißt. Mit diesem Begriff beschreibt Mitscherlich die emotionale Unfähigkeit, Gefühle leibhaft zu vollziehen, die Charaktermonotonie, die Unfähigkeit, neue Erfahrungen zu machen und das Auseinanderklaffen von Organleistung und Phantasie. Doch eben diese Phänomene charakterisieren den Psychosomatiker in dem einige Jahre später entwickelten Konzept des „pensée opératoire" der französischen psychosomatischen Schule. Für Mitscherlich endet damit die Möglichkeit, die Krankheit als Ausdruck eines neurotischen Konflikts zu betrachten, bei den Phänomenen, die die „Französische Schule" als spezifisch für den Psychosomatiker beschreibt.

Daher wird verständlich, daß Mitscherlich die Grenzen der Freudschen Konfliktpathologie übersteigt, um die psychosomatische Erkrankung zu erklären; gleichzeitig hält er aber an ihnen fest. So erscheint neben der Theorie, die im neurotischen Konflikt die Ursache der Ich-Störung sieht, die von Schur weiterentwickelte Hartmannsche Ich-Psychologie. Indem Mitscherlich Begriffe wie „neutralisierte Energie", „konfliktfreie Ich-Sphäre" und „autonome Ich-Funktionen" verwendet, verweist er auf eine Theorie, in der sich die Ich-Funktionen des konfliktfreien Ich-Anteils aus autonomen Wurzeln entwickeln, die bei der Geburt als angeborene Reaktionsweisen vorhanden sind. Die Realitätsbewältigung erfolgt durch den „konfliktfreien Teil des Ichs" mit seiner neutralisierten Energie, durch die psychische Instanz des realitätsgerechten Denkens und Handelns. Der „konfliktfreie Teil des Ichs" vermag Energie zu neutralisieren und bewirkt die desomatisierte Reaktion. Resomatisierung und somit das psychosomatische Symptom geht also mit einer Störung dieses Ich-Anteils einher. Diese Störung ist denkbar aufgrund einer Entwicklungsstörung der autonomen Wurzeln, sei es durch eine genetische Variante, sei es durch einen neurotischen Konflikt. Schur legt sich fest, er spricht von einer multiplen Genopathie, von einem „Status degenerativus". Somit entscheidet in diesem Konzept die Biologie und nicht die Psychopathologie über die psychosomatische Erkrankung. Mitscherlich scheint diesem auf der einen Seite zuzustimmen, indem er sagt, daß „auch die Ich-Fähigkeiten zum Teil als variierende Begabungsqualitäten aufgefaßt werden müssen" (De Boor u. Mitscherlich 1972, S. 8). Andererseits möchte Mitscherlich der Biologie diese Rolle nicht zugestehen. Die Krankheit bedeutet für ihn ja eine spezifisch menschliche Leistung, den Konflikt auszudrücken; sie ist für ihn Ausdruck der Pathologie der Gesellschaft. Wiederum stehen hier 2 inkohärente Mosaiksteine nebeneinander. Auf der einen Seite soll die spezifische Ätiologie in der charakteristischen Konfliktsituation gesucht werden, auf der anderen Seite wird sie in der Biologie gefunden. Will Mitscherlich beide Konzepte in einer Theorie des pathologischen Konfliktes vereinen, so muß er zeigen, durch welche spezifische Entwicklungs- oder Konfliktpathologie die autonomen Wurzeln in ihrer Entwicklung gestört werden. Er müßte, wie er es selbst fordert, eine geschichtliche Biologie entwerfen.

Ganz allgemein verweist er in Anlehnung an Freud auf die Ergänzungsreihen zwischen organischen und psychischen Faktorengruppen, und er spricht von einer multifaktoriellen Entstehungsweise. „Es leuchtet ein, daß es keine praktizierbare psychosomatische Medizin ohne eine Spezifitätstheorie geben, daß Spezifität jedoch hier nur als dynamisches Geschehen (als Interaktion variabler Faktoren) definiert werden kann" (1967 a, S. 44). Doch der allgemeine Hinweis auf die Ergänzungsreihe und auf die multifaktorielle Entstehungsweise der Erkrankung läßt die Wechselwirkung zwischen Genetik und Sozialisation solange unaufgeklärt, bis anschaulich wird, wie das Zusammenspiel in der Praxis erklärt werden kann. Es muß aufgezeigt werden, wie spezifische somatische Faktoren auf die Psyche einwirken und wie spezifische psychische Faktoren das Soma beeinflussen. Mitscherlich versucht dieses anhand der Pathogenese des Magenulkus aufzuweisen. Er greift auf Untersuchungen von Mirsky zurück, der bei 12% aller Neugeborenen im Blut Plasmapepsinogenspiegel maß, die denen von Ulkuspatienten glichen (vgl. Mirsky 1960). Die Ursache erkennt Mitscherlich in der genetischen Disposition und folgert, daß dieser „hypersekretorische Typ nun von Geburt an mehr Hunger haben wird" (1967 a, S. 33 f.). Er schreit mehr und verlangt mehr nach Nahrung. Die Gefahr ist groß, daß er an die oralen Erlebnisse gebunden bleibt. Als Trauma werden sowohl mangelnde Zärtlichkeit als auch häufiger physiologischer Hunger erlebt. Das Verlangen nach Fürsorge bleibt für ihn gekoppelt mit dem Verlangen nach Nahrung. Ziehen sich diese Menschen nun unter einer Belastung wieder auf die orale Befriedigungsform zurück, wird die Menge des abgesonderten Magensafts steigen. Der Hunger bleibt in dieser Phase „als permanente, unbewußte, funktionelle Stimulierung bestehen" (1967a, S. 37). Diese permanente Überstimulierung des Magens schädigt das Organ; es entsteht ein Magenulkus.

Die Ursache der neurotischen Fixierung an die orale Entwicklungsphase ist in der nicht adäquaten Reaktion der Mutter auf das gesteigerte Bedürfnis des Kindes zu sehen. Inwieweit der Neurotiker in einer Belastungssituation an einem Magenulkus erkrankt, dieses, so Mitscherlich, hängt von dem Sekretionsspiegel des Magens ab. Neurotiker mit normalem Sekretionsspiegel tolerieren die Belastung, Menschen mit erhöhten Basiswerten erkranken an einem Ulkus. Mitscherlich ortet den entscheidenden Faktor wiederum in der Biologie: „Vornehmlich solche Konstitutionsvarianten, die sich unmittelbar in Triebbedürfnissen repräsentieren oder mit ihnen in Konflikt geraten, erweisen sich häufig als spezifische Determinanten des Krankheitsgeschehens" (1967 a, S. 44). Diesen Überlegungen stehen aber zur Genese des Magenulkus neuere empirische Untersuchungen entgegen, die aufzeigen, daß eine gesteigerte HCL-Sekretion keine notwendige Voraussetzung für ein Ulcus ventriculi bzw. duodeni ist. Auch bei verminderter Sekretionsrate sind Magen- und Duodenalulzera nachweisbar (vgl. Weiner 1981; 1981 a).

Es verwundert, daß Mitscherlich, der eine Sozialmedizin entwerfen will, schließlich in den genetischen Konstitutionsvarianten die spezifische Ätiologie der psychosomatischen Erkrankung erblickt. Somit charakterisiert den Psychosomatiker ein neurotischer Konflikt, eine angeborene Ich-Leistungsstörung und eine erbliche Funktionsschwäche eines Organs. Die Organwahl wird bestimmt durch den Ort des geringsten Widerstands. Doch gleichzeitig wendet sich Mitscherlich gegen diese Vorstellung, denn für ihn ist die Erkrankung nicht passiv erlittenes Schicksal, sondern aktiver Ausdruck eines Konflikts. Anspruch und theoretisches Konzept stehen konträr nebeneinander. Die Ursachen hierfür sind aber der eben skizzierten Spezifitätstheorie immanent.

Mitscherlich versteht den Hunger als einen primären Trieb. Die Hypersekretion stellt eine der Konstitutionsvarianten dar, „die sich unmittelbar in Triebbedürfnissen repräsentieren" (1967 a, S. 44). Durch eine Regression auf die orale Bedürfnisbefriedigung schädigt der verdrängte Hungeraffekt über sein psychosomatisches Simultangeschehen den Magen. In der HCL-Sekretion erkennt Mitscherlich scheinbar eine somatische Quelle des Triebs. Hunger ist aber in der psychoanalytischen Theorie als ein imperatives Bedürfnis und nicht als ein Trieb aufzufassen. Seine Ziele sind nicht veränderlich und die Befriedigung kann nur für kurze Zeit aufgeschoben werden (vgl. Fenichel 1945, S. 85). Freud sondert Hunger als ein sogenanntes „großes Körperbedürfnis" von den Triebbedürfnissen (1905, S. 85; 1909, S. 80; 1913, S. 409; 1917, S. 324; 1923, S. 221). Triebe entstehen seiner Auffassung nach in Anlehnung an die großen Körperbedürfnisse, um sich in der Entwicklung von ihnen zu trennen. Gerade weil das Kind „unabhängig von der Ernährung nach Lustgewinn strebt", darum „darf" und „soll" dieses Befriedigungsbedürfnis „sexuell" genannt werden. In der prägenitalen Sexualorganisation ist die Sexualtätigkeit „von der Nahrungsaufnahme noch nicht gesondert, Gegensätze innerhalb derselben nicht differenziert. Das Objekt der einen Tätigkeit ist auch das der anderen, das Sexualziel besteht in der Einverleibung des Objektes" (Freud 1905, S. 98). Doch Mitscherlich vollzieht diese Trennung zwischen Sexualtrieben und großen Körperbedürfnissen in seinem Konzept nicht nach. Er erkennt in der Sekretion des Magens die Quelle der oralen Triebbedürfnisse. Die Mutter muß mit der Nahrung den Hunger solange stillen, wie an der Quelle die Hypersekretion versiegt. Erst dann scheinen die oralen Bedürfnisse befriedigt zu sein. Durch eine Regression auf die orale Bedürfnisbefriedigung kommt es zur Hypersekretion des Magens, die in seinem Konzept nun zur Erkrankung führt.

Mit diesem Verständnis des Hungers ortet nun Mitscherlich den entscheidenden Faktor der Pathogenese im präformierten Trieb. Dieser ursprüngliche Hunger liegt, wie auch andere Triebbedürfnisse, bei Mitscherlich in der genetischen Disposition begründet. Es sind Konstitutionsvarianten, die sich unmittelbar in Triebbedürfnissen niederschlagen. Zwar gelingt es dem neuen Organisationsbereich des Ichs „Triebenergie an sich zu binden, sie zu ‚neutralisieren' (Heinz Hartmann) und in eigenen Zielsetzungen zu verwenden. Aber ein erblicher Rest unserer Bedürfnisse verharrt weiterhin in der Bindung an triebnahe Objekte" (1963, S. 210). Es verbleibt bei der Affektverarbeitung immer auch ein sozial unberührter Triebbereich.

Die primären Triebe und somit der ursprüngliche Hunger sind somit geschichtslos. „Nicht der Niederschlag von Objektbeziehungen in psychischen Repräsentanzen formt die symbolische Bedeutung des Bedürfnisses, sondern das Subjekt formt für eine konstitutionell bedingte Bedürfnisdisposition eine soziale Nische", moniert Brede (1972, S. 122). Die Hypersekretion wird mit dem Hunger gleichgesetzt, der Bedarf mit dem Bedürfnis. Erst im Laufe der Sozialisation wird der Trieb von seinem ursprünglichen Triebobjekt abgelenkt. Da Mitscherlich keine spezifische Sozialisation des Psychosomatikers ausfindig machen kann, muß er die spezifische Ätiologie in den Konstitutionsvarianten sehen. Somit entwickelt er aber keine geschichtliche Biologie, er kann in der psychosomatischen Erkrankung nur die Geschichte der Biologie erkennen. Der spezifische Unterschied zwischen dem Neurotiker und dem Psychosomatiker ist so in den „natürlichen Trieben" zu suchen. Auf diese „biologisch (genetisch-konstitutionell) erscheinenden Verlaufsgestalten der Erregung", die einem kernhaft archaischen, psychosomatischen Simultangeschehen entsprechen, regrediert der Psychosomatiker: „Sie sind sozusagen die erste Stufe der psychobiologischen Einheit, jenes Ineinanderwirkens des somatischen und des psychischen Organisationskerns. Wie weit immer die fortschreitende Entfaltung der Lebensvorgänge von diesen primitiven Anfangsformen weggeführt haben mag, durch die erzwungene Regression werden sie wiederbelebt, so daß dem verzerrten Realitätserlebnis nunmehr ein von der Entwicklung her gesehen unzeitmäßiges, verzerrtes biologisches Geschehen korrespondiert" (1967 a, S. 122). In diesen Äußerungen wird ein psychophysischer Parallelismus deutlich, der keinen Raum für Wechselwirkungen zwischen Psyche und Soma beläßt.

An anderer Stelle verweist Mitscherlich selbst auf die Grenzen der eben dargestellten Triebtheorie: „Es ist ein häufiges Mißverständnis, zu glauben, ‚Gefühle' und ‚Gefühlsausdruck' stünden in einem Bedingungszusammenhang, erst entstehe ein Gefühl, dann werde es geäußert. Die Einheit ist eine viel engere. Ohne einen vorgeprägten Handlungsentwurf, ein inneres Handlungsschema können viele unserer differenzierten Gefühle gar nicht in dieser feineren Unterschiedlichkeit empfunden werden. Gefühl ist immer zugleich auch Gehaben oder wenigstens ein innerer phantasierter Vollzug des Gefühls" (1963, S. 121). Ein Bedürfnis ist also nie abstrakt, „es gibt im Menschen keinen Ärger, keine Angst, keine Sexualität schlechthin" (1946, S. 106). Somit ist ein Bedürfnis immer konkret, d. h. es beinhaltet immer eine Vorstellung von der Befriedigungsmöglichkeit. Hunger ist immer Hunger auf etwas Bestimmtes, zum Beispiel Muttermilch, und dieser Hunger ist nicht Hunger auf irgendeine Muttermilch, sondern Hunger auf eine bestimmte. Falls man nun einen genetisch primären

Trieb annimmt, so muß man im Kind inhärent eine Vorstellung von dieser bestimmten Muttermilch fordern, da nur so das Kind Hunger auf diese verspüren kann. Diese Vorstellung von der bestimmten Muttermilch müßte das Kind vor dem ersten Kontakt mit der Nahrung entwickelt haben. Der Umwelt fiele die Rolle zu, diese Triebe zu befriedigen oder zu frustrieren. Doch eben diese Vorstellung lehnt Mitscherlich zumindest bis 1966 ab, indem er auf Fromm verweist und zitiert, „daß nicht ein von der Natur mit bestimmten Trieben ausgerüstetes Individuum einer Gesellschaft als etwas Getrenntes gegenüberstünde, wobei die Gesellschaft die eingeborenen Bedürfnisse entweder befriedigt oder frustriert" (1966, S. 148). Sein zentraler Anspruch liegt gerade darin, eine Sozialmedizin zu entwickeln, die die krankheitserregenden Gesellschaftsbedingungen aufzeigt.

► Als allgemeines ätiologisches Moment beschreibt Mitscherlich, daß die Eigenwünsche des Individuums so stark mit den terroristischen Verboten aber auch Verführungen der Gesellschaft zusammenstoßen, daß Konflikte entstehen, denen das Ich des Individuums nicht mehr gewachsen ist. Faßt man aber, wie Mitscherlich, die psychosomatische Erkrankung als Spiegelbild der allgemeinen Pathologie der Gesellschaft auf, so muß man zunächst in einer soziologischen Theorie der Gesellschaft diese Pathologie fassen und zeigen, wie diese Pathologie in das Individuum hineingetragen wird. Daher fordert er die Entwicklung eines sozialisationstheoretischen Konzepts der psychosomatischen Erkrankung.

Das Verhalten, so Mitscherlich, „wird gruppenspezifisch nach affektiven Verhaltensmustern bestimmt". Diese eignet sich der Mensch zunächst über die Imitation, die Identifikation und durch fraglose Erfahrung an. „Die soziale Mitwelt sagt uns, was wir tun müssen, dürfen, nicht dürfen, was absolut verboten ist und wie wir uns zu benehmen haben" (1963, S. 30). Mitscherlich entwickelt aber kein spezifisches Sozialisationsmodell für den Psychosomatiker. Er selbst gibt nur allgemeine Hinweise und ortet die spezifische Ursache „in der Störung des psychobiologischen Reifens durch versagende oder verwöhnende Fixierung an emotionelle Notlagen, Konflikte und deren Bewältigungsversuche in den frühen Entwicklungsstufen des Individuums" (1967 a, S. 106 f.). Doch diese „spezifische Ursache" unterscheidet sich nicht von der Ursache anderer psychischer Erkrankungen. Es bleibt somit unverstanden, wie die gesellschaftlichen Bedingungen sich im Individuum niederschlagen können.

Problematisch erscheint aber auch die Theorie, in der Mitscherlich die gesellschaftlichen Verhältnisse beschreiben will. In ihr wendet er in Anlehnung an Freuds Schriften *Massenpsychologie und Ich-Analyse* die Psychoanalyse auf kollektives Verhalten an. Mit Hilfe psychoanalytischer Begriffe wie Idealisierung, Verdrängung, Identifizierung u. a., versucht Mitscherlich gesellschaftliche Phänomene wie z. B. die Entwicklung des Nationalsozialismus in Deutschland und die Kinderarbeit in der industriellen Revolution zu erklären. Diesem Ansatz liegt einerseits zugrunde, daß die Interaktionen in der Masse analog dem intrapsychischen Geschehen eines Makrosubjekts verlaufen, andererseits, daß sich gesellschaftliche Phänomene durch eine Analyse der Masse erschöpfend erklären lassen; eine Annahme, die in dieser Form nicht haltbar ist. Für Habermas (1983, S. 362) stellt sich die Frage, inwieweit Institutionen allein aus Analogie zu neurotischen Verhaltenszwängen erklärt werden können, und er formuliert: „Weil Märkte oder Verwaltungen in die Lebenswelt eines Subjektes anders eingreifen als Personen (und Ereignisse, die Personen zugerechnet werden), weil sie in der anonymen Gestalt von Systemimperativen auf Handlungszusammenhänge einwirken, können ihre deformierenden Einflüsse auch nicht wie die Einwirkungen eines charismatischen Führers in Begriffen der Massenpsychologie erfaßt werden.“ Diese Systemimperative lassen sich weder in der psychoanalytischen Metapsychologie unmittelbar begrifflich fassen, noch sind sie in der analytischen Behandlung direkt greifbar. Ihre Wirkung erkennt Mitscherlich jedoch an: „Aber moralische Gesetze sind veränderlich. Sie werden durch gesellschaftliche Prozesse, etwa die Änderung der Produktionsgrundlagen, zur Wandlung gezwungen“ (1963, S. 31).

Um dem Anspruch, eine Sozialmedizin zu schreiben, nachkommen zu können, müßte Mitscherlich zunächst also eine Gesellschaftstheorie aufzeigen, in der die „Pathologie der Gesellschaft“ begrifflich zu fassen ist. In einem zweiten Schritt müßte gezeigt werden, wie und auf welche Weise diese Pathologie sich im Individuum niederschlägt. Voraussetzung hierfür wäre eine Vermittlung der Begriffe der Gesellschaftstheorie und der Psychoanalyse.

Doch auch wenn Mitscherlich dieses leisten würde, in seiner Theorie stünde der Gesellschaft ein primäres Triebgeschehen gegenüber, ein kernhaft archaisches Simultangeschehen, auf das der Psychosomatiker regrediert. Die psychosomatische Erkrankung erwächst so aus einem kernhaft archaischen Affektkorrelat, ist aber nicht Ausdruck einer spezifischen Ich-Leistung, nicht Organsprache, in der sowohl die Abwehr als auch das Abgewehrte sich zeigt. Doch eben dieses ist für Mitscherlich Charakteristikum des psychosomatischen Symptoms:

> „Wenn die neurotischen Symptome nichts anderes wären als ein Rückgriff auf eine vorbereitete Gebärdensprache des Organismus für seelische Gehalte, oder wenn bei ihrem Zustandekommen lediglich eine von Fall zu Fall wechselnde Organminderwertigkeit den Ausschlag gäbe, dann wären sie nicht Krankheiten des Individuums, sondern des Artwesens, oder Krankheiten, für welche konstitutionelle Momente verantwortlich wären. Ihr Sinn bliebe dann nicht so lange unverständlich, wie es tatsächlich der Fall zu sein pflegt. ... Wo aber doch für eine offene Frage der unübersetzbaren Geistigkeit des Menschen ein erlösender Ausdruck im Körperlichen gesucht wird, dort muß der Geist in der Wahl des Ausdrucksmittels improvisieren. Die Improvisation jedoch ist eine Leistung, die auf der Freiheit des Geistes im Körper basiert“ (1946, S. 107).

Als Ausdruck dieser Improvisation entwickelt sich im Individuum der idiosynkratische somatische Stil, d. h. es entwickelt sich ein Stil, der den einen beim Angsterleben zittern läßt, dem anderen Herzklopfen verursacht. Damit ist aber das psychosomatische Simultangeschehen nicht ein genetisch fixiertes, sondern es ist ein in der Sozialisation hergestelltes Verhältnis von Psyche und Soma. Mitscherlich verläßt somit den psychophysischen Parallelismus zugunsten einer Theorie, in der beide Regulationskreise miteinander in Wechselwirkung treten.

Aufgabe der psychosomatischen Medizin wäre es somit zu zeigen, wie und unter welchen Einflüssen sich die Psyche und somit die konkreten Affekte und die körperlichen Begleitreaktionen dieser Affekte entwickeln, differenzieren und wechselseitig beeinflussen. Dabei ist zu berücksichtigen, daß die psychosomatische Einheit nur in den unterschiedlichen Methoden der Naturwissenschaft und der Psychoanalyse zu erforschen ist. So wird die Psyche in der Begrifflichkeit der Psychoanalyse theoretisch gefaßt, das Soma in den Begriffen der Naturwissenschaft. Um die wechselseitige Beeinflussung von Soma und Psyche in ein theoretisches Konzept fassen zu können, muß man übersetzen, d. h. metatheoretisch vermitteln.

Diese Vermittlung findet bei Mitscherlich nicht statt. Daher gelingt es ihm nicht, ein Konzept von der Entwicklung des idiosynkratischen-somatischen Stils zu bilden. Er kann die Interaktion zwischen Psyche und Soma begrifflich nicht fassen. Wir sind nun wieder an einem Ausgangspunkt seiner theoretischen Überlegungen angelangt; die „prinzipielle Inkommensurabilität der menschlichen Existenz zu jeder ihrer Erkenntnisformen" (1946, S. 54) findet einerseits hier ihren Ausdruck. Andererseits sucht Mitscherlich trotzdem nach einer Theorie der psychosomatischen Erkrankung, und er versucht, die objektiven körperlichen Leistungsveränderungen als Korrelate von psychischen Prozessen zu verstehen. Da er die Begriffe der Psychoanalyse und der Naturwissenschaft nicht vermittelt, korreliert er Psyche und Soma, ohne einen sozialisationstheoretischen Zusammenhang begrifflich fassen zu können. Somit muß Mitscherlich diese Korrelation in der Biologie fixieren; daß dieses seinem eigenen Anspruch entgegensteht, eine geschichtliche Biologie zu entwerfen, ist offensichtlich.

Genau besehen steht die Theorie Mitscherlichs aber noch in einem weiteren philosophischen Zusammenhang. Für ihn repräsentiert sich in der neurotischen Erkrankung der Verlust an menschlicher Freiheit. Der Patient engt sich selbst in seinen Handlungsmöglichkeiten ein, um Leid zu vermeiden. Indem der Patient seine Konflikte ins Somatische abwehrt, kann die Krankheit den Verlust an Freiheit dadurch zu ertragen helfen, „daß sie den Freiheitsverlust anschaulich macht mit dem Charakter einer objektiven, scheinbar von außen auf das Individuum zukommenden Wirklichkeit" (1946, S. 74).

Das Ziel der Therapie ist es somit, dem Patienten durch Selbsterkenntnis diese Freiheit zurückzugeben. Dieses geht in seinem Konzept einher mit einer Stärkung der kritischen Ich-Leistungen beim Psychosomatiker. Die Förderung der kritischen Ich-Leistungen stellt für ihn kein Spezifikum der Therapie des psychosomatisch Kranken dar, es ist ein allgemeines Erziehungsideal. Ziel der Therapie und der Erziehung ist es, daß das Ich fähig wird, kritisch die konkurrierenden Ansprüche der Triebe und des Über-Ichs zu prüfen und unbefangen Stellung zu beziehen. Es ist „dann in der Lage, die mitmenschliche Realität und sich selbst ohne die groben Färbungen und Entstellungen wahrzunehmen, die ihnen unsere Affekte verleihen" (1967 b, S. 97). Ziel der Erziehung ist so die Entwicklung der kritischen Vernunft, die ein sinnvolles Leben in einer sich ständig ändernden „vaterlosen Gesellschaft" erst in Freiheit ermöglicht. Das Ich ist kritisch einerseits gegenüber den gesellschaftlichen Ansprüchen, andererseits gegenüber den eigenen Affekten. Mitscherlichs Verankerung im Gedankengut der Aufklärung wird hier deutlich. Durch die Ausbildung der kritischen Ich-Leistungen befreit sich der Mensch von der Unmündigkeit, die bedingt war durch die Triebe und die Gesellschaft. So entdeckt der Mensch, dessen Ziel die Selbstbefreiung ist, sein wahres Wesen.

Die kritischen Ich-Leistungen entwickeln sich nun im Spannungsfeld der biologisch fixierten Ich-Begabungen, der Erziehung und der gesellschaftlichen Bedingungen, die entscheiden, ob es zu einer Förderung oder zu einer Hemmung der Ich-Reife kommt. Mit dem Rückgriff auf das Hartmannsche Konzept der Ich-Entwicklung gerät Mitscherlich dabei einerseits in die Gefahr, eine biologistische Theorie zu entwerfen. Andererseits erkennt Mitscherlich im raschen Wandel der Lebensbedingungen die gesellschaftliche Bedingung für eine Entwicklung der Ich-Leistungen. Die entstehenden Konflikte sind nicht mit Hilfe des Vatervorbildes lösbar, sondern verlangen neue Lösungskonzepte, die nur mit Hilfe der kritischen Vernunft entwickelt werden können. Wie sich diese affekt- und gesellschaftsunabhängig bilden sollen, diese Frage läßt Mitscherlich jedoch unbeantwortet.

Die Konzepte von Alexander, Schur, Engel und Schmale, als auch die Verknüpfung dieser Konzepte in seiner Theorie der „zweiphasigen Abwehr“ ergaben für Mitscherlich keine befriedigende Deutung der psychosomatischen Erkrankung. Es ist ihm nach eigener Einschätzung nicht gelungen, eine umfassende Metapsychologie der psychosomatischen Erkrankung zu entwerfen (vgl. De Boor u. Mitscherlich 1972).

Somit macht Mitscherlich eine kritische Bestandsaufnahme, weist Widersprüche auf und fügt klinische Beobachtungen hinzu, die er allerdings in seinen theoretischen Konzepten nicht befriedigend erklären kann. So beschreibt er die rigide Haltung, die emotionelle Unfähigkeit, Gefühle leibhaft vollziehen und damit erst erleben zu können, und die irreversible Starrheit des Charakters beim psychosomatisch Kranken. Eben diese Phänomene sind es, die die Franzosen Jahre später im Alexithymiekonzept als charakteristisch für den Psychosomatiker beschrieben. Mitscherlich weist die Grenzen der Theorien auf und stellt neue Fragen, so nach den spezifischen Sozialisationsbedingungen für die Patienten mit Ich-Leistungsstörungen, nach gesellschaftlichen Entstehungsbedingungen für die psychosomatischen Erkrankungen und nach einem Psyche-Soma-Konzept, in dem beide miteinander in Wechselwirkung treten. Gelesen als Fragen weisen so seine theoretischen Arbeiten zur psychosomatischen Medizin weit über das Konzept der „zweiphasigen Abwehr“ hinaus, auf das er in Zitaten häufig reduziert bleibt. Seine Fragen harren noch heute einer Antwort.

Literatur

Alexander F ([1]1950, 1977) Psychosomatische Medizin. de Gruyter, Berlin

Brede K (1972) Sozioanalyse psychosomatischer Störungen. Athenäum, Frankfurt am Main

De Boor C, Mitscherlich A (1973) Verstehende Psychosomatik: Ein Stiefkind der Medizin. Psyche 27: 1–19

Engel GL, Schmale AH (1969) Eine psychoanalytische Theorie der somatischen Störung. Psyche 23: 241–261

Fenichel O ([1]1945, 1974) Psychoanalytische Neurosenlehre, Bd 1. Walter, Freiburg

Freud S (1905) Drei Abhandlungen zur Sexualtheorie. In: GW V, S 27–145. Fischer, Fft. (1968)

Freud S (1910) Beiträge zur Psychologie des Liebeslebens. In: GW VIII, S 65–91. Fischer, Fft. (1969)

Freud S (1913) Das Interesse an der Psychoanalyse. In: GW VIII, S 389–420. Fischer, Fft. (1969)

Freud S (1917) Vorlesungen zur Einführung in die Psychoanalyse. In: GW XI. Fischer, Fft. (1969)

Freud S (1923) „Psychoanalyse“ und „Libidotheorie“. In: GW XIII, S 209–233. Fischer, Fft. (1967)

Gitelson M (1959) A critic of current concepts in psychosomatic medicine. Bull Menninger Clin 23: 165–178

Habermas J (1982) In Memoriam Alexander Mitscherlich. Psyche 36: 1060

Habermas J (1983) Bemerkungen zu Alexander Mitscherlichs analytischer Sozialpsychologie. Psyche 37: 352–363

Mirsky A (1960) Physiologic, psychologic and social determinants of psychosomatic disorders. Dis Nerv Syst 21: 50–56

Mitscherlich A ([1]1946, 1977) Freiheit und Unfreiheit in der Krankheit. Suhrkamp, Frankfurt am Main

Mitscherlich A (1950) Die Medizin sucht einen neuen Umgang mit dem Menschen. Umschau 50: 27–29

Mitscherlich A (1963) Auf dem Weg zur vaterlosen Gesellschaft. Piper, München

Mitscherlich A ([1]1966, 1969) Studien zur psychosomatischen Medizin. Krankheit als Konflikt I. Suhrkamp, Frankfurt am Main

Mitscherlich A (1967 a) Studien zur psychosomatischen Medizin. Krankheit als Konflikt II. Suhrkamp, Frankfurt am Main
Mitscherlich A (1967 b) Die Unfähigkeit zu trauern. Piper, München
Schneider PB (1973) Zum Verhältnis von Psychoanalyse und psychosomatischer Medizin. Psyche 27: 21–49
Thomä H (1983) Von der psychosomatischen Medizin zur Psychoanalyse - Heidelberg 1949–1967. Psyche 37: 322–335
Weiner H (1981 a) Brain behavior and bodily disease: a summary. Res Publ. Assoc Res Nero Ment Dis 59: 335–369
Weiner H (1981 b) Untersuchungen über den Zusammenhang zwischen Pepsionogenspiegel, psychischen Auffälligkeiten und Ulcus duodeni. Vortrag anläßlich des 25jährigen Bestehens der psychosomatischen Poliklinik München. München
Zepf S (1981) Psychosomatische Medizin auf dem Weg zur Wissenschaft. Campus, Frankfurt am Main

7 Die Wiederbelebung der Todestrieb-Hypothese: Das theoretische Konzept der französischen psychosomatischen Schule*

Siegfried Zepf und Ekkehard Gattig

Georg Christoph Lichtenberg: Jocoseria**

Wenn uns ein Engel einmal aus seiner Philosophie erzählte, ich glaube es müßten wohl manche Sätze so klingen als wie 2 mal 2 ist 13.

Die französischen Psychoanalytiker David, Fain, Marty und de M'Uzan begannen etwa um 1960 eine Konzeption der psychosomatischen Erkrankung zu entwickeln, die sich von den bisherigen Vorstellungen unterschied. Bisher wurde von den meisten Psychoanalytikern der psychosomatisch Kranke im wesentlichen als ein Neurotiker angesehen (z. B. Garma 1964; Mitscherlich 1965; Orgel 1961), und zwar trotz der Auffassung, daß es sich bei diesem Krankheitstypus um eine nosologische Einheit handelt (z. B. De Boor u. Mitscherlich 1973). Die französischen Autoren hingegen suchten dieser Auffassung Rechnung zu tragen und beschrieben in verdeckter Anlehnung an Ruesch (1948) eine spezifische psychosomatische Persönlichkeitsstruktur, die sie von einer neurotischen, psychotischen, genitalen oder perversen Struktur abgegrenzt wissen wollten (Fain 1966, 1971; Fain u. Kreisler 1970; Fain u. Marty 1964, 1965; Marty 1958, 1969, 1976; Marty u. de M'Uzan 1963; de M'Uzan u. David 1960). Unter dem Titel „psychosomatisches Phänomen" des deutschen Vertreters der französischen Schule (Stephanos 1979), bzw. als „Alexithymie" (Nemiah u. Sifneos 1970) hat ihre Konzeption inzwischen zunehmend an Bedeutung gewonnen.

Nach Ansicht der französischen Autoren ist dreierlei pathognomonisch für ein psychosomatische Persönlichkeitsstruktur:

1) „La pensée opératoire": Damit ist ein Denken gemeint, das durch Logik, Kausalität und Kontinuität charakterisiert ist und sich an der unmittelbar konkreten Realität äußerer Fakten orientiert. Es könne zwar abstrakt und intellektuell sein (z. B. McDougall 1974), bleibe aber immer pragmatisch und instrumentell und sei in jedem Fall abgekoppelt von den innerpsychischen Objektrepräsentanzen (Marty et al. 1963; Stephanos 1979). Diese Art des Denkens würde auch die Sprache des psychosomatisch Kranken bestimmen, die als „langage dévitalisé" bezeichnet wird (Marty et al. 1963). Personen, Ereignisse und Dinge würden ohne Beziehung zum Subjekt, gleichsam

* Unter Mitarbeit von L. Alberti leicht veränderte Fassung eines in der *Psyche* 36: 123–138 (1982) erschienenen Aufsatzes.
** In: Gedankenbücher. Lothar Stiehm, Heidelberg.

wie abphotographiert, wie im Reisebericht eines Unbeteiligten geschildert. Der Patient erzählt sozusagen seinen Lebenslauf, in dem er selbst jedoch nicht als Person vorkommt.

2) „Reduplication projective“: Mit diesem Begriff wird beschrieben, daß der psychosomatisch Kranke seine Objekte immer nur nach dem Muster des eigenen, weitgehend undifferenzierten Selbstbildes wahrnehmen würde. „Projektiv“ wurde später mit der Begründung fallen gelassen, daß die Projektion als ein Abwehrmechanismus immer ein bestimmtes Ausmaß an psychischer Strukturierung voraussetzen würde, welches die psychosomatisch Kranke jedoch nicht habe (z. B. Stephanos 1979).

3) „Inhibition fantasmatique de base“: Dieses Merkmal beinhaltet, einen Mangel an unbewußten Phantasien (Fain u. Marty 1964) und ist mit dem operationalen Denken eng verbunden. Wenn die Patienten phantasieren, dann seien die Phantasien entweder in der Struktur undifferenziert oder aber sie bestünden in einer einfachen Reproduktion faktischer Situationen.

Als ein weiteres Merkmal wird schließlich noch eine soziale Überangepaßtheit angeführt (z. B. McDougall 1974, Stephanos 1979).

Obwohl inzwischen von verschiedenen Autoren ähnliche Befunde erhoben wurden (z. B. Brede 1972; De Boor 1964; Nemiah u. Sifneos 1970; v. Rad 1977; Rosenkötter et al. 1968; Schöttler 1981; Shands 1975; Zepf 1976, 1981), wird ihre Relevanz für die psychosomatische Erkrankung immer wieder bestritten (z. B. Cremerius 1977). Wir sind dieser kontroversen Debatte andernorts nachgegangen (Zepf u. Gattig 1981) und wollen sie hier nicht weiter verfolgen. Nur geringe Aufmerksamkeit haben bisher die Überlegungen der französischen Autoren gefunden, mit denen sie versuchten, die spezifische Genese einer psychosomatischen Struktur auch theoretisch zu begründen. Dem Versuch, auf theoretischer Ebene den Anspruch einzulösen, der sich aus ihrer Annahme einer eigenständigen psychosomatischen Struktur ergab, gilt diese Untersuchung. Wir werden uns dabei insbesondere auf das operationale Denken konzentrieren, der charakteristischen Funktionsweise einer psychosomatischen Struktur, und ihre Überlegungen schwerpunktmäßig gliedern in solche, die etwa bis 1976 vorgelegt wurden, und in den systematischeren Versuch, der danach entstanden ist.

► Wie de M'Uzan (1977) bemerkt, stand am Anfang der publizierten theoretischen Überlegungen der mißlungene Versuch, die psychischen Eigentümlichkeiten psychosomatisch Kranker innerhalb der psychoanalytischen Strukturtheorie auf einen gemeinsamen Nenner und in eine systematische Verbindung zu bringen. Ohne auf die Begrifflichkeit der Strukturtheorie völlig zu verzichten, begannen sie deshalb das operationale Denken im topographischen Modell Freuds zu verfolgen, das den psychischen Apparat in die Systeme Bewußtsein (Bw), Vorbewußtes (Vbw) und Unbewußtes (Ubw) gliedert (z. B. Freud 1913). Das operationale Denken wird als Resultat einer durch das Fehlen des Vorbewußten bedingten Diskontinuität von Bewußtem und Unbewußtem verstanden und als eine Modalität des Sekundärvorgangs begriffen (Marty u. de M'Uzan 1963), in welcher die Worte Handlungen und Sachen lediglich verdoppeln würden. Genetisch wird für die mangelnde Ausbildung des vorbewußten Systems einmal eine „mére calmante“ angeschuldigt, die im Gegensatz zu einer „mére satisfaisante“ durch konstante Anwesenheit, durch Übertreibung ihrer reizabschirmenden Funktion pathologisch würde (Fain 1971; Fain u. Kreisler 1970). Das mütterliche Verhalten führe dazu, daß die Säuglinge das Stadium der halluzinatorischen Wunscherfüllung nicht erreichen und keine autoerotischen Aktivitäten entwickeln können (Fain 1971). Das Es habe sich nicht von seinem somatischen Ursprung gelöst und könne keine psychischen Repräsentanzen bilden (Fain u. Marty 1965). Aus der Beobachtung der Mütter und ihrer psychosomatisch kranken Säuglinge schlußfolgerte Fain (1971), daß durch die kontinuierliche Beschäftigung mit dem Kind die Mutter die Entwicklung des primären Autoerotismus verhindert, wodurch die libidinösen Aktivitäten von einer symbolischen Darstellung ausgeschlossen werden.

Zum anderen wird auch eine, sich dazu „antithetisch“ (McDougall 1974) verhaltende Mutter, die in offener Zurückweisung die autoerotischen Aktivitäten des Säuglings direkt verbietet, für die gleiche Konsequenz verantwortlich gemacht. Ihr Verhalten führe zwar zu andersartigen psychosomatischen Körpersymptomen, auf psychologischer Ebene sei das Resultat jedoch ebenfalls eine nur mangelhafte Verbindung von triebhaften Zielen und Objektrepräsentanzen (Fain 1971).

Dieser erste Begründungsversuch einer psychosomatischen Struktur wirft einige Fragen auf. So ist z.B. bei genauerer Lektüre die in sich widersprüchliche Bestimmung des operationalen Denkens nicht zu übersehen. Als logisch, kausal und realitätsbezogen wird es einerseits als eine Modalität des Sekundärvorgangs vorgestellt. Andererseits aber wird behauptet, daß im operationalen Denken die Worte Handlungen und Sachen lediglich duplizieren würden und daß die Distanz zwischen Bezeichnendem („signifiant“) und Bezeichnetem („signifié“) aufgehoben sei (Marty u. de M'Uzan 1963). Zwischen Wort- und Sachvorstellungen kann also nicht mehr unterschieden werden. Argumentiert man nun im topographischen Modell Freuds, dann heißt dies aber nichts anderes, als daß die Wort- und Sachvorstellungen in demselben System liegen müssen, nämlich im System Ubw. Dort aber herrscht der Primärvorgang (Freud 1913; 1923). Der theoretischen Bestimmung ist mithin implizit, daß das operationale Denken logisch, kausal, realitätsorientiert und primärprozeßhaft zugleich ist. Diese zweite Bestimmung wird dann auch von Stephanos (1979, S. 221) in den Vordergrund gerückt, wenn er das operationale Denken explizit als „archaisch“ und „primärprozeßhaft“ charakterisiert. Damit aber schließen sich die kategorialen Bestimmungen wechselseitig aus. Während in psychoanalytischer Auffassung der Sekundärvorgang an Vorstellungen gebundene Triebenergien voraussetzt (Freud 1900, 1911, 1920; Rapaport 1951, S. 696 f.), nimmt der Primärvorgang Bezug auf eine freie Verschieblichkeit der Triebenergien (Freud 1913, 1920) und auf einen dadurch ermöglichten Denkprozeß (z.B. Lorenzer 1970), in welchem die Regeln der formalen Logik suspendiert sind und der sich gerade nicht wie das operationale Denken – welches darüber hinaus im Bereich der Technik und der Abstraktion äußerst fruchtbar sein soll (Marty u. de M'Uzan 1963; de M'Uzan 1977) – an der äußeren Realität, sondern an der inneren Realität der Triebbedürfnisse orientiert. Freud schreibt:

„Die Vorgänge des Systems Ubw sind zeitlos, d. h. sie sind nicht zeitlich geordnet, werden durch die verlaufende Zeit nicht abgeändert, haben überhaupt keine Beziehung zur Zeit. Auch die Zeitbeziehung ist an die Arbeit des Bw-Systems geknüpft. Ebensowenig kennen die Ubw-Vorgänge eine Rücksicht auf die Realität. Sie sind dem Lustprinzip unterworfen; ihr Schicksal hängt nur davon ab, wie stark sie sind, und ob sie die Anforderungen der Lust-Unlust-Regulierung erfüllen. Fassen wir zusammen: *Widerspruchslosigkeit,*

Primärvorgang (Beweglichkeit der Besetzungen), *Zeitlosigkeit* und *Ersetzung der äußeren Realität durch die psychische* sind die Charaktere, die wir an zum System *Ubw* gehörigen Vorgängen zu finden erwarten dürfen" (1913, S. 286).

Nimmt man die metapsychologische Ortungsversuche der französischen Autoren ernst, dann wird durch die Annahme einer Distanzlosigkeit von Bezeichnendem und Bezeichnetem das operationale Denken in die Nähe schizophrener Denkprozesse gerückt (z. B. Jappe 1971). Um im Denken auf die Realität reflektieren zu können, sind allemal zwei Unterscheidungen unverzichtbar: Das Bezeichnende ist vom Bezeichneten, die Wortvorstellung ist von der Sachvorstellung und die Sachvorstellung ist vom realen Gegenstand, den sie vorstellt, zu unterscheiden (vgl. Klaus 1973; Werner u. Kaplan 1964). Auch die zweite Unterscheidung stellen Marty u. de M'Uzan (1963) in Frage, wenn sie schreiben, daß das operationale Denken „keine Distanz zum Objekt" mehr erlaubt.

So widersprüchlich wie die Bestimmungen des operationalen Denkens sind, so lückenhaft ist u. E. der vorgelegte sozialisationstheoretische Begründungsversuch. Offen bleibt darin, wie aus dem Verhalten einer „mère calmante" die Unfähigkeit zur halluzinatorischen Wunscherfüllung und wie daraus die mangelhafte Verbindung von libidinösen Aktivitäten und Sprache erwachsen soll. Nimmt man hier an, Fain (1971) würde implizit auf eine von Fenichel (1945, S. 55 f.) formulierte psychoanalytische Grundannahme rekurrieren, daß nämlich die ersten Objektrepräsentanzen in Spannungszuständen gebildet werden, die eine Abwesenheit des Objekts voraussetzen, dann wäre damit eine Bedingung für die Bildung von Objektrepräsentanzen unterstellt, welche durch eine „mère calmante" systematisch unterlaufen würde. Sie gestattet dem Säugling ja keine befriedigende Interaktion außer mit ihr selbst und ist praktisch konstant anwesend. Läßt man offen, welche Rolle die autoerotischen Aktivitäten bei der Bildung von Objektrepräsentanzen spielen, so bleibt unverständlich, wieso der Säugling auch bei einer Mutter keine Objektrepräsentanzen bilden kann, die das Kind offen zurückweist, mit ihm nicht befriedigend interagiert und so – aus der Sicht des Kindes – als ein spannungsminderndes Objekt nicht vorhanden ist. Weil die französischen Autoren keine Überlegungen bereitstellen, die erklären, wie durch eine „mère satisfaisante" die Verbindung von libidinösen Aktivitäten und Sprache – hier dem Vorbewußten – hergestellt wird, deshalb kann weder eine „mère calmante" noch eine Mutter, die in offener Zurückweisung die autoerotischen Aktivitäten des Säuglings direkt verbietet, als notwendige Bedingung des operationalen Denkens identifiziert werden. Damit aber wird eine kausale Verknüpfung der Einzelbefunde außerordentlich problematisch.

Wenn man bedenkt, daß die Annahme einer eigenständigen psychosomatischen Struktur auch dazu verpflichtet, den Prozeß ihrer Entwicklung von jenen abzugrenzen, die zu neurotischen und andersartigen Strukturen führen, dann werden die Konsequenzen dieses lakunären Begründungszusammenhangs unmittelbar einsichtig. Kann man Bedingungen und Genese einer psychosomatischen Struktur nicht mehr isolieren, dann vermag man sie auch nicht mehr von denjenigen zu unterscheiden, die für andersartige Strukturen verantwortlich sind. Die Spezifitätsannahme wird somit hinfällig.

Aber selbst dann, wenn es den französischen Autoren gelungen wäre, im topographischen Modell die „mère calmante" und die sich dazu antithetisch verhaltende

Mutter als notwendige Bedingungen für das operationale Denken auszuweisen, wäre diese Annahme aufzugeben. Sie hätten dann nämlich in dem von ihnen gewählten Bezugsrahmen auch die Abgrenzungen von jenen Bedingungen vornehmen müssen, die zu den andersartigen Strukturen führen. Marty et al. wären gehalten gewesen, innerhalb des topographischen Modells jene Widersprüche zu lösen, die für Freud in Anwendung dieses Modells bei der weiteren Verfolgung des neurotischen Konflikts nicht lösbar waren* und die ihn veranlaßten, das topographische Modell und die damit verbundene Theorie zu revidieren und sie zur Strukturtheorie umzugestalten (Freud 1923).

Ob die französischen Autoren versucht haben, diese Widersprüche innerhalb der topographischen Theorie zu lösen, kann nicht entschieden werden. Sie haben jedenfalls nichts dazu veröffentlicht noch sich dieses Problem als eine Aufgabe gestellt, deren Lösung für sie notwendig wäre. Im Gegenteil, die strukturtheoretische Fassung der andersartigen Strukturen (neurotische, psychotische, genitale, perverse) wurde von ihnen nicht in Frage gestellt, und im Versuch, die psychosomatische Struktur auf den adäquaten wissenschaftlichen Begriff zu bringen, operieren sie sogar selbst mit strukturtheoretisch definierten Kategorien („klassische Ich-Organisation", „Über-Ich", „Abwehrmechanismen", etc.) (z.B. Marty 1969, 1976; Marty et al. 1963). Will man jedoch die Spezifität einer psychosomatischen Struktur mit Argumentationssträngen begründen, die einmal auf das topographische, ein andermal aber auf das Strukturmodell zurückgreifen, dann ist aus erkenntnislogischen Gründen eine metatheoretische Vermittlung der sich in vielerlei und prinzipieller Hinsicht unterscheidenden Modelle (vgl. z.B. Arlow u. Brenner 1964; Beres 1962; Gill 1963) ganz unerläßlich.** Diese notwendige begriffsanalytische Arbeit wurde aber von Marty und seinen Mitarbeitern bisher nicht in Angriff genommen. Spart man sie jedoch aus, dann zerfallen ihre theoretischen Aussagen in eine Reihe von Hypothesen ohne gemeinsame Klammer. Freilich sind sie dann im szientistischen Selbstverständnis auch keine Theorie mehr.

Wir wollen die theoretischen Bemühungen der französischen Autoren, die sie bis etwa 1976 unternommen haben, nicht verlassen, ohne wenigstens – sozusagen in Paranthese und in aller Kürze – noch auf den Widerspruch hinzuweisen, der zwischen ihrer Annahme einer Reduplikation und der Beobachtung besteht, daß der

---

* Bei einem neurotischen Konflikt können auch jene Kräfte dem Bewußtsein entzogen sein, welche die fraglichen Triebwünsche abwehren – und als Widerstände analysiert werden müssen – und die auch im Bedürfnis nach Selbstbestrafung dem Bewußtsein entzogen sein und der Verdrängung unterliegen können. Nach der topographischen Theorie gehören jedoch die verdrängende Instanz sowie ein moralisch bedingtes Strafbedürfnis ins vorbewußte System und sollten demnach auch dem Bewußtsein problemlos – etwa durch eine Aufmerksamkeitsbesetzung – zugänglich sein (vgl. Arlow u. Brenner 1964, S. 31–34).

** Als wesentliche Unterschiede führen Arlow u. Brenner (1964, S. 44–52) u. a. an, daß in der topographischen Theorie die Einteilung des seelischen Apparats nach dem Kriterium der Zugänglichkeit für das Bewußtsein erfolgt, daß Verdrängung und Abwehr synonyme Begriffe sind und daß die Verdrängung der Angst vorausgeht. In der Strukturtheorie dagegen wird der seelische Apparat nach dem Prinzip des Konflikts von Funktionen eingeteilt, der sich zwischen den Trieben (Es), der Moralität (Über-Ich), der Realität und dem Ich abspielen kann, die Verdrängung ist hier ein Abwehrmechanismus unter vielen, und die Angst geht der Verdrängung voraus. Während ferner in der topographischen Theorie die nach innen gerichtete Aggression keine wesentliche Rolle spielt, wird ihr in der Strukturtheorie in Gestalt des Über-Ichs eine grundlegende Bedeutung beigemessen, in der auch der genetische Gesichtspunkt wesentlich dezidierter zur Geltung gebracht wird.

psychosomatisch Kranke sozial eher überangepaßt ist und sich generell an den Bedürfnissen seiner Beziehungsobjekte orientiert. Stephanos (1979) verweist ausdrücklich auf diese Beobachtung. Könnten diese Patienten ihre Beziehungsobjekte nur entsprechend ihrer eigenen undifferenzierten Struktur wahrnehmen, wie dies die Reduplikation behauptet, dann bliebe ziemlich unverständlich, wie sich die psychosomatisch Kranken sozial und an die Bedürfnisse ihrer Objekte anpassen können. Diese Anpassungsfähigkeit setzt vielmehr eine erhöhte soziale Wahrnehmung für Erwartungen und Bedürfnisse der Objekte voraus. Die meisten empirischen Untersuchungen sprechen ferner dafür, daß der psychosomatisch Kranke nicht – wie mit der Reduplikation behauptet – seine Objekte so wahrnimmt, wie er selbst ist. Im Gegenteil, in seinem Selbstverständnis ist er meist so, wie er annimmt, daß sein zentrales Beziehungsobjekt, seine „Schlüsselfigur" (Engel 1955) ist (s.a. Zepf 1976). Gewiß wäre auch noch die Formulierung zu problematisieren, daß das Es sich nicht von seinem somatischen Ursprung gelöst und keine psychischen Repräsentanzen gebildet habe (vgl. dazu Fenichel 1945; Lorenzer 1970). Aber auch ohne die Fragwürdigkeit dieser Aussage und den Widerspruch zwischen Reduplikation und Verhaltensnormalität zentral zu exponieren sollte deutlich geworden sein, daß die Genese einer psychosomatischen Struktur so nicht gedacht werden kann.

► Man kann vermuten, daß die fatale Konsequenz einer den Bezugsrahmen wechselnden Argumentation den französischen Autoren selbst zum Problem wurde, denn 1976 erklärte Marty eine neue Lehre zum umfassenden Bezugsrahmen. Diese Lehre sollte auch Aufschluß geben über die Genese der sog. „primären Fixierungsmechanismen", denen sich letztlich eine bestimmte psychosomatische Körpersymptomatik verdanken soll. Zwar wird auch in diesem Konzept an der Annahme einer Diskontinuität von psychischen und körperlichen Trieb-Prozessen festgehalten. So soll auch zwischen dem psychischen Konflikt und dem psychosomatischen Körpersymptom kein sinnvoller Zusammenhang mehr bestehen (z.B. Stephanos 1979). Auch die schon früher geäußerte Vermutung einer Fixierung auf primäre physiologische Mechanismen, die z.B. beim Allergiepatienten bereits intrauterin durch eine pathologische humorale Interaktion zwischen Foetus und mütterlichem Organismus entstanden sein soll (Marty 1958), wird beibehalten. Diskontinuität und primäre Fixierungsmechanismen werden jetzt jedoch begriffen als Resultat eines pathologischen Zusammenspiels zweier „Instinkte", des „Eros" und des „Thanatos" (Marty 1976). Alle physiologischen und psychologischen Funktionen eines Individuums seien in jeder Phase der Entwicklung durch die Wechselwirkung dieser beiden Instinkte bestimmt, wobei sich der Eros in evolutionären Strukturbildungen und der Thanatos in antievolutionären, destrukturierenden Veränderungen materialisieren soll. Eine vorübergehende, aber doch unvermeidliche Herrschaft des Todesinstinkts führe beim Säugling zu pathologischen Dysfunktionen, welche den Lebensinstinkt zu strukturierenden Reorganisationsprozessen veranlassen würden. In diesen Reorganisationsprozessen würden die Dysfunktionen bewältigt und die Libido und der psychische Apparat entwickelt. Die Dysfunktionen würden dadurch zwar ihren pathologischen Charakter verlieren, würden neutralisiert, blieben aber weiterhin als psychosomatische Fixierungsmechanismen existent. Die Gefahr ihrer Reaktivierung drohe nun in

Situationen, in denen der Lebensinstinkt geschwächt sei und/oder das Individuum nicht über adäquate psychische Verarbeitungsmechanismen verfüge. Dann erfolge eine Regression auf die Fixierungen in der somatischen Organisation, die von einer weitergehenden somatischen Desorganisation gefolgt werden kann. Falls das Individuum wieder zum Lebensinstinkt findet, könne es sich jedoch auf diesem regressiven Niveau erneut reorganisieren. Zuwendungen von Seiten des Objekts würden es am Leben erhalten und die Reorganisation entscheidend fördern.

Bedingt durch eine konstituelle Schwäche des Lebensinstinkts (Marty 1973; zit. nach Schneider; 1976) und durch das Fehlen einer „adäquaten mütterlichen Zuwendung" (Stephanos 1979, S. 232) bestünde nun beim psychosomatisch Kranken eine tiefgreifende Reifungsstörung. Sein psychischer Apparat sei nur minimal ausgebildet und strukturiert, Projektions- und Identifikationsvorgänge hätten nicht stattgefunden, die Mutter sei nicht als „gutes" Objekt internalisiert worden, eine halluzinatorische Wunscherfüllung hätte sich ebensowenig entwickeln können wie die Fähigkeit zur Symbolisierung. Deshalb bestünde auch die oben erwähnte Diskontinuität und das stets am Aktuellen und Konkreten haftende operationale Denken, einer „vie opératoire", welches als Stabilisierungsplan zur Verhinderung einer fortschreitenden Desorganisation gedacht wird und der in Krisensituationen leicht versagen würde. Deshalb käme es zu einer weiteren Regression auf die Fixierungsstellen mit der Konsequenz einer Desorganisation, die infolge des konstitutionell geschwächten Lebensinstinkts nur mehr begrenzt abgefangen werden könne. Der desorganisierte Patient könne sich von diesem Zusammenbruch nicht mehr erholen, das chronifizierte psychosomatische Symptom sei die Folge.

In den wesentlichen Zügen ist dies das neuere theoretische Konzept der französischen Autoren. Anzumerken ist zunächst, daß auch das Konzept von Eros und Thanatos weder das topographische mit dem Strukturmodell metatheoretisch vermittelt, noch daß es selbst diesen Modellen amalgamiert wurde. Es wird ihnen bloß additiv angefügt und addiert zugleich den Widersprüchen des ersten Konzepts weitere hinzu. Kritisch ist einmal, daß diese theoretische Auffassung bei genauem Hinsehen die Existenz einer „vie opératoire" bei psychosomatisch Kranken verbietet, heißt es doch ausdrücklich: „La vie opératoire semble constituer, davantage qu'elle ne le constitue en réalité, un plan de stabilisation qui met un frein au mouvement de désorganisation. L'extension des désorganisations est souvent la régle à ces moments où l'on passe de l'atteinte des fonctions mentales à l'atteinte des fonctions somatique.... La désorganisation se poursuivant c'est la pathologie somatique qu'on doit faire face" (Marty 1976, S. 110 f.).* Wenn aber der Verlust, genauer die Desorganisation der „vie opératoire" Voraussetzung der Symtombildung ist, dann wird zur Frage, wie es den französischen Autoren überhaupt möglich war, an psychosomatischen *Symptomträgern* ein operationales Denken zu diagnostizieren.

List man „Eros" und „Thanatos" als Triebe, dann führt zum anderen die Annahme, daß bei einem konstitutionell schwachen Lebenstrieb keine Projektionen mehr

---

* „Das operationale Leben scheint – mehr als es in Wirklichkeit leisten kann – einen Stabilisierungsplan zu konstituieren, der die Desorganisationsbewegung hemmt. In dem Moment, wo man von der Störung seelischer Funktionen zu der Störung somatischer Funktionen übergeht, ist eine Ausbreitung der Desorganisation häufig die Regel ... Wenn die Desorganisation weitergeht, dann ist man mit der somatischen Pathologie konfrontiert" (Übersetzung von den Verf.).

stattfinden sollen, zu einem Widerspruch mit psychoanalytischen Auffassungen. In der klassischen psychoanalytischen Auffassung ist die Projektion aggessiver und libidinöser Triebregungen letztlich immer ein Abwehrvorgang, der unter dem Aspekt der Unlustvermeidung durchgeführt wird. Diese Ansicht wird auch von den französischen Autoren geteilt (Stephanos 1979). Verpflichtet man sie auch in ihrem Eros-Thanatos-Konzept auf psychoanalytisches Denken, dann wird in ihrem Entwurf Unlust durch den noch im Innern wirkenden Todestrieb produziert, während es sich bei den aggressiven, objektgerichteten Triebregungen um den nach außen gewendeten Todestrieb und bei den libidinösen Triebregungen um Derivate des Eros handeln muß. Wenn nun selbst bei einem konstitutionelle schwachen Eros, bei einem Vorherrschen des Todestriebs also, keine libidinösen Inhalte mehr projiziert werden können, dann wird damit zugleich ausgeschlossen, daß etwa bei einer gleich starken Ausprägung von Eros und Thanatos libidinöse Triebregungen auf Objekte projiziert werden können. Die Behauptung der französischen Autoren hat zur Konsequenz, daß nurmehr aggressive Inhalte für eine Projektion in Frage kommen. Dies ist eine Konsequenz, die mit der vielfach beschriebenen „altruistischen" Abtretung libidinöser Triebansprüche kollidiert (A. Freud 1936).

Diese Kollision könnte freilich mit dem Argument verhindert werden, daß die Projektion immer eine mehr oder weniger intensive libidinöse Besetzung von Aspekten des Objekts voraussetzt, auf das projiziert wird. Man könnte also argumentieren, daß der psychosomatisch Kranke aufgrund seines Mangels an Eros gerade diese Voraussetzung nicht mehr einlösen kann, während dies bei einer gleich starken Ausprägung von Thanatos und Eros durchaus möglich ist. Damit wäre freilich zugleich gesagt, daß diese Patienten zu libidinösen Objektbeziehungen überhaupt nicht mehr in der Lage sind. Dies stünde aber wiederum in Widerspruch zu der Reduplikationsannahme, denn wenn man die Auswahl der Objekte, in denen sich der psychosomatisch Kranke reduplizieren soll, nicht bloß auf dem Konto des Zufalls abbuchen will, dann setzt zumindest dies eine libidinöse Objektbesetzung voraus.

Ein weiterer Widerspruch besteht zwischen der Annahme eines Todestriebs und dem psychoanalytischen Triebverständnis. Danach ist am Trieb Quelle, Drang, Ziel und Objekt zu unterscheiden. Die Quelle ist ein somatischer Vorgang, dessen Reiz sich im Seelenleben durch den Trieb repräsentiert, Drang ist das Maß an Arbeitsanforderung, die sich dadurch für die Psyche ergibt, Ziel ist die Befriedigung, die Aufhebung des Reizzustands an der Triebquelle, und Objekt ist dasjenige, an dem oder durch welches der Trieb seine Befriedigung erreichen kann (Freud 1915). Identifiziert man nun, wie es auch Freud (1923a, 1923b) versuchte, die körperlichen Abbauprozesse mit der Quelle des Todestriebs, dann gerät man in Widerspruch zu der Zieldefinition: Der Todestrieb macht keineswegs die somatischen Veränderungen seiner Quelle rückgängig, sondern im Gegenteil, er soll die Abbauprozesse gerade befördern. Fenichel (1935) hat bereits auf diesen Widerspruch aufmerksam gemacht.

Nun könnte man freilich auch hier mit einem Argument dagegenhalten, nämlich daß diese Kritik von Fenichel (1935) zwar die Auffassung von Freud, aber nicht die der französischen Autoren trifft. Sie sind ja explizit der Ansicht, daß nicht der Thanatos, sondern der Eros die Abbauprozesse aufhebt. Man könnte ihnen also durchaus unterstellen, daß sie in ihrem Triebverständnis von der Zieldefinition ausgehen und behaupten, daß bei ihnen – im Unterschied zu Freud – der Lebenstrieb seine Quelle in den körperlichen Abbauprozessen hat, denen er entgegenwirkt, und daß die Quelle des Todestriebs mit den sich bildenden psychischen und somatischen Strukturen zu identifizieren ist, gegen die er sich wendet. Das Ziel des einen wäre dann jeweils die Quelle des anderen Triebs. Dann könnte man aber nicht mehr verstehen, warum der Mensch überhaupt noch stirbt. Die zunehmende Strukturierung im Alterungsprozeß müßte dann nämlich als ein Obsiegen des Eros über den Thanatos interpretiert werden. Diesem Problem könnte man noch mit der Annahme entgehen, daß durch diese Stukturbildung die Quelle des Todestriebs so aufgeladen würde, daß sie schließlich in einem Prozeß zur Entladung kommt, der zum Tode führt. Jedoch stände diese Annahme wiederum in deutlichem Widerspruch zu der Erkrankungshäufigkeit älterer Menschen, denn diese Erkrankungen müßten dann doch wohl als eine partielle Entladung des Todestriebs verstanden werden. Ferner müßte die gleiche Annahme wohl auch für den konträren Pol, der Quelle des Eros, Gültigkeit haben. Die Annahme einer konstitutionellen Schwäche des Eros würde so ganz uneinsichtig, denn durch die desorganisierenden Prozesse des Todestriebs müßte dann auch die Quelle des Eros so aufgeladen werden, daß sie, zumindest partiell, wieder nach Entladung drängt. So muß auch Marty (1976, S.15) eingestehen, daß als ungelöstes Problem die Frage bestehen bleibt, warum im Verlauf der individuellen Entwicklung die Lebensinstinkte verlöschen.

Freilich lassen sich auch gegen diese Überlegungen noch Einwände formulieren. Fraglos gilt diese Kritik in vollem Umfang nur dann, wenn man Eros und Thanatos als Triebe im Sinne Freuds versteht und ihnen Ziele und somatische Quellen zu unterstellen sucht. Und diese Unterstellung wird dem Konzept der französischen Autoren gerecht; bei ihnen handelt es sich nicht um einen Lebens- oder Todes*trieb*, sondern um organisierende bzw. desorganisierende Prinzipien. Auch in Anbetracht der mit der Freudschen Todestriebshypothese verbundenen Probleme distanzieren sie sich sowohl inhaltlich wie auch sprachlich davon, was freilich nicht immer gesehen wird (z.B. Stephanos 1979). Für sie gilt: „La mort est paralléle à la vie, quelle que soit l'organisation de cette dernière. Les Instincts de Mort doublent les Instincts de Vie et trouvent sans doute ainsi la justification de leur dénomination d'Instincts. Cependant la notion d'Instincts de Mort (exprimée sous la formulation de ‚Pulsions de Mort' par Freud, dans un sens différent du nôtre puisqu'il assigne un but aux pulsions) ... suscite bien des controverses et des réactions négatives" (Marty 1976, S.13)* Bei den französischen Autoren sind Eros und Thanatos weder im somatischen Substrat, noch in der Psyche des Menschen zuhause. Sie sind jenseits des konkreten Menschen angesiedelt, im Menschen tritt nur ihre materielle Erscheinungsform zutage. So wie sich der Lebensinstinkt in den reorganisierenden Prozessen bloß materialisiert, so ist auch die Desorganisation ein bloßer Zeuge und auch die Resignation eine bloße Variante des Todesinstinkts (z.B. Marty 1976, S.84; Stephanos 1979). Eros und Thanatos werden von ihnen zu abstrakten Regulatoren des menschlichen Lebens hochstilisiert, deren – dem Menschen jenseitiges – Zusammenspiel letztlich darüber befindet, was im Leben des konkreten Menschen geschieht.

---

* „Wie immer auch das Leben organisiert ist, der Tod ist dem Leben parallel. Er ist darunter aufgespannt. Die Todesinstinkte verdoppeln die Lebensinstinkte und verdienen so zweifelsohne den Namen von Instinkten. Trotzdem löst der Begriff des Todesinstinkts (von Freud „Todestrieb" genannt und in einer von unseren abweichenden Bedeutung verwandt, weil er diesem Trieb ein Ziel unterstellt) Kontroversen und negative Reaktionen aus" (Übersetzung von den Verf.).

Auf diesem Kartenblatt liest sich die Entwicklung einer psychosomatischen Struktur dann so: Der psychosomatisch Kranke ist unfähig zur halluzinatorischen Wunscherfüllung, zur Symbolisierung und psychischen Strukturbildung, weil sich bei ihm der Eros nur ungenügend in seiner konstitutionellen Ausstattung manifestierte und weil dieser Mangel nicht durch den mütterlichen Eros kompensiert wurde. Auch die Mutter, die sich nicht adäquat verhält, ist natürlich eine Materialisation eines bestimmten Zusammenspiels von Eros und Thanatos. Präzisiert man sich diese Mutter als überfürsorgliche oder als offen zurückweisende, wie sie in der Literatur vielfach beschrieben wurde (Lit. s. Zepf 1976), dann läßt sich noch hinzufügen, daß in diesem Sozialisationsprozeß offensichtlich der Thanatos des Kindes mit dem mütterlichen Thanatos koaliert. In ihrer Überfürsorge wehrt die Mutter die Aggressionen auf das Kind ab, sie ist also auch in ihrer Überfürsorge aggressiv und wendet so ihren Todesinstinkt nach außen. Dies gilt natürlich auch für die offen zurückweisende Mutter, so daß sich beide Male ein nach außen gewendeter Todesinstinkt manifestiert.

Mit umgekehrtem Vorzeichen ist dann für den Reorganisationsprozeß die gleiche Erklärung anzubieten. Da es dem psychosomatisch Kranken an Eros mangelt, geriet er unter die Herrschaft des Todesinstinkts, welcher zu Desorganisationsprozessen führte. In der Zuwendung der Objekte manifestiert sich nun deren Eros, der sich hier mit dem geschwächten Eros des Patienten solidarisiert und ihn so am Leben erhält.

Diese Erklärungen haben einen entscheidenden Mangel. Sie gründen auf Voraussetzungen, deren Wahrheitsgehalt von den französischen Autoren an keiner Stelle gesichert wurde. In ihnen werden die allgemeinen Gesetze (Eros bewirkt dies, Thanatos jenes) und die Antezedensbedingungen, unter denen sich ein bestimmter Sachverhalt realisieren soll, schlicht als wahr vorausgesetzt. Da weder empirisch nachgewiesen noch theoretisch begründet wurde (und wohl auch kaum nachgewiesen, bzw. begründet werden kann), daß, wieso und wie Eros und Thanatos Strukturen bilden bzw. destrukturierend wirken, können für die beobachteten Erscheinungen beliebige metaphysische Konstruktionen angeschuldigt werden. Nichts würde sich an diesem Konzept ändern, wenn man Eros etwa durch „Psi" oder „Gott" und Thanatos durch „Antipsi" oder „Teufel" ersetzen würde.

► Konnte man zunächst noch den Eindruck gewinnen, daß die französischen Autoren Freuds Theorie von Eros und Thanatos zu ihrer Grundlage machten, so zeigt sich nun, daß die von Freud (1920) selbst als „spekulativ" bezeichnete Lehre noch weiter in die Metaphysik getrieben wurde. Vermutlich deshalb sahen sie sich auch nicht genötigt, die vielfältige und dezidierte Kritik an Freuds naturphilosophischen Spekulationen zurückzuweisen, mit der sie offensichtlich vertraut waren. Wir wollen diese Kritik nicht im Detail referieren, sondern nur so viel daraus festhalten, daß es für die Reduktion der menschlichen Natur auf diese beiden Grundtriebe keine wissenschaftliche Begründung gibt (z. B. Bibring 1936; Braun 1979; Brun 1953/54; Fenichel 1935; Jones 1962; Kapp 1931; Lichtenstein 1935; Penrose 1931; Reich 1933). Die logisch-historische Analyse des Tier-Mensch-Übergangsfeldes, in welcher die spezifische Existenzweise dieser beiden Triebe in der menschlichen Natur als entwicklungsnotwendiges Produkt ihrer animalischen Vorläufer aufzuweisen wäre, liefert diese Begründung jedenfalls nicht (vgl. Holzkamp-Osterkamp 1977, 1978). In der humanen wie in der nicht humanen Biologie findet sich keine Beobachtung, die die Annahme eines Todestriebes rechtfertigen würde. Wie insbesondere Brun (1953/54) zeigt, ist dies eine Annahme, die sämtlichen biologischen Prinzipien widerspricht.

Nimmt man es genau, dann handelte es sich bei den theoretischen Konstruktionen der französischen psychosomatischen Schule um eine spekulative und wissenschaftlicher Erkenntnis widersprechende Teleologisierung der menschlichen Natur. Sie halten einer erkenntnistheoretischen Kritik nicht stand, sind in sich widersprüchlich und stehen in Widerspruch zu psychoanalytischen Grundannahmen. Werden sie zur Grundlage einer neuen Nosologie der psychoanalytischen Psychosomatik gemacht, wie dies etwa von Stephanos im 1979 erschienenen *Lehrbuch der psychosomatischen Medizin* gewünscht wurde, dann würde die Psychoanalyse fraglos nach einem Vierteljahrhundert endlich jenen Vorwurf legitimieren, den u. a. Weitbrecht (1955) formuliert hat: daß die Psychoanalyse Wissenschaft auf der Basis unreflektierter, metaphysischer Vorannahmen praktiziere.

Abschließend wollen wir noch anmerken, daß unsere Kritik nicht als ein indirektes Plädoyer für eine neurosentheoretische Verrechnung des psychosomatisch Kranken zu verstehen ist. Sie kann und soll auch nicht zu dem Schluß verführen, die Annahme einer psychosomatischen Struktur sei überhaupt zu liquidieren. Sie macht jedoch deutlich daß die französischen Autoren diese Annahme auf theoretischer Ebene nicht einlösen konnten. Ihr Rekurs auf das topographische Modell Freuds und auf den metaphysischen Rahmen ihrer Todes- und Lebensinstinkt-Spekulationen ist u. E. allerdings nicht zufällig. Sie dokumentieren damit die richtige Einsicht, daß sich die psychosomatische Struktur in der psychoanalytischen Strukturtheorie nicht lückenlos auf den Begriff bringen läßt und zeigen zugleich, daß dies im topographischen Modell und im Rahmen der Todestrieb-Hypothese Freuds ebensowenig wie in ihrem neueren Bezugssystem möglich ist. Wenn man die Spezifik einer psychosomatischen Struktur sozialisationstheoretisch entfalten will, dann ist offensichtlich ein Bezugsrahmen erforderlich, der das topographische und das Strukturmodell der Psychoanalyse nicht nur in sich aufhebt, sondern der zugleich auch erlaubt, die Struktur körperlicher Funktionsabläufe sozialisationstheoretisch zu entfalten.

Literatur

Arlow JA, Brenner C ([1]1964, 1976) Grundbegriffe der Psychoanalyse. Rowohlt, Reinbek

Beres D (1962) The unconscious fantasy. Psychoanal Q 31: 309–328

Bibring E (1936) Zur Entwicklung und Problematik der Triebtheorie. Imago 22: 147–176

Braun KH (1979) Kritik des Freudo-Marxismus. Pahl-Rugenstein, Köln

Brede K (1972) Sozioanalyse psychosomatischer Störungen. Athenäum, Frankfurt am Main

Brun R (1953/54) Über Freuds Hypothese vom Todestrieb. Psyche 7: 81–111

Cremerius J (1977) Ist die „psychosomatische Struktur" der französischen Schule krankheitsspezifisch? Psyche 31: 293–317

De Boor CL (1964) Strukturunterschiede unbewußter Phantasien bei Neurosen und psychosomatischen Krankheiten. Psyche 18: 664–673

De Boor Cl, Mitscherlich A (1973) Verstehende Psychosomatik: Ein Stiefkind der Medizin. Psyche 27: 1–20

Engel GL (1955) Studies in ulcerative colitis. III. The nature of psychological processes. Am J Med 19: 231–255

Fain M (1966) Régression et psychosomatique. Rev Fr Psychoanal 30: 451–456

Fain M (1971) Prélude à la vie fantasmatique. Rev Fr Psychoanal 35: 291–364
Fain M, Kreisler L (1970) Discussion sur la Genèse des fonctions représantatives. Rev Fr Psychoanal 34: 285–306
Fain M, Marty P (1964) Perspectives psychosomatiques sur la fonction des fantasmes. Rev Fr Psychoanal 28: 609–622
Fain M, Marty P (1965) A propos du narcissism et sa genèse. Rev Fr Psychoanal 29: 556–572
Fenichel O (1935) Zur Kritik des Todestriebs. Imago 21: 458–466
Fenichel O ([1]1945, 1974) Psychoanalytische Neurosenlehre, Bd. I
Freud A ([1]1936, 1964) Das Ich und die Abwehrmechanismen. Walter, Freiburg
Freud S (1900) Die Traumdeutung. In: GW II/III, S. 607 f. Fischer, Fft. (1968)
Freud S (1911) Formulierungen über die zwei Prinzipien des psychischen Geschehens. In: GW VIII, S. 229–238. Fischer, Fft (1969)
Freud S (1913) Das Unbewußte. In: GW X, S. 263–303. Fischer, Fft. (1967)
Freud S (1915) Triebe und Triebschicksale. In: GW X, S. 209–232. Fischer, Fft. (1967)
Freud S (1920) Jenseits des Lustprinzips. In: GW XIII, S. 1–69. Fischer, Fft. (1969)
Freud S (1923 a) Das Ich und das Es. In: GW XIII, S 234–289. Fischer, Fft. (1969)
Freud S (1923 b) „Psychoanalyse“ und „Libidotheorie“. In: GW XIII, S 209–233. Fischer, Fft. (1969)
Garma A (1964) L'Intégration psychosomatique dans le traitement psychoanalytiques des maladies organique. Rev Fr Psychoanal 28: 5–45
Gill MM (1963) Topography and systems in psychoanalytic theory. Int University Press, New York (Psychol Iss 10)
Holzkamp-Osterkamp U (1977) Grundlagen der psychologischen Motivationsforschung 1. Campus, Frankfurt am Main
Holzkamp-Osterkamp U (1978) Motivationsforschung 2. Campus, Frankfurt am Main
Jappe G (1971) Über Wort und Sprache in der Psychoanalyse. Fischer, Frankfurt am Main
Jones E ([1]1957, 1962) Das Leben und Werk von Sigmund Freud, Bd III. Huber, Bern, S 315–332
Kapp R (1931) Comments on Bernfeld's and Feitelberg's „The principles of entropy and the death instinct“. Int J Psychoanal 12: 82–86
Klaus G (1973) Semiotik und Erkennungstheorie. Wilhelm Fink Verlag, München
Lichtenstein H (1935) Zur Phänomenologie des Wiederholungszwangs und des Todestriebes. Imago 21: 466–480
Lorenzer A (1970) Sprachzerstörung und Rekonstruktion. Suhrkamp, Frankfurt am Main
Lorenzer A (1972) Zur Begründung einer materialistischen Sozialisationstheorie. Suhrkamp, Frankfurt am Main
Lorenzer A (1974) Die Wahrheit der psychoanalytischen Erkenntnis. Suhrkamp, Frankfurt am Main
Marty P ([1]1958, 1974) Die allergische Objektbeziehung. In: Brede K (Hrsg) Einführung in die psychosomatische Medizin. Athenäum, Frankfurt am Main, S 420–445
Marty P (1969) Notes cliniques et hypthothèses à propos de l'economie de l'allergie. Rev Fr Psychoanal 33: 243–253
Marty P (1976) Les mouvements individuels de vie et de mort. Payot, Paris
Marty P, M'Uzan M de (1963) Das operative Denken („pensée opératoire“). Psyche 32: 974–984
Marty P, M'Uzan M de, David C (1963) L'investigation psychosomatique. Presses Universitaires de France, Paris
McDougall J (1974) The pschosoma and the psychoanalytic process. Int Rev Psychoanal 1: 437–459
Mitscherlich A (1965) Über die Behandlung psychosomatischer Krankheiten. Psyche 18: 642–663
M'Uzan M de (1977) Zur Psychologie des psychosomatisch Kranken. Psyche 31: 318–332
M'Uzan M de, David C (1960) Préliminaires critiques à la recherche psychosomatique. Rev Fr Psychoanal 24: 19–39
Nemiah JC, Sifneos PE (1970) Affect and phantasy in patients with psychosomatic disorders. In: Hill OW (ed) Modern trends in psychosomatic medicine 2. Butterworth, London, p 26–34
Orgel SZ (1961) Régression oral ou cours de la psychoanalyse de malades atteints d'ulcère. Rev Fr Psychoanal 25: 863–873
Penrose LS (1931) Freud's theory of instinct and other psycho-biological theories. Int J Psychoanal 12: 87–97
Rad M von (1977) Das psychosomatische Phänomen. Habilitationsschrift, Universität Heidelberg
Rapaport D ([1]1951, 1959) Organization and pathology of thought. Columbia University Press, New York
Reich W ([1]1933, 1970) Charakteranalyse. Kiepenheuer & Witsch, Köln, S 244–253

Rosenkötter L, De Boor Cl, Erdely Z, Matthes I (1968) Psychoanalytische Untersuchungen von Patienten mit funktioneller Amenorrhoe. Psyche 22: 838–852

Reusch J (1948) The infantile personality. Psychosom Med 10: 134–144

Schneider PB (1973) Zum Verhältnis von Psychoanalyse und Psychosomatischer Medizin. Psyche 27: 21–49

Schöttler C (1981) Zur Behandlungstechnik bei psychosomatisch schwer gestörten Patienten. Psyche 35: 111–141

Shands C (1975) How are „psychosomatic" patients? Psychother Psychosom 26: 270–285

Stephanos S (1979) Das Konzept der „Pensée Opératoire" und das „psychosomatische Phänomen". In: Uexküll T von (Hrsg) Lehrbuch der psychosomatischen Medizin. Urban & Schwarzenberg, München, S 217–241

Uexküll T von (Hrsg) (1979) Lehrbuch der psychosomatischen Medizin. Urban & Schwarzenberg, München

Weitbrecht HJ (1955) Kritik der Psychosomatik, S. 5–7. Thieme, Stuttgart

Werner H, Kaplan B (1964) Symbol formation. Wiley Medical, New York

Zepf S (1976) Die Sozialisation des psychosomatisch Kranken. Campus, Frankfurt am Main

Zepf S, Gattig E (1981) Zur Kontroverse und die Spezifität der „psychosomatischen Struktur". In: Zepf S Psychosomatische Medizin auf dem Weg zur Wissenschaft. Campus, Frankfurt am Main, S 111–141

8 Peter Kutters Beitrag zur psychosomatischen Theorie: Problembenennung als Problemlösung

Jutta Baur-Morlok

Ludwig Wittgenstein:
Philosophische Untersuchungen*

Das Benennen ist eine Vorbereitung zur Beschreibung. Das Benennen ist noch gar kein Zug im Sprachspiel, – so wenig, wie das Aufstellen einer Schachfigur ein Zug im Schachspiel. Man kann sagen: Mit dem Benennen eines Dings ist noch ***nichts*** *getan.*

In den letzten Jahren hat Peter Kutter in verschiedenen Arbeiten versucht, Erkenntnisse der klassischen psychoanalytischen Theoriemodelle mit neueren Ansätzen der psychoanalytischen Theoriebildung zu verbinden, um so zu einer umfassenderen Darstellung der psychosomatischen Erkrankung zu gelangen. Eine seiner Kernthesen ist, daß die psychosomatische Erkrankung eine Abwehrfunktion erfüllt. Sowohl die psychosomatische Charakterstruktur wie auch das psychosomatische Symptom sollen das Hervorbrechen bedrohlicher, massiver Affekte verhindern. Hierbei geht Kutter von einer doppelten Abwehrlinie aus: Zunächst würde die Abwehr durch die psychosomatische Charakterstruktur geleistet, erst bei der Überforderung dieser Abwehrmöglichkeit komme es zum körperlichen psychosomatischen Symptom im engeren Sinne.

Mit dieser Bewertung der psychosomatischen Symptomatik stellt sich Kutter in deutlichen Gegensatz zur französischen Schule der Psychosomatik. Diese betrachtet die Charakteristika von psychosomatisch Kranken – wie „pensée opératoire", projektive Reduplikation, Hemmung der Phantasietätigkeit und besonders die Unfähigkeit, Gefühle zu empfinden und auszudrücken – als Defekte (de M'Uzan 1977). Kutter ist aber auch nicht in Konsens mit den Einwänden, die Cremerius (1977) gegen die Konzeption der französischen Schule vorgebracht hat. Cremerius versteht deren Befunde als schichtspezifische Untersuchungsartefakte, welche durch die einseitige die Unterschicht bevorzugende Auswahl der Patienten zustande gekommen sei. Diese Patienten hätten in einer schichtbedingt reduzierten Sozialisation nicht gelernt, sich nach Art der Angehörigen der Mittelschicht gefühlshaft auszudrücken. Von daher liessen die Erlebnis- und Ausdrucksweisen der von der französischen Schule untersuchten Patienten keinen Rückschluß auf psychosomatische Phänomene zu. Kutter (1981 a, S. 95) betont dagegen, daß die französischen Untersuchungsergebnisse für eine psychosomatische Charakterstruktur spezifisch seien. Er fügt jedoch hinzu, daß diese Merkmale nicht an das gleichzeitige Vorhandensein von körperlichen psycho-

* Suhrkamp, Frankfurt am Main (1967)

somatischen Symptomen im engeren Sinne gebunden sind. Sie fänden sich auch bei schweren Charakterpathologien und Borderline-Persönlichkeitsstörungen. Kutter will die als „Alexithymie“ (Sifneos 1973; Nemiah 1977) oder als „psychosomatisches Phänomen“ (Marty et al. 1963) beschriebenen psychischen Eigentümlichkeiten nicht als bloßen Defekt oder als „neurologisch erklärbar“ (Sifneos 1973; Nemiah 1977) außerhalb eines psychoanalytischen Zugriffs belassen. In genuin psychoanalytischer Vorgehensweise sei auf den „Sinn“ zu kommen, der hinter den psychosomatischen Symptomen liegen würde: „Aus psychoanalytischer Sicht müssen wir gerade hinterfragen, ob das Gegebene nicht wie ein manifester Traum lediglich das *Ergebnis einer Abwehr* ist. Wir müssen also versuchen, den psychosomatischen Charakter genauso zu verstehen wie einen manifesten Traum ... D.h. wir müssen versuchen, den hinter dem manifesten Text verborgenen *Sinn* herauszufinden“ (1980, S.133). Mit dieser Auffassung stellt Kutter den „psychosomatischen Charakter“ in eine Reihe mit typischen neurotischen Charakterformationen, wie sie etwa von Freud (1908 b), Abraham (1925) und Reich (1933) beschrieben wurden.

Zwar stellt auch Kutter (1981 a, S.94) beim psychosomatisch Kranken neben einer ausgeprägten Abhängigkeit von seinen Beziehungsobjekten die Unfähigkeit fest, Gefühle zu empfinden und innerhalb seiner Beziehungen auszudrücken. Der Beschreibung des psychosomatischen Charakters fügt er aber eine „psychogenetische“ Erklärung hinzu, welche die Begründung für die Entstehung der Charaktersymptome liefern soll. Er sieht sie als Folge „massiver archaischer Emotionen und zwar destruktiv-mörderischer und oral-verschlingender Art“ (1980, S.133 f.). Zur endgültigen Formierung des Charakters würden aber auch die Ängste vor diesen Emotionen, ihre Unterdrückung und die Abwehr von Impulsdurchbrüchen kompromißhaft beitragen. Triebtheoretisch sei eine Fixierung auf der frühen oralen Entwicklungsstufe gegeben, wobei die beschriebenen Emotionen durch extreme Versagungen hervorgerufen würden. Es würden primitive prägentiale Triebimpulse vorherrschen und frühe, vorwiegend interpersonell arbeitende Abwehrmechanismen. Die primäre Angst sei eine Trennungs- und Todesangst (1981 a, S.94). Die Objektbeziehungen würden denen des narzißtischen Charakters entsprechen; das Objekt sei Teil des Selbst, ein nicht als abgegrenzt erlebtes Selbst-Objekt, wie es von Kohut (1973) beschrieben wurde. Es erfülle Hilfs-Ich-Funktionen und würde als Partialobjekt wahrgenommen. Bei der nur unvollkommenen Abgrenzung von Selbst und Objektrepräsentanzen neige der Psychosomatiker zur erneuten Verschmelzung von Selbst- und Objektrepräsentanzen. Die „Ich-Schwäche“ des psychosomatisch Kranken sieht Kutter (1980, S.134) „dynamisch“ als Resultat der Abwehr der andrängenden Emotionen einerseits und der Verarmung an Energie durch die zur Abwehr verbrauchten Kräfte andererseits. Kutter spricht deshalb lieber von einem „Pseudo-Ich-Defekt“ (1981 a, S.99).

Sein erklärtes Ziel ist es, die „Bedeutung der bei psychosomatisch Kranken abgewehrten Emotionen hervorzuheben“, um so zu einer „Emotionstheorie“ der psychosomatischen Erkrankung zu kommen (1980, S.134). Er will dabei über die bloße Beschreibung der psychosomatischen Struktur hinausgehen und nicht nur die psycho-, sondern auch die soziogenetischen Hintergründe der Störung durchleuchten. Die gesellschaftliche Voraussetzung für die psychosomatische Erkrankung und für die Entstehung des psychosomatischen Charakters sieht er in der mangelbehafteten Sozialisation des später psychosomatisch Kranken. Diese ist für ihn Folge des in unserer abendländischen Industriegesellschaft vorherrschenden Menschenbildes. Kutter weist auf ausgeprägte gesellschaftliche Bestrebungen hin, körperliche und spontane gefühlshafte Reaktionen zu verbieten und zu unterdrücken. Als Ideal gelte heute die Fähigkeit zu denken und zu sprechen, ohne daß dies von spontanen impulshaften Reaktionen begleitet würde, da rein psychische Funktionen und Ausdrucksweisen als besonders wertvoll angesehen seien. Unsere Sozialisation ziele von daher darauf, diese unerwünschten Verhaltensweisen zu unterdrücken. Diese Bestrebungen unserer Gesellschaft bezeichnet Kutter (1980, S. 138; 1984 a, S. 131) in Anlehnung an Mitscherlich und Schur als „Desomatisierung“, die letztlich in einer „Psychisierung“ und „Deemotionalisierung“ gipfele.

Geht man mit Kutter davon aus, daß menschliches Handeln prinzipiell von Gefühlen begleitet ist und daß gefühlshafte Reaktionen „nie ohne gleichzeitige körperliche Beteiligung ablaufen“, dann bedeutet dies, daß in derartigen Sozialisationsprozessen menschliches Verhalten um einen zentralen Bereich verkürzt wird. Diese Reduzierung selbst wirkt pathogen. Als Illustration verweist Kutter auf Mythen und Quellen historischer Gesellschaftsordnungen, in denen sich die Menschen in Kriegen und Morden zerfleischt hätten. Damit hätten sie ihre Emotionen ausgelebt. Psychosomatische Charakterstörungen und Symptome seien von daher Ersatz für direkte zerstörerische Handlungen, die im Extremfall bis zum Mord gingen. Krankheit sei vom Standpunkt der Gesellschaft aus gesehen das „geringere Übel“. Das direkte Abreagieren dieser Impulse dagegen würde psychosomatische Erkrankungen überflüssig machen (1980, S. 135 ff.).

► In Kutters Konzept gilt für die individuelle Sozialisation, daß hier die gesellschaftlich geforderte Unterdrückung von gefühlshaften und körperlich-motorischen Äußerungen geleistet wird. Die Erfordernisse der repressiven Gesellschaft würden sich niederschlagen in spezifischen Konflikten zwischen dem Kind und seiner sozialen Umwelt. In der Herausbildung der Persönlichkeitsstruktur würden diese zunächst äußeren Konflikte zwischen Kind und Bezugsperson – in den meisten Fällen die Mutter – qua Internalisierung als innerpsychische Konflikte zwischen den Repräsentanzen abgebildet. Das Kind sei während der frühen Entwicklung zum Überleben auf die empathische Haltung seiner Mutter angewiesen. Kutter (1980, S. 141; 1981 b, S. 50) betont besonders, daß die Mutter den verschiedenen elementaren Bedürfnissen des Kindes in passender Weise entsprechen müsse. So müßten einerseits die Bedürfnisse nach Schutz und Versorgung, andererseits die nach Bewegungsfreiheit und Autonomie adäquat verstanden und beantwortet werden. Würde diesen Bedürfnissen gar nicht, entgegengesetzt oder ambivalent begegnet, dann entwickle sich eine Störung der befriedigenden symbiotischen Beziehung zwischen Mutter und Kind. Reagiere die Mutter über eine längere Zeit oder in besonders krasser Diskrepanz auf die elementaren Bedürfnisse des Kindes, dann resultiere für das Kind eine traumatische Situation, die es aus eigenem Vermögen nicht mehr kompensieren könne. Die Schädigung wirke sich damit dauerhaft aus. Dieser Mangel an Zuwendung wie an Befriedigung elementarer Bedürfnisse führe, wie schon Balint (1965) beschrieben habe, zu einer Grundstörung („basic fault“) oder, mit Kutter, zu einem Basiskonflikt: „die Grundstörung [ist] nicht allein Folge eines Mangels ... sondern Ausdruck früher Ich- und Überich-*Konflikte*“ (1981 a, S. 95).

Kutter (1981a, S.103; 1981b, S.51f.) stellt nun 4 Typen pathologisch schädigenden mütterlichen Verhaltens vor, denen er vier verschiedene Grundmuster von sozialen Konflikten innerhalb der Mutter-Kind-Beziehung zuordnet:

1) Eine unempathisch ängstliche Mutter verstehe die Bedürfnisse des Kindes nicht ausreichend und verweigere die empathische Reaktion. Die notwendige symbiotische Beziehung komme gar nicht erst zustande. Das Kind entwickle aus dieser emotionalen Distanziertheit einen autistischen Rückzug, den Kutter dem psychischen Tod gleichsetzt.
2) Eine „verschlingende" Mutter vereinnahme das Kind ohne Rücksicht auf eine Entwicklung von Eigenständigkeit. Es erfülle lediglich die Funktion einer „Plombe" (Morgenthaler 1974) für einen mütterlichen Defekt.
3) Reagierten die Eltern aus eigenen Ängsten und Konflikten heraus dem Kind gegenüber mit Verachtung oder Nichtachtung, würden sie die weitere Entwicklung des Kindes als eine Persönlichkeit mit eigenen Rechten unterminieren.
4) Die Eigenständigkeit und „Privatheit" (Khan 1974) des Kindes würde ebenfalls nicht ausreichend respektiert, wenn es zur Befriedigung triebhafter oder narzißtischer Wünsche der Eltern mißbraucht würde.

Diesen vier Mustern einer Beziehungsstörung ordnet Kutter (1981b, S.53) nun vier Grundtypen eines geschädigten Selbst zu. Aus den äußeren sozialen Beziehungskonflikten resultiere eine pathologische innerpsychische Repräsentanzenwelt mit einem geschädigten „falschen Selbst" und einem schädigenden, malignen, aggressiv bedrohlichen Introjekt. Einmal bliebe das Selbst sich autistisch überlassen und abgetrennt von einem sich verweigernden Introjekt. Zum anderen ließen sich drei verschiedene Typen eines „falschen Selbst" unterscheiden: vom Introjekt verschlungen und fast ganz verschwunden, von ihm nicht beachtet und nur als „falsches Selbst" existierend oder von einem eindringenden Introjekt zerstört. Auf die gleiche Weise, wie sich die Beziehungskonflikte zwischen Mutter und Kind in der äußeren Realität der Sozialisation abgespielt haben, setzen sie sich nach Kutter (1981b, S.52f.) durch die Internalisierung innerpsychisch auf der Ebene der Repräsentanzen fort. Aus einer „überwiegend liebevollen Zuwendung" in der Beziehung resultiere ein „überwiegend gutes, liebevolles Introjekt ... in dessen Schutz sich Symbole bilden und Phantasie entwickeln kann." Nur im Schutze eines solchen guten Introjekts könne sich das „Selbst als wahres Selbst" entwickeln. Anders aber beim Psychosomatiker: Hier „beherrscht ein malignes, aggressiv besetztes Introjekt das Selbst, wobei lediglich die Formen der Herrschaft variieren".

Diese pathologischen Beziehungsmuster würden nun zu einer Aktivierung von spezifischen primitiven „Emotiophantasien" führen, zu „kognitiv und sprachlich schwer zu fassenden *‚archaischen Phantasien'* ... die *weniger von Vorstellungen, vielmehr von Emotionen bestimmt* sind". Charakteristisch für diese Art von Phantasien sei, daß hier körperliche, emotionale und psychische Prozesse voneinander noch ungeschieden sind. Kutter spricht in diesem Sinne auch von „archaischen Körperphantasien" (1980, S.140). Vorherrschende Affekte seien Existenzängste, Selbstverlustängste und aktive objektgerichtete Emotionen frühen oder prägenitalen Ursprungs: oral-verschlingende Gier und destruktiv-mörderische Wut, die aus Neid entstanden sei. Weiter ginge es um „nicht abgeführte ‚somatische Sexual-Erregung'" mit überwiegend prägenitalen Anteilen und überhaupt „allen Formen leidenschaftlicher Erregungen" (1981 a, S. 97), die als Reaktion auf frühe Kränkungen und Versagungen oraler Bedürfnisse auftreten könnten, ebenso wie um Schmerz und Trauer. Diese leidenschaftlichen Erregungen würden sich dadurch auszeichnen, daß sie langanhaltend seien und nur langsam wieder abklängen.

Im Einzelfall sei die Ausgestaltung der Emotiophantasien abhängig vom Zeitpunkt der Schädigung und dem entsprechenden Stand der Ich- und Über-Ich-Entwicklung. Vor allem aber wirke sich aus, welche Körperfunktionen und Körperteile in die konflikthaften Interaktionen zwischen Mutter und Kind einbezogen würden. Hier würden in der Sozialisation „psychosomatische Fixierungsstellen" (1980, S. 140) gesetzt, die später zur Erkrankung bestimmter Organe prädisponierten. Neben den in der Literatur bekannteren Körperphantasien über die Urhöhle des Mundes weist Kutter auf Phantasien über den Bauch hin und nennt die schon von Simmel postulierte „primitive intestinale Libido" und die von Harnik erwähnte „respiratorisch-intestinale Organisationsstufe" als weitere Belege für spezifische Körperphantasien (1984 b, S. 545). Er gibt zu bedenken, ob es nicht eine ideale Entwicklungslinie geben könne, nach der in bestimmter Reihenfolge Organe wie Haut, Atmung, Magen-Darm-Trakt, Herz und Kreislauf nacheinander libidinös besetzt würden; eine Entwicklungslinie, die in ihrem Bezug zur Mutter-Kind-Interaktion den von Mahler et al. (1972) beschriebenen Entwicklungsstadien der Individuation entspräche (1980, S. 140). Kennzeichnend für diese archaischen Körperphantasien sei, daß hier die jeweiligen Emotionen untrennbar mit entsprechenden Körpersensationen verbunden seien, Affekte und Körpererregung nur gemeinsam und gleichzeitig im Sinne einer psychosomatischen Einheit ablaufen würden.

Ist die Beziehung zwischen Mutter und Kind stark gestört, dann könnten die durch das unempathische Verhalten der Mutter nur umso heftiger entstehenden archaischen Emotionen nicht mehr in die Beziehung eingebracht und damit in ihr eingelöst werden. Es sei dem Kind jedoch möglich, die archaischen Emotionen wie „Urschmerz" und „Urwut" (1981 b, S. 53) über körperliche Reaktionen wie Weinen, Schreien und Strampeln abzuführen. Dazu löse sich das Kind aber vorzeitig aus der versagenden Beziehung zur Mutter und nehme „seinen Körper selbst zum Objekt und... [gehe] mit diesem eine pathologische symbiotische Beziehung ein" (1980, S. 141), ersetze dadurch gleichsam die frustrierende Beziehung zur Mutter durch die Beziehung zum eigenen Körper. Würden dem Kind aber durch eine Erziehung, die außerdem auch körperliche Reaktionsweisen beschneidet, auch diese Abfuhrmöglichkeiten genommen, dann bliebe als Ausweg der Affektabfuhr nur die Entwicklung eines funktionellen psychosomatischen Symptoms wie z. B. Erbrechen, Rumination, Durchfälle. Kutter (1980, S. 141) spricht hier von einer „Stauung" der „Körper-Emotio-Phantasien... innerhalb der Psyche-Soma-Einheit" und sieht in diesem Vorgang den Ausgangspunkt für psychosomatische Erkrankungen.

Kutter nimmt nun an, daß sich die affektiven Reaktionen auf Versagungen und die Unterdrückung dieser Gefühle als Konflikte zwischen Selbst- und Objektrepräsentanzen abbilden und die Entwicklung von Ich- und Über-Ich beeinflussen. Mit M. Klein (1962) geht Kutter (1981 b, S. 48) dabei von einer frühen Entwicklung des Über-Ichs aus, das aus den bösen Objektrepräsentanzen einer unempathischen Mutter gebildet werde. In der gleichen Weise, in der auch die Mutter das Kind unterdrückt habe, setze dieses maligne Introjekt die Unterdrückung des schwachen Ich fort. Das Ich könne sich nicht entwickeln und stehe unter der Herrschaft des malignen Introjekts, des bösen arachaischen Über-Ich. Für den psychosomatisch Kranken sieht Kutter (1980, S. 139) nun eine Besonderheit der psychischen Entwicklung: Die Beschädigungen in der Mutter-Kind-Beziehung hätten hier nämlich zu einer gestörten Entwicklung der Körperrepräsentanz geführt. Die Körperrepräsentanz sei nicht ausreichend ins Ich integriert worden. Der psychosomatisch Kranke habe sich seinen Körper oder Teile seines Körpers zum Objekt genommen. Er stehe ihm fremd gegenüber, empfinde die Körperteile nicht als zu ihm selbst gehörig, habe keine Beziehung zu seinem eigenen Körper. Der Körper, genauer die Körperrepräsentanz, sei für ihn „verloren" (Kutter 1981 b, S. 139). Kutter hält es für unzureichend, wenn angenommen wird, daß die innerpsychische Repräsentanzenwelt lediglich aus Selbst- und Objektrepräsentanzen besteht. Im Anschluß an Freud (1914) und Fenichel (1931) plädiert er für eine Erweiterung der inneren Welt der Repräsentanzen um eine eigenständige Körperrepräsentanz. Diese stellt er als dritte neben Selbst- und Objektrepräsentanzen.

Den „Basiskonflikt der Psychosomatose" ortet Kutter nun in der „psychosomatische(n) Triangulation", als Konflikt zwischen Selbst-, Objekt- und Körperrepräsentanz. Dabei stellt er die Psychosomatose als präödipale Störung in strengen Gegensatz zur Neurose, sieht aber trotzdem „hinter" der präödipalen Störung einen „ödipalen Kernkonflikt". Als „Ödipuskomplex der Psychosomatose" betrachtet er diese Triangulation. Beim psychosomatisch Kranken spiele sich der Konflikt nicht wie beim Neurotiker zwischen den Instanzen Es, Ich und Über-Ich ab, sondern zwischen den Selbst-, Objekt- und Körperrepräsentanzen (1981 a, S. 93 ff.). Für den psychosomatisch Kranken würde nun gelten, daß bei dieser konflikthaften innerpsychischen Auseinandersetzung körperliche und affektive spontane Äußerungen untersagt seien. Auch hier würden sich die Verbote der Sozialisation in der Charakterstruktur fortsetzen. Es blieben wesentliche Abfuhrwege affektiver Spannungen ausgeschlossen. Im Sinne einer Affektstaus sei eine andauernde latente Spannungssituation gegeben, die bei zusätzlicher äußerer oder innerpsychischer Belastung zu Dekompensationen führen könnte.

Als erste Barriere der Abwehr führt Kutter die psychosomatische Charakterstruktur selbst an. Sie stelle als Kompromißbildung die charakterologische Verarbeitung des Basiskonfliktes dar. Emotionen würden nicht über Handlungen oder Affektäußerungen abgeführt, sondern in der psychosomatischen Charakterstruktur „gebunden", seien damit „blockiert" oder „gestaut" (1981 a, S. 98 ff.). Wenn auch diese Stauung im Sinne einer Emotionshemmung Ziel der Charakterabwehr sei, so folge aber auch, daß die blockierten Emotionen dem Ich fehlten. Außerdem sei das Ich durch den Energieaufwand, der zur Abwehr der Affekte nötig sei, zusätzlich verarmt. Das Ich sei also gar nicht defekt; ihm würden lediglich die Energien fehlen, die durch die blockierten Emotionen gebunden seien, und die, welche zur Aufrechterhaltung der Blockade zusätzlich verbraucht würden.

Diese charakterpathologische Abwehrformation stehe nun unter ständigem Druck der gestauten Emotionen. Durch zusätzliche Belastungen, durch vermehrten „Streß", sei das labile Gleichgewicht bedroht. Werde die Toleranzgrenze der Charakterabwehr überschritten, reagiere der psychosomatisch Kranke mit körperlichen Anpassungsvorgängen im Sinne des Selyeschen Erschöpfungssymdroms (1981 a, S. 100). Damit werden krisenhaft die von der zusammengebrochenen Charakterabwehr nicht mehr gebundenen Emotionen frei: Massive Wutausbrüche, Weinkrämpfe, psychotische Reaktionen, delinquentes Verhalten und Drogenkonsum könnten Ausdruck der nun ungehinderten Abfuhr von Emotionen sein. Beim psychosomatisch Kranken würden nun aber in der Regel diese massiven Affekte nicht oder nur kurzzeitig freigesetzt. Die „frei flottierenden Emotionen" würden über eine „psychophysiologische Regression" durch die psychosomatische Symptomarbeit erneut in einer nun manifesten somatischen Störung gebunden (1981a, S. 100 f.). Die körperliche Funktionsstörung würde so die zweite Abwehrformation des psychosomatisch Kranken darstellen, die erst nach dem Zerbrechen der Charakterabwehr in Anspruch genommen werde. Hier sieht sich Kutter in Übereinstimmung mit dem von Mitscherlich (1967) entwickelten Modell einer zweiphasigen Abwehr.

Die Überschreitung der Belastbarkeitsgrenzen könne einmal durch eine Erhöhung äußerer Belastungen und Anforderungen zustande kommen. In der Regel aber handle es sich zum anderen dabei um einen realen oder phantasierten Objektverlust, auf den der psychosomatisch Kranke mit Gefühlen der Hilflosigkeit und Hoffnungslosigkeit reagieren würde (Engel u. Schmale 1967). Der psychosomatisch Kranke sei ja sehr stark von einem Beziehungsobjekt abhängig, das in Übernahme der Hilfs-Ich-Funktionen fehlende Teile seiner psychischen Struktur ausfüllen müsse. Von daher bedeute ein realer oder in der Phantasie vorweggenommener Objektverlust die Trennung vom schützenden und ergänzenden symbiotischen Selbst-Objekt. Der psychosomatisch Kranke erlebe durch diesen Verlust seine Existenz als fundamental bedroht, Trennungs- und Todesangst seien die Folge. Das Erleben dieser existentiellen Bedrohung werde nun durch die Entstehung der körperlichen Symptomatik verschoben. Der psychosomatisch Kranke fühle sich nicht durch den Objektverlust, sondern durch die körperliche Erkrankung bedroht. Die psychophysiologische Regression münde in einen narzißtischen Rückzug. Die Beziehung zu dem frustrierenden äußeren Objekt, bzw. die Beziehung zwischen Selbst- und Objektrepräsentanzen werde gelöst. Selbstrepräsentanz und vor allem Körperrepräsentanz würden verstärkt besetzt. Damit würden die „frei flottierenden affektiven ‚Quanten'" (1981a, S. 101) durch die Überbesetzung der Körperrepräsentanz wieder gebunden. Teile der Körperrepräsentanz würden im Prozeß der Symptombildung „aus der dem Ich zugänglichen Struktur ‚ausgeschlossen', exkommuniziert oder ‚geopfert'" (1981a, S. 101). Die geopferten Teile der Körperrepräsentanz entsprechen bei Kutter den erkrankten Organen oder Körperteilen. Die übrigen Teile der Körperrepräsentanz sollen durch diese Exkommunikation gerettet werden. Durch die sich körperlich niederschlagenden massiven und entdifferenzierten archaischen Affekte im Sinne der Emotiophantasien werden die Organe jedoch in ihrer Funktion gestört. Unter der Bedingung des Affektstaus kann die Erregung aber nicht abgeführt werden, wobei letztlich über eine zunächst funktionelle primäre Funktionsstörung eines Organs bei längerem Andauern sekundär eine strukturelle Schädigung gesetzt werden kann.

► Kutter hat in den letzten Jahren vermehrt Arbeiten zur Frage der psychoanalytisch-psychosomatischen Krankheitslehre vorgelegt. Wenn auch die anderen in diesem Band behandelten Autoren schon klassisch gewordene psychosomatische Theoriemodelle aufgestellt haben, so kann zu diesem Zeitpunkt bei Kutter lediglich von einer Theorie „in statu nascendi" gesprochen werden. Das bedeutet, daß nicht die gleichen Anforderungen an Systematik und interne Verknüpfung der Arbeiten gestellt werden können, denen sich abgeschlossene Theorien gegenübersehen. Widersprüche sollten freilich auch bereits hier fehlen oder doch zumindest als ein Problem zur Kenntnis genommen werden, welches zu lösen ist.

Kutter (1984 b, S. 553) sieht sich selbst als Vertreter einer jüngeren Generation von Psychoanalytikern, die sich bemühen, besonderes Augenmerk auf die psychosomatische Beziehungsdynamik zu legen und die spezifische pathogene Objektbeziehung wie auch die spezifische Organwahl in der Mutter-Kind-Beziehung aufzuspüren. Dabei grenzt sich Kutter von der „deutschen psychosomatischen Schule" ab, zu welcher er Mitscherlich und De Boor, Weizsäcker und Thomä rechnet (1984 b, S. 550). Auch wenn er viele Gemeinsamkeiten mit dieser „deutschen Schule der Psychosomatik" feststellt, so ist er doch der Ansicht, daß sich die Psychodynamik der Psychosomatosen im klassischen Neurosenmodell nicht mehr nachzeichnen läßt. Die Psychodynamik der psychosomatischen Prozesse wie auch der Entstehung psychosomatischer Prädispositionen und frühkindlicher psychosomatischer Störungen erklärt Kutter ja als Folge einer pathologischen Stauung von Emotionen, die nicht abgeführt werden dürfen. Diese Emotionen seien genau besehen „Emotiophantasien", d. h. vorsprachliche, unstrukturierte archaische Phantasien *mitsamt* den entsprechenden körperlichen Funktionen selbst. Für „Körperphantasien" oder „Emotiophantasien" gelte, daß hier vorsprachliche Vorstellungen und körperlicher Funktionsablauf nicht getrennt voneinander vorkommen, immer schon miteinander verbunden sind: „Emotionen wie Wut sind in dieser Perspektive untrennbar mit archaischen Phantasien von Herzklopfen, -stechen oder -druck verbunden. Emotionen von Gier und Neid schließen undifferenzierte Sensationen im gesamten Bereich des Magen-Darm-Kanals ein" (1980, S. 140). Da diese Emotionen nicht abgeführt werden könnten, führten sie als somatische Dauererregung zu einer Dauerstimulation körperlicher Funktionsabläufe. Hier führt Kutter die theoretischen Überlegungen von Alexander (1950) und von v. Uexküll (1963) an, welche ebenfalls von der Abfuhrbehinderung bereitgestellter Erregungen ausgehen.

Mit dieser Konzeption verläßt Kutter den Boden von Freuds Strukturmodell der Neurosen. Im eigenen Selbstverständnis schließt er an Freuds (1895) Arbeit *Über die Berechtigung, von der Neurasthenie einen bestimmten Symptomenkomplex als „Angstneurose" abzutrennen* an. Kutter orientiert sich allerdings nicht durchgängig und ausschließlich am Aktualneurosemodell; strukturtheoretische Argumentationsfiguren finden sich immer wieder, und dies führt zu Verwirrungen und Widersprüchlichkeiten. Beispielsweise lassen sich die Freudschen Ausführungen über die Stauung und Verwandlung von Erregungsquanten nicht mehr mit der von Freud (1933) unter Einbeziehung des Strukturmodells revidierten Angsttheorie vereinbaren. Die Besonderheit des Aktualneurosemodells liegt ja gerade darin, daß Affekte wie Angst aus nicht abgeführter somatischer Sexualerregung entstehen, und genau diese Vorstellung wurde von Freud später revidiert. (Für eine systematische Erörterung der Widersprüche und Differenzen zwischen der topographischen und der Strukturtheorie s. Arlow u. Brenner (1964).)

Der Rekurs auf das Aktualneurosemodell ist für Kutter (1984 b, S. 545) auch darin begründet, daß „wir uns im Aktualneurosemodell *gleichzeitig* auf einer psychologischen und physiologischen Ebene bewegen" können. Diese Gleichzeitigkeit ist Kutter wichtig, geht es ihm doch in seinen Arbeiten darum, der kartesianischen Trennung von Leib und Seele ein Ende zu setzen. Diese Trennung ist für ihn keine wirkliche, sondern eine aus unseren Denktraditionen resultierende. „In Wirklichkeit sind aber Körper und Seele ... eine *Einheit*" (1980, S. 131). Kutter legitimiert dies durch Hinweise auf Winnicotts (1976) Begriff des „Leibseelischen" und Mitscherlichs (1961/62) Begriff des „kernhaft-archaischen, psychosomatischen Simultangeschehens". Für Kutter entfällt damit das Problem, welches andere psychoanalytische Theoretiker haben, nämlich den „Sprung" vom Seelischen ins Körperliche erklären zu müssen. Diese Frage, so Kutter, „entpuppt sich unter der genannten erkenntnistheoretischen Perspektive als ein Scheinproblem". Für das Verständnis von psychosomatisch Kranken sei es unabdingbar, „diese Aufspaltung von Affekten und Vorstellungen rückgängig [zu] machen" (1980, S. 132).

Fraglos hat Kutter hier ein Zentralproblem der psychosomatischen Theoriebildung aufgegriffen. Allerdings läßt sich dieses Problem nicht durch ein bloßes Postulat und durch sprachliche Neuformulierungen lösen. Zwar kann man Körper und Seele als „in Wirklichkeit eins" deklarieren, begriffen aber hat man damit diese Einheit noch nicht. Dazu wäre die je begriffliche Fassung von Körper und Seele zu vermitteln. Mit seinem Ansatz schiebt Kutter die Vermittlungsschwierigkeiten mit Hilfe von sprachlichen Formulierungen lediglich beiseite, ohne sie zu lösen. Kutter versucht also, ein Zentralproblem der psychosomatischen Theorie, das Verhältnis von Psyche und Soma, durch ein Einheitsmodell in den Griff zu bekommen. Gegen einen monistischen Ansatz mag verschiedenes vorgebracht werden, hier soll besonders hervorgehoben werden, daß sich Kutter mit dieser Sichtweise von vornherein um die Möglichkeit bringt, die Beziehung zwischen Leib und Seele – zumindest für den Bereich der psychosomatischen Störung – theoretisch präzise zu erfassen und in ihrem spezifischen Zusammenhang auf den Begriff zu bringen. Er versucht dagegen, diesen Zusammenhang lediglich in Gestalt von Begriffen darzustellen, die – in der Funktion von Metaphern – *in sich* beide Seiten, die körperliche und die psychische, vereinen sollen. Das sollen z. B. die Begriffe „Emotiophantasie" oder „Körperselbstrepräsentanz" leisten. Will er sich verständlich machen, dann muß Kutter aber letztlich doch die in unserer Kultur verbindliche und allein mögliche Sprache benutzen und seine Anschauungen in einer parallelistischen Sprache zum Ausdruck bringen. So schlägt er auch vor, „psychosomatische Störungen im Sinne eines immer schon ungetrennten einheitlichen Geschehens [zu] verstehen, in dem stets eine (psychologisch zu fassende) Emotion und eine (physiologisch zu erklärende) Erregung gemeinsam ablaufen" (1980, S. 132).

Hinweise für eine bloß deklaratorische Überwindung des Leib-Seele-Problems finden sich häufig an systematischen Stellen in Kutters Ausführungen. So werden additiv Äußerungen über Körper, Organe oder Objekte einerseits mit Äußerungen über entsprechende innerpsychische Repräsentanzen parallelisiert: „Mit der psycho-physiologischen Regression ist eine vorzeitige Lösung der Beziehung zu den äußeren Objekten *beziehungsweise* der Beziehung zwischen Selbst-Repräsentanzen und Objekt-Repräsentanzen verbunden" (1981 b, S. 101). Oder: „Auf der somatischen Ebene *entsprechen* diesen Exkommunizierungs-Prozessen der Repräsentanzen Körper- oder Organteile" (1981 a, S. 102). Gelegentlich kann auch nur mit Mühe aus dem Kontext erschlossen werden, ob die Repräsentanz oder das Repräsentierte, das Objekt oder Organ oder dessen innerpsychische Repräsentanz gemeint ist. Nimmt man die Kuttersche Einheitsthese ernst, dann verwundert dies freilich wenig, laufen doch in seiner Konzeption des psychosomatischen Simultangeschehens Prozesse im Bereich der innerpsychischen Repräsentanzen und im Bereich des Körpers ohnedies immer gleichzeitig ab. Wenn der Körper oder ein Objekt genannt wird, dann sind die entsprechenden Repräsentanzen immer mit gemeint, genauso wie umgekehrt Ausführungen über Repräsentanzen direkte Rückschlüsse auf die eigene Person, die Objekte und den Körper zulassen.

Genau besehen wird in der Kutterschen Einheitsthese auch nicht die Einheit zweier verschiedener Seiten behauptet, sondern ihre Identität. Deutlich wird dies in der Art und Weise, in der er die Internalisierung äußerer, zwischen Mutter und Kind sich abspielender Konflikte begreift. Er nimmt an, daß sich diese äußeren sozialen Konflikte nach ihrer Internalisierung in identischer Weise innerpsychisch als Konflikte zwischen den Repräsentanzen abspielen. Auch hier liegt ein „Sprung" vor, den Kutter durch die Annahme einer direkten, isomorphen innerpsychischen Abbildung des Äußeren einfach „überspringt". So ist es Kutter auch ganz unproblematisch, aus den Gegenübertragungsgefühlen der Therapeuten in Supervisionen und in Balint-Gruppen und aus der sich dort „widerspiegelnden" Beziehungsdynamik Rückschlüsse auf die „reale" Mutter-Kind-Beziehung zu machen (1981 b, S. 56 f.). So heißt es beispielsweise: „Dies war genau die Beziehungskonstellation, die der Patient als kleines Kind erlebte", und: „Ich kann dies deshalb hier so sicher sagen, da sich genau die symbiotischen Abhängigkeitswünsche so stark in der Analyse wiederholten" (1981 b, S. 56). Neben der Vernachlässigung der regelmäßigen Verzerrungen durch die Subjektivität des Therapeuten läßt Kutter auch außer acht, daß die Patienten die in der frühkindlichen Zeit erlebten internalisierten Konflikte im weiteren Zeitablauf weiter verarbeiten und damit inhaltlich verändern können und daß die internalisierten Konflikte die spätere Wahrnehmung von Konflikten und deren Internalisierung in spezifischer Weise mitbestimmen. Kutter hingegen sieht das Kind als eine Art passive Matrix, welche durch äußere Ereignisse geprägt wird. Er vernachlässigt dabei die innerpsychische Strukturierungsarbeit, die auf dem Boden der bisher schon vorhandenen inneren Strukturen bei der Bildung und Synthese von Repräsentanzen erfolgt. Damit würde „äußere Realität" bruchlos zu „innerer Realität", Subjektivität bliebe objektivistisch ausgespart. Kutter fällt damit hinter Freuds (1917) Konzeptualisierung der „psychischen Realität" in einen naiven Realismus zurück.

Kutter sieht die Sozialisation des psychosomatisch Kranken vor einem gesellschaftlichen Hintergrund. Er beklagt die gesellschaftliche Abwertung und Unterdrükkung der körperlichen und emotionalen Anteile des ursprünglich ungeteilten körperlich-emotional-psychischen Gesamtgeschehens als Ursache einer psychosomatischen Erkrankung. Den Gedanken der zunehmenden Unterdrückung körperlicher und emotionaler Handlungsanteile im Zuge der zivilisatorischen Entwicklung hat Elias (1936) in seinen Arbeiten historisch nachgezeichnet und aufgearbeitet. Elias betrachtet den„Prozeß der Zivilisation" als fortschreitende Entwicklung von zielgehemmtem, impulskontrolliertem, rationalem psychischen Verhalten. Während aber Elias diesen Prozeß auch als Möglichkeit und Chance des Menschen zu mehr Selbstbestimmung, zur besseren Planung und Steuerung seiner Wünsche beschreibt, steht bei Kutter kulturpessimistisch die Klage über die Unterdrückung des Menschen aus Gründen des sozialen Friedens im Vordergrund. Er stößt sich letztlich an der „ärgerlichen Tatsache der Gesellschaft" (Dahrendorf 1958), wobei seine Vorstellung der Notwendigkeit der sozialen Ordnung deutlich Hobbessche Züge trägt. Auf diesem Hintergrund sieht Kutter die psychosomatischen Erkrankungen als gesellschaftsspezifische und als typisch gerade für unsere Gesellschaft an. Dies ist auch der Grund, warum er sich gegen Cremerius wendet, der die Eigenheiten des „psychosomatischen Charakters" weder als krankheits- noch als gesellschaftsspezifisch, sondern als schichtspezifisch sieht. Kutter dagegen hält den psychosomatischen Charakter geradezu für den Normaltyp in unserer Gesellschaft: „Wir sind leidenschaftslose Menschen in einer leidenschaftslosen Welt geworden, zu Zivilisationsmarionetten degradiert, die nicht mehr fähig dazu sind, Gefühle zu empfinden und diese in der Beziehung zu anderen auszudrücken... Unserem Denken fehlen die affektiven Schwingungen. Es ist weitgehend konkretistisch, operational, mechanistisch („pensée opératoire"), pragmatisch-instrumentell". (1984 a, S. 131). Wie bei Mitscherlich (1966) gerät die Krankheitslehre hier zur Zivilisationskritik. Es geht nicht mehr um Krankheiten des einzelnen Menschen, sondern um die Krankheit der Gesellschaft.

Kutter sieht hier seine Arbeiten in der Nachfolge der Freudschen Schriften *Das Unbehagen in der Kultur* (1930) und *Die „kulturelle" Sexualmoral und die moderne Nervosität* (1908 a). Auf der einen Seite zeichnet Kutter dabei das Bild einer notwendig repressiven Gesellschaft, in der die geforderte Impuls- und Affektunterdrückung durch die individuelle Sozialisation geleistet werden soll. Mit seiner Forderung nach einer „empathischen" Mutter aber wendet er sich gegen diesen gesellschaftlichen Auftrag. Eine empathische Mutter stelle sich zu jeder Zeit adäquat auf die Bedürfnisse des Kindes ein; sie spüre und verstehe seine Bedürfnisse nach Schutz und Abgrenzung einerseits und Bewegungsfreiheit sowie Autonomie andererseits und befriedige sie jeweils phasengerecht entsprechend dem kindlichen Entwicklungsstand. Eine empathische Mutter könne die einzelnen Signale des Kindes richtig empfangen und adäquat auf sie reagieren. Kutter schließt hier an Winnicotts (1976) und Balints (1968) Konzeptionen an. Er geht dabei davon aus, daß das Kind bestimmte, den jeweiligen Entwicklungs- und Individuationsphasen entsprechende Bedürfnisse hat, die es der Mutter signalisiert und welche diese jeweils verstehen und aufgreifen muß. Die 2 Grundtypen von Bedürfnissen – nach Schutz einerseits und Bewegungsfreiheit andererseits – sieht er als naturgegeben an, als anthropologische Konstanten, die objektiv festgestellt werden können. Da ohnedies von einer Identität zwischen objektiv feststellbaren äußeren Tatsachen und inneren Repräsentanzen ausgegangen wird, stellt sich ihm die Frage nach der Transformierung eines objektiv feststellbaren Körperbedarfs in vom Kind subjektiv wahrgenommene Bedürfnisse erst gar nicht. Für Kutter entwickeln sich die Bedürfnisse und Fähigkeiten des Kindes organisch aus sich selbst heraus. Die mütterliche Aufgabe besteht nur darin, diesen Bedürfnissen und Fähigkeiten eine möglichst angepaßte Umgebung zur Verfügung zu stellen. Der Mutter wird lediglich die Funktion eines Auslösers für die naturhaft vorgegebene Entfaltung des Kindes zugewiesen. Eine wirkliche Einflußnahme der Mutter auf das Kind kann nur als Abweichung vom Idealfall gedacht werden, wenn nämlich das Kind nicht mehr ungestört sein „wahres Selbst" entfalten kann.

Problematisch an dieser gesellschaftskritisch gewendeten Forderung nach einer empathischen Mutter ist freilich, daß angesichts der antagonistischen Entgegensetzung von naturhaft vorgegebener kindlicher Bedürfnisentwicklung und der sich in der Mutter darstellenden Gesellschaft die Vergesellschaftung des Individuums nicht mehr zugleich als Subjektivierung, d. h. als Vermenschlichung, sondern nurmehr dazu kontradiktorisch als Anpassung aufgefaßt werden kann (s. dazu Habermas 1983). Die empathische Mutter bei Kutter ist ja gerade dadurch gekennzeichnet, daß sie die kindlichen Bedürfnisse nicht sozialisiert, sondern sich auf sie einstellt, die natürlich vorgegebene Bedürfnisentwicklung nicht stört, sondern sie entsprechend eines vorgegebenen Plans sich entfalten läßt. So wird von Kutter auch in seinen Überlegungen zur Symptomspezifität erwogen, ob sich möglicherweise in Analogie zu den Phasen der Individuation bei Mahler ein idealtypischer Reifungsprozeß aufstellen ließe, wodurch im Zuge der Entwicklung verschiedene körperliche Funktionen in die Beziehung zwischen Mutter und Kind einbezogen werden. Auch beim Reifungsmodell ist die Einflußnahme einseitig. Entweder stellt die Mutter eine optimale Umgebung her, in der sich das Kind ungestört von den weiteren Einflüssen der Mutter und von ihrer Subjektivität entfalten kann, oder aber die Mutter beschädigt das Kind durch ihr Verhalten in seiner Entfaltung, ohne daß es sich dagegen zur Wehr setzen könnte.

Quasi in Parenthese ist hier noch anzumerken, daß die Typen der Beschädigung, die Kutter beschreibt, nicht gleichrangig nebeneinander stehen. Die Typen 3 und 4 können als mildere Varianten der Typen 1 und 2 gelten. Es ist sicherlich auch so, daß das mütterliche Verhalten nicht so eindeutig ist, wie es Kutter in seiner Typenlehre beschreibt. Das mütterliche Verhalten ist vielmehr durch eine durchgängige Ambivalenz gekennzeichnet, die als Kompromißbildung der neurotischen Lage der Mutter entspricht. Kutter erwähnt zwar, daß die unempathische Haltung der Eltern aus deren eigenen Unsicherheiten und Ängsten entsteht; er zieht daraus aber nicht den Schluß, daß die Eltern dann wohl kaum eine eindeutige Haltung dem Kind gegenüber an den Tag legen können. Oft liegt z. B. hinter dem offen gezeigten fürsorglich-verschlingenden Verhalten eine latente Zurückweisung, die gerade durch die scheinbar fürsorgliche Haltung verdeckt wird. Exemplarisch gilt das für den Fall des „überprotektiven Verhaltens“. Tatsächlich dürfte wohl eher eine Mischung aus empathischem und unempathischen Verhalten die Regel sein, wobei die Mutter außerdem zwischen den verschiedenen Typen des unempathischen Verhaltens wechselt, auch wenn je nach ihrer eigenen Beziehungsstörung die eine oder andere Art im Vordergrund stehen kann (s. Zepf 1981).

▶ Betrachtet man den Stil, in dem die Kutterschen Arbeiten geschrieben sind, dann imponiert eine assoziative, beispiel- und metaphernreiche Sprache. In den verschiedenen Arbeiten finden sich häufig Aussagen zum gleichen Problembereich, aber mit scheinbar nur geringfügigen Veränderungen. So rechnet Kutter (1980, S. 139; 1984 b, S. 547) einmal die Körperrepräsentanzen zu den Selbstrepräsentanzen, spricht auch von „Körperselbstrepräsentanzen“ im Gegensatz zur „Körperteilrepräsentanz“ (1980, S. 139), betont aber andererseits als wesentlichen Bestandteil seines Konzepts der psychosomatischen Triangulation gerade die Eigenständigkeit der Körperrepräsentanz gegenüber den Selbst- und Objektrepräsentanzen (1981 a, S. 96). Ganz klar kann so nicht werden, wie man sich nun die genaue Unterscheidung und die Beziehung zwischen den einzelnen Repräsentanzen vorzustellen hat. Die Begriffe verschwimmen und werden unscharf und machen es dem Leser oft schwer, die beschriebenen Zusammenhänge nachzuvollziehen und ein systematisches Verständnis zu entwickeln. Gewiß, es kann zunächst sinnvoll sein, mittels einer eher assoziativ gehaltenen Sprache die Bereiche einzukreisen, die zunächst außerhalb des sprachlichen Zugriffs liegen, wie gerade „Körper“ und „Affekt“. Diese Bereiche können etwas leichter „nachgefühlt“ werden, wenn sie in Metaphern ausgedrückt werden. Auch Kutter (1980, S. 131) erwähnt dieses „informationstheoretische Problem“, nämlich in Worten erklären zu müssen, was sich körperlich abspielt. Mit der Benennung des Problems ist aber die Schwierigkeit ebenso wenig gelöst wie durch die Behauptung, daß Leib und Seele eine Einheit sind, die kartesische Trennung der „leibseelischen Einheit“ wieder aufgehoben ist. Kutter neigt dazu, Problemformulierungen als Problemlösungen auszugeben. Seinem Anspruch, psychosomatische Erkrankung nicht nur zu beschreiben, sondern psychogenetisch und psychodynamisch zu erklären, wird er nicht gerecht. Der Leser ist besonders bei der ersten Lektüre der Arbeiten Kutters beeindruckt. Bei näherem Durchleuchten allerdings und dem Versuch, die Darstellungen für sich nachzuvollziehen und zu ordnen, weicht der gefühlshafte Eindruck der Stimmigkeit. Unsicherheit in der Einschätzung der einzelnen Aussagen breitet sich aus.

Die begrifflichen Verschwommenheiten sind auch kennzeichnend für Kutters Versuche, durch die Verwendung von Konzepten, die nicht nur unterschiedlichen, sondern teilweise auch einander widersprechenden psychoanalytischen Theorien entnommen sind, die psychosomatische Erkrankung theoretisch zu fassen. Sie wird aus dem Blickwinkel von Hypothesen betrachtet, die aus ganz unterschiedlichen Zusammenhängen stammen. Da diese Konzepte einander teilweise widersprechen, endet die Erkenntnis nicht nur in einer bloßen Addition verschiedener Sichtweisen, sondern in Widersprüchen. So stützt sich Kutter mit seiner Annahme der Abwehr *massiver archaischer* Emotionen und dem daraus resultierenden Affektstau auf das Freudsche Modell der Aktual- oder Angstneurose von 1895. Freud vertrat in diesem Modell die Ansicht, daß die körperlichen Symptome hier nicht aufgrund eines seelischen Konflikts mit Hilfe psychischer Verdrängungsarbeit entstehen, sondern daß bei ihnen eine seelische Verarbeitung gar nicht zustande kommt und statt dessen die somatisch gedachte Erregung direkt in ein Körpersymptom überführt wird. Deshalb haben die Symptome der Aktualneurosen „keinen Sinn, keine psychische Bedeutung“ (Freud 1917, S. 402). Es handele sich um eine „*Entfremdung* zwischen dem Somatischen und dem Psychischen“ (Freud 1895, S. 337). Kutter versucht nun dennoch, den „Sinn“ der Körpersymptome aufzufinden. „Sinn“ meint damit freilich nicht den objektiven Zweck, der etwa in den entlastenden Abfuhrvorgängen körperlicher Funktionsabläufe und in der Verschiebung einer Beziehungsstörung auf eine Organstörung liegen könnte. Kutter ist nun gerade nicht auf der Suche nach diesem objektiven Sinn. Er fragt nach dem von Freud ausgeschlossenen hermeneutisch zu erschließenden subjektiven Sinn, der „psychischen Bedeutung“: Ihm geht es um die „Rekonstruktion der wesentlichen pathogenen Beziehungsmuster, deren Sinngehalt beiden beteiligten Personen unmittelbar evident werden muß“ (1981 a, S. 109).

Zugleich postuliert Kutter innerhalb des Aktualneurosemodells das psychosomatische Symptom als Resultat eines innerpsychischen Konfliktes. Bei Freud freilich ist das Symptom gerade nicht dessen Folge, sondern lediglich das Resultat der Umwandlung von gestauter Sexualenergie aus körperlichen Quellen. Die Bedeutung des innerpsychischen Konflikts für die Symptomgenese rückt erst das psychoanalytische Strukturmodell in den Vordergrund. Vermutlich deshalb ist auch Kutters (1981 b, S. 48) dezidierte Zurückweisung des Freudschen Strukturmodells für eine Erklärung der Psychosomatosen halbherzig. An anderer Stelle wird nämlich erklärt, daß das Neurosemodell „denkbar gut geeignet [sei,] auch psychosomatische Störungen verstehbar und erklärbar zu machen... Lediglich die Art der Wünsche, der Konflikte, der... Impulse, der Abwehrmechanismen und der symptombildenden Prozesse ist bei psychosomatischen Erkrankungen... typisch andersartig“ (1984 b, S. 557).

Als gemeinsame Hülle für Neurosen und Psychosomatosen erweist sich für Kutter ein Abstraktum, nämlich die Tatsache, daß es sich hier wie dort um einen *Konflikt* handelt, aber wie gesagt, um einen „typisch andersartigen". Diese Andersartigkeit gründet in der Annahme einer frühen Störung, mit der er sich auf Balint und Winnicott bezieht. Kutter sieht die Psychosomatose als eine „präödipale Störung, im strengen Gegensatz zur Neurose, hinter der sich als ‚Kern-Komplex' eine ödipale Störung verbirgt" (1981a, S. 93f.). Die behauptete Andersartigkeit liegt freilich nur auf der Ebene der Erscheinungen, denn auch die präödipale Konfliktlage des psychosomatisch Kranken hat im Kern eine ödipale Struktur, die Kutter in der Triangulierung von Selbst-, Objekt- und Körperrepräsentanzen diagnostiziert. Die Tatsache freilich, daß drei verschiedene Repräsentanzen konflikthaft zueinander in Beziehung stehen können, kann nicht schon die Annahme einer Ödipalität begründen. Auch für Skat benötigt man drei Personen, es ist aber nicht schon deshalb ein ödipales Spiel.

Der verunklarende Gebrauch des Begriffs „Ödipalität" kann erhellt werden, wenn wir uns vor Augen halten, daß sich Kutter offensichtlich auf M. Kleins (1985) Konzeptualisierung des Ödipuskomplexes bezieht. Auf ihre Theorie stützen sich ja auch seine Überlegungen zu den frühen Ich- und Über-Ich-Konflikten und den Internalisierungsprozessen mit der Bildung guter beschützender und böser verfolgender Introjekte. Damit ist aber die Benutzung des Freudschen Strukturmodells vollends obsolet, da Freud und Klein von jeweils einer ganz unterschiedlichen Genese des Über-Ichs ausgehen: Bei Freud ist das Über-Ich Resultat der ödipalen Entwicklung, bei M. Klein geht es dieser Entwicklung voraus und ist bereits in der oralen Entwicklungsphase existent.

Gerade im Begriff des „Ödipuskomplexes der Psychosomatose", dem dann auch noch der Begriff der „Triangulierung" beigesellt wird, wird wieder deutlich sichtbar, wie Kutter die Verbindung verschiedener theoretischer Elemente herzustellen versucht: nach dem Kriterium einer äußeren Ähnlichkeit. Bei diesem Verständnis scheinen auch Hinweise auf inhaltliche Widersprüche zwischen den einzelnen Theoriebausteinen nicht so recht zu greifen. Kutter stellt seine Theorieverbindung nämlich noch diesseits der Frage nach inhaltlichen und kontextuellen Kompatibilitäten zusammen.

Nach allem kann abschließend festgehalten werden, daß Kutter seinem Anspruch bisher nicht nachgekommen ist, die Entstehung psychosomatischer Krankheit theoretisch zu fassen. Er beschränkt sich auf die metaphorische Beschreibung des Geschehens. Sein Versuch, aus der bloßen Kombination verschiedener heterogener Ansätze eine eigenständige Theorie der psychosomatischen Erkrankung zu entwickeln, bleibt mit der Unverträglichkeit der Theorieelemente behaftet. Ohne metatheoretische Vermittlung kann es ihm nicht gelingen, die verschiedenen Theorieteile zu systematisieren und miteinander zu verbinden. Bisher jedenfalls konnten aus Problemformulierungen noch keine Problemlösungen gewonnen werden. Inwieweit es Kutter im weiteren gelingen mag, eine konsistente psychosomatische Krankheitslehre zu entwickeln, bleibt so als Frage offen.

Literatur

Abraham K ([1]1925, 1969) Psychoanalytische Studien zur Charakterbildung. In: Abraham K Psychoanalytische Studien zur Charakterbildung und andere Schriften. Fischer, Frankfurt am Main, S 184–226

Alexander F ([1]1950, 1971) Psychosomatische Medizin. Grundlagen und Anwendungsgebiete. de Gruyter, Berlin

Arlow JA, Brenner C ([1]1964, 1976) Grundbegriffe der Psychoanalyse. Die Entwicklung von der topographischen zur strukturellen Theorie der psychischen Systeme. Rowohlt, Reinbek

Balint M ([1]1965, 1969) Die Urformen der Liebe und die Technik der Psychoanalyse. Fischer, Frankfurt am Main

Balint M ([1]1968, 1970) Therapeutische Aspekte der Regression. Die Theorie der Grundstörung. Klett, Stuttgart

Cremerius J (1977) Ist die „psychosomatische Struktur" der französischen Schule krankheitsspezifisch? Psyche 31: 293–317

Dahrendorf R ([1]1958, 1967) Homo Sociologicus. Versuch zur Geschichte, Bedeutung und Kritik der Kategorie der sozialen Rolle. In: Dahrendorf R Pfade aus Utopia. Piper, München, S 128–194

Elias N ([1]1936, 1969) Über den Prozeß der Zivilisation. Soziogenetische und psychogenetische Untersuchungen. Francke, München

Engel GL, Schmale AG (1967) Eine psychoanalytische Theorie der psychosomatischen Störung. Psyche 23: 241–261 (1969)

Fenichel O ([1]1931, 1982) Hysterien und Zwangsneurosen. Psychoanalytische spezielle Neurosenlehre. Wissenschaftliche Buchgemeinschaft, Darmstadt

Freud S (1895) Über die Berechtigung, von der Neurasthenie einen bestimmten Symptomenkomplex als „Angstneurose" abzutrennen. In: GW I, S 315–342. Fischer, Fft. (1977)

Freud S (1908 a) Die „kulturelle" Sexualmoral und die moderne Nervosität. In: GW VII, S 143–167, Fischer, Fft. (1976)

Freud S (1908 b) Charakter und Analerotik. In: GW VII, S 203–209. Fischer, Fft. (1976)

Freud S (1914) Zur Einführung des Narzißmus. In: GW X, S 138–170. Fischer, Fft. (1973)

Freud S (1917) Vorlesungen zur Einführung in die Psychoanalyse. In: GW XI. Fischer, Fft. (1973)

Freud S (1930) Das Unbehagen in der Kultur. In: GW XIV, S 421–506. Fischer, Fft. (1968)

Freud S (1933) Neue Folge der Vorlesungen zur Einführung in die Psychoanalyse. In: GW XV. Fischer, Fft. (1973)

Habermas J (1983) Bemerkungen zu Alexander Mitscherlichs analytischer Sozialphilosophie. Psyche 37: 352–363

Khan MMR (1974) The privacy of the self. Hogarth, London

Klein M (1962) Das Seelenleben des Kleinkindes und andere Beiträge zur Psychoanalyse. Klett, Stuttgart

Klein M (1985) Frühstadien des Ödipuskomplexes. Frühe Schriften. Fischer, Frankfurt am Main

Kohut H (1973) Narzißmus. Eine Theorie der psychoanalytischen Behandlung narzißtischer Persönlichkeitsstörungen. Suhrkamp, Frankfurt am Main

Kutter P (1980) Emotionalität und Körperlichkeit. Anmerkungen zu einer Emotiogenese psychosomatischer Störungen. Prax Psychother Psychosom 25: 131–145

Kutter P (1981 a) Der Basiskonflikt der Psychosomatose und seine therapeutischen Implikationen. Jahrb Psychoanal 13: 93–114

Kutter P (1981 b) Sein oder Nichtsein, die Basisstörung der Psychosomatose. Ein Ansatz zu einer Objektspezifität psychosomatischer Erkrankungen. Prax Psychother Psychosom 26: 47–60.

Kutter P (1984 a) Psychoanalyse in der Bewährung. Fischer, Frankfurt am Main

Kutter P (1984 b) Die Dynamik psychosomatischer Erkrankungen – damals und heute. Psyche 38: 544–562

Mahler MS, Pine F, Bergman A ([1]1972, 1980) Die psychische Geburt des Menschen. Fischer, Frankfurt am Main

Marty P, M'Uzan M de, David C (1963) L'investigation psychosomatique. Presses Universitaires de France, Paris

Mitscherlich A (1961/62) Die Chronifizierung psychosomatischen Geschehens. Psyche 15: 1–25

Mitscherlich A (1966) Krankheit als Konflikt. Studien zur psychosomatischen Medizin 1. Suhrkamp, Frankfurt am Main

Mitscherlich A (1967) Krankheit als Konflikt. Studien zur psychosomatischen Medizin 2. Suhrkamp, Frankfurt am Main

Morgenthaler F (1974) Die Stellung der Perversion in Metapsychologie und Technik. Psyche 28: 1077–1098

M'Uzan M de (1977) Zur Psychologie der psychosomatisch Kranken. Psyche 31: 318–332
Nemiah JC (1977) Alexithymia. Theoretical considerations. In: Bräutigam W, Rad M von (eds) Toward a theory of psychosomatic disorders. Karger, Basel, pp 199–206
Reich W ([1]1933, 1970) Charakteranalyse. Kiepenheuer & Witsch, Köln
Schur M ([1]1955, 1978) Zur Metapsychologie der Somatisierung. In: Overbeck G, Overbeck A (Hrsg) Seelischer Konflikt - körperliches Leiden, S 83–142. Rowohlt, Reinbek
Sifneos PE (1973) The prevalence of alexithymic characteristics in psychosomatic patients. Psychother Psychosom 22: 255–263
Winnicott D ([1]1965, 1974) Reifungsprozesse und fördernde Umwelt. Kindler, München
Winnicott D (1976) Von der Kinderheilkunde zur Psychoanalyse. Kindler, München
Uexküll T von (1963) Grundfragen der psychosomatischen Medizin. Rowohlt, Reinbek
Zepf S (1981) Psychosomatische Medizin auf dem Weg zur Wissenschaft. Campus, Frankfurt am Main

9 Das integrierte Menschenbild Thure v. Uexkülls: Metasemantik statt Metatheorie

Sebastian Hartmann

Rainer Maria Rilke:
Sonette an Orpheus*

O dieses ist das Tier, das es nicht giebt.
Sie wußtens nicht und habens jeden Falls
– sein Wandeln, seine Haltung, seinen Hals,
bis in des stillen Blickes Licht – geliebt.

Zwar *war* es nicht. Doch weil sie's liebten, ward
ein reines Tier. Sie ließen immer Raum.
Und in dem Raume, klar und ausgespart,
erhob es leicht sein Haupt und brauchte kaum

zu sein. Sie nährten es mit keinem Korn,
nur immer mit der Möglichkeit, es sei.
Und die gab solche Stärke an das Tier,

daß es aus sich ein Stirnhorn trieb. Ein Horn.
Zu einer Jungfrau kam es weiß herbei –
und war im Silber-Spiegel und in ihr.

„Nur eine Theorie der Heilkunde, die zugleich eine Theorie des Menschen ist, kann Grundlage für eine Humanmedizin sein. ... seine [des Menschen] Geschichtlichkeit und die Mehrdimensionalität seines Daseins wird jedes Theoriegebäude berücksichtigen müssen" (v. Uexküll u. Wesiack 1970, S. 90). Diese Forderung will durchaus programmatisch verstanden werden. Nimmt man sie ernst, dann ist man rasch konfrontiert mit einem Grundproblem der Psychosomatik schlechthin, nämlich mit dem Bruch des naturwissenschaftlichen Monopolanspruchs auf die Medizin und nicht zuletzt mit der Problematisierung des dort unter der Hand nur gehandelten, nie explizierten Natur-Menschenbilds. Zwar haben die Organmedizin, erst recht aber die Psychosomatik den Bruch längst vollzogen; allerdings um den Preis eines von der Integrierten Psychosomatik richtig kritisierten Theoriepluralschismusses und der darin begründeten Aufspaltung des Erkenntnisgegenstandes. v. Uexküll u. Wesiack (1979, S. 7) beklagen diese Theorievielfalt als Ausdruck eines Defizits: „Psychosomatische Medizin kann ... nicht auf eine Theorie der Heilkunde zurückverweisen, die somatische, psychische und soziale Faktoren in Zusammenhang bringt ... denn die heutige Medizin besitzt eine derartige Theorie noch nicht, sie besitzt nur verschiedene – einander widersprechende – Theorien". Die gedankliche Rekonstruktion eines einheitlichen Menschenbilds unter dem Dach eines integrierenden Theoriegebäudes ist das

* In: Werke in drei Bänden, Bd. 1. Insel, Frankfurt am Main (1966).

erklärte Anliegen der Integrierten Psychosomatik, wie sie von v. Uexküll u. Wesiack im ersten Teil des *Lehrbuch der Psychosomatischen Medizin* vertreten wird. In der Zwischenzeit ist eine Neuauflage des hier zur Debatte stehenden Artikels erschienen. Obzwar sich darin an der Darstellung der Integrierten Psychosomatik einiges geändert hat, bleibt deren Grundposition die nämliche, hier erörterte. Im Rahmen einer integrierenden Theorie vom Menschen gelte es, so postulieren die Autoren, in Abgrenzung gegen den Biologismus naturwissenschaftlich orientierter Medizin einerseits, sowie gegen die Atomisierung des Erkenntnisgegenstand der Medizin in einander widersprechende Theorien andererseits, den Gegenstand der Medizin, den Menschen in seiner Totalität, d.h. als psychophysische Ganzheit wie auch als Einheit mit seiner Umwelt, auf den Begriff zu bringen. Methodische Voraussetzung einer solchen Theorie vom Menschen sei die Integration der verschiedenen Humanwissenschaften, Physiologie, Psychologie, Soziologie im gemeinsamen Gegenstand. v. Uexküll u. Wesiack (1979, S. 2) bringen diese Forderung auf den Punkt, wenn sie in integrativer Attitüde gegen Naunyn einerseits und v. Weizsäcker andererseits gewendet vermerken: „Medizin wird nicht Naturwissenschaft oder Tiefenpsychologie sein, sondern für beide die Synthese finden müssen."

Zwei Problemkreise gilt es mithin bei der Würdigung des vorliegenden Konzepts kritisch abzustecken: Erkenntnisgegenstand und Methode bzw. Methodologie, d.h. das hierin explizierte Menschenbild ebenso wie die epistemologischen Voraussetzungen und Implikationen des Entwurfs. In diesem Zusammenhang wird sich das vorliegende Konzept an den Ansprüchen der Autoren im Hinblick auf eine Theorie der Heilkunde messen lassen müssen. Der Gang unserer Untersuchung orientiert sich dabei an der inneren Logik des Konzepts. Nicht also die Fassade des Theoriegebäudes in all ihrer arabesken Pracht und verzierungsreichen Üppigkeit steht zur Schau, sondern sein eher schmuckloses, aber tragendes Gerüst. Dies freizulegen bedarf von Anfang an des Handwerkzeugs der Kritik, welches seinerseits aus der Ergründung der inneren Architektur zu entwickeln ist. Darstellung und Kritik sind sich demnach gegenseitig Bedingung und Resultat, ineinander verwoben und auseinander zu entfalten.

▶ Beginnen wir unsere Betrachtung, zunächst mit der Diskussion des von den Autoren übernommenen Streßkonzepts Selyes, in dem sie uns exemplarisch den Modus einer integrativen Sichtweise am Krankheitsbegriff vorführen. „‚Streß'", so schreiben v. Uexküll u. Wesiack „bezeichnet keine spezielle Krankheitseinheit – sondern ein bei allen speziellen Krankheiten ablaufendes allgemeines (bio-physisches) Grundgeschehen, mit anderen Worten etwas, das man als ‚Kranksein überhaupt' bezeichnen könnte." Physikalisch-chemische Noxen, Viren, Bakterien, psychische Konflikte oder soziale Notlagen gelten als „unspezifische Schädlichkeit" gleichviel, sie seien verschiedene Spielarten einer allgemeinen Unzuträglichkeit. Ebenso bedeuten „die speziellen Krankheiten ... nichts anderes als Varianten oder verschiedene Ausprägungen – eben jenes ‚allgemeinen Krankseins' ... (1979, S. 9f.). Ob bestimmte Faktoren und welche zu sogenannten Stressoren würden, die dann das Krankheitsgeschehen in Gang setzten, hinge ab von der genetisch vorgegebenen Konstitution eines Organismus (Individuums) sowie von seiner Disposition. „Disposition" meine das Repertoire erlernter Anpassungsstrategien, die ontogenetisch früheren Auseinandersetzungen des Organismus mit seiner Umwelt entstammten.

Wie nun erscheint „Krankheit" im Streßbegriff, und was kann das Konzept für eine ganzheitliche, somatologische, psychologische und soziologische Sichtweisen integrierende Vorstellung von Krankheit leisten? Zunächst scheint es im Streßbegriff zu gelingen, die Beziehung Individuum–Umwelt als konstitutives Moment von Krankheit ins Blickfeld zu rücken, wird Streß ja gerade definiert als Folge eines dynamischen Zusammenwirkens zwischen Umweltfaktoren im weiteren Sinne und organismischer Reaktionslage. Damit scheinen die Autoren prima vista ihrem Anspruch paradigmatisch gerecht zu werden, das Individuum als Einheit mit seiner Umwelt zu definieren. Wird allerdings der Grundmechanismus von Krankheit in eine den verschiedenen Erkrankungen allgemeinen, naturgeschichtlich-stereotypen Reaktion festgeschrieben, die durch Umweltfaktoren allemal nur ausgelöst, nicht aber in ihrer Eigendynamik qualitativ bestimmt und verändert werden kann, so erscheint Krankheit in ihrem Wesen nicht als Produkt der Beziehung Mensch–Umwelt, sondern als dort nur entfesseltes autochthones Naturgeschehen, als archetypische Reaktionsform von Organismen. Auch in der ontogenetischen Entwicklung ändert sich ja dies biopathologische Grundgeschehen nicht selbst, sondern nur sein Bedingungsrahmen, d.h. ob und welche Faktoren das Krankheitsgeschehen auslösen. Der Begriff der Disposition bezeichnet nichts anderes als quantitative Veränderung in der Zahl potentiell krankmachender Größen.

Betrachtet man nun das Streßkonzept unter dem Aspekt der Integration von Somatologie, Psychologie und Soziologie im Krankheitsbegriff, also aus wissenschaftstheoretischer Perspektive, so läßt sich folgendes vermerken: In den Begriffen „Krankheit im allgemeinen" und „Unzuträglichkeit schlechthin" schaffen die Autoren den verschiedenen Humanwissenschaften, wie sie selbst betonen, einen einheitlichen, allgemeinen und wesentlichen Bezugsrahmen für Krankheit. In diesem Rahmen sind verschiedene Erkrankungen, ob beispielsweise organische oder psychische, nurmehr gleichwertige Modifikationen, Konstitutionsvarianten der Grundform, die Verursachungen, ob somatischer, psychischer oder sozialer Herkunft, nurmehr gleichgeordnete Auslöser, Konstitutionsbedingungen, die im Begriff des Stressors gleichgeschaltet werden. Aus der Sicht der Grundformen „Krankheit im allgemeinen" und „Unzuträglichkeit schlechthin" sind die Unterschiede der Wissenschaften aufgehoben, die Existenz verschiedener Erkenntnisbereiche mit jeweils eigentümlicher, besonderer innerer Struktur wird implizit geleugnet. Bedeutet das aber nicht, daß die unterschiedlichen Humanwissenschaften im Rahmen des Streßkonzepts allemal nur verschiedene Erscheinungsformen auf den Begriff bringen, mithin Erscheinungskunden, Phänomenologien sind?

Nun könnte man an dieser Stelle einwenden, daß Wissenschaft schlechthin Abstraktionen und Verallgemeinerungen voraussetzt, will sie die wesentlichen Aspekte ihres Gegenstands benennen, und daß sich die Erkenntnisbereiche verschiedener Wissenschaften überschneiden, wie etwa im Krankheitsbegriff. Die Abstraktionen „Krankheit im allgemeinen" und „Unzuträglichkeit schlechthin" liegen allerdings gewissermaßen jenseits der verschiedenen Humanwissenschaften. Werden dort die wesentlichen Momente des Krankheitsbegriffs geortet, so wird den unterschiedlichen Wissenschaften vom Menschen nicht nur ein je eigener besonderer Erkenntnisbereich abgesprochen, sondern ebenso ein je spezifisches Erkenntnisverfahren, das sich der eigentümlichen inneren Logik des Erkenntnisgegenstands verdankt. Im Krankheitsbegriff, wie er uns hier dargestellt wird, verschwinden die Unterschiede im Erkenntnisverfahren zwischen Physiologie, Psychologie und Soziologie. Auf der Gegenstandsebene bringen sie nurmehr verschiedene *Phänomene* auf den Begriff, in ihrer Erkenntnislogik unterschieden sie sich nur noch in ihrer Sprache, nicht in den Erkenntnissen; denn ob ich sage „Virus" oder „soziale Notlage", gemeint ist beidemal dasselbe: nämlich „Unzuträglichkeit schlechthin", Stressor. Und in der Tat ist den Autoren die Dreiteilung der Wissenschaften vom Menschen in erster Lesung „terminologische Konfusion", insofern als „viele Begriffe ihre Bedeutung ändern, wenn sie aus dem physiologischen in den psychologischen und von dort in den soziologischen Bereich übertragen werden und umgekehrt" (1979, S. 12). Sind die Unterschiede zwischen den verschiedenen Wissenschaften vom Menschen nur semantischer Natur und eben nicht – je spezifischer – Ausdruck einer strukturellen Besonderheit und eigentümlichen inneren und mithin objektiven Gesetzmäßigkeit eines eigenständigen Erkenntnisbereichs, so besteht auch keine objektive, d. h. im Erkenntnisgegenstand wurzelnde Notwendigkeit für die Existenz verschiedener Wissenschaften, wie sich ja am Beispiel des Streßkonzepts zeigen ließ. Folgt daraus aber nicht, verallgemeinert man einmal diese Überlegung, daß Wissenschaft, Erkenntnis überhaupt allemal nur den subjektiven Standort des Wissenschaftlers, das erkennende Subjekt auf den Begriff bringt, nicht aber das Erkenntnisobjekt, Wissenschaft gleichsam eine im Subjekt verankerte Phänomenologie heißen muß?

Doch verlassen wir zunächst wieder erkenntnistheoretisches Terrain, um uns vorderhand der dem Streßkonzept entnommenen Hinweise auf die Definition des Krankheitsbegriffs sowie auf das Wissenschaftsverhältnis des vorliegenden Konzepts thesenartig zu versichern:

1) Das Grundmoment von Krankheit wird im Streßkonzept bestimmt als eine im einzelnen Organismus naturgeschichtlich verankerte und allgemeine Reaktionsform, die unabhängig von ihren spezifischen Verursachungen (Auslösern), ebenso wie von der Einmaligkeit und konkreten Geschichte des betroffenen Organismus stereotyp abspult. Krankheit erscheint in ihrem „Wesen" als im Verhältnis Organismus-Umwelt ausgelöst, aber nicht gestaltet.
2) Im Rahmen des Streßkonzepts geben die Autoren Einblick in ihre wissenschaftstheoretischen Vorstellungen. Wissenschaft erscheint in diesem Zusammenhang also im Erkenntnissubjekt begründete Phänomenologie, die sich von anderen Wissenschaften allein durch die Sprache unterscheidet. Integration bedeutet dann auch nicht Vermittlung verschiedener Erkenntnisse etwa im Rahmen einer Metatheorie, Integration kann nur „Auflösung der ‚terminologischen Konfusion' " heißen.

► Wenn eine Theorie der Heilkunde eine Theorie des Menschen voraussetzt, so müssen sich hier Grundlinien einer Theorie der Heilkunde aufweisen lassen. Untersuchen wir dazu also, welches Menschenbild die Protagonisten der Integrierten Psychosomatik vorstellen, und wie es ihnen gelingt, innerhalb dieses Menschenbilds die unterschiedlichen Humanwissenschaften zu integrieren. Ungefähre Orientierungspunkte dafür lieferte uns bereits das Streßkonzept; anzulegender Maßstab müssen die Ansprüche der Autoren selbst sein, d. h. Geschichtlichkeit und Ganzheit des Menschen bzw. Einheit mit seiner Umwelt.

Zentraltopos des Uexküllschen Menschenbilds bildet das Situationskreismodell. Hier entwerfen v. Uexküll u. Wesiack, erklärtermaßen in Abgrenzung gegen die reifizierenden Ansätze herkömmlicher Denkstrategien, ein Individuum und Umwelt übergreifendes, beide Seiten als Pole eines übergeordneten Systems integrierendes Beziehungsgefüge, das nach den Gesetzmäßigkeiten der Kybernetik strukturiert sein soll. Als Vorlage benutzen die Autoren dazu das im Rahmen der Ethologie von J. v. Uexküll entwickelte Funktionskreismodell, das jenes „allgemeine Geschehen" beschreibe, in den Beziehungen zwischen Lebewesen und ihrer Umgebung geschaffen würden. Im Rahmen dieses Modells, so betonen die Autoren in Einklang mit ihrem Integrationsanspruch, seien weder Organismus noch Umwelt vorausgesetzte Entitäten: „ ‚Umgebung' und ‚Organismus' lassen sich vielmehr erst auf Grund der Beziehungen definieren, die zwischen ihnen bestehen" (1979, S. 13). Störungen in der Homöostase des Organismus nötigten Lebewesen dazu, Beziehungen zu ihrer Umgebung herzustellen. Je nach organismischer Bedarfslage würden dabei Teile der ehemals neutralen Umgebung durch ihre Wahrnehmung herausselektiert, unter dem Bedürfnisdiktat interpretiert (Bedeutungserteilung), um dann zur Wiederherstellung des inneren Gleichgewichts verwertet zu werden (Bedeutungsverwertung). Gesteuert würde dieser Prozeß auf Seiten des Organismus von inneren, teils als phylogenetisches Erbe mitgebrachten, teils während der Ontogenese in unzähligen Adaptationsschritten erworbenen Programmen.

Je nach Art der Lebewesen und der Natur ihrer Umgebung bildeten sich verschiedenartige, „spezielle" Beziehungen zur Umwelt aus, die allesamt Modifikationen, Erscheinungsformen des allgemeinen Lebensgeschehens, des Funktionskreises darstellten, so auch der dem Menschen zuzuordnende Situationskreis. Der Mensch unterscheide sich freilich vom Tier und zwar einmal durch seine einzigartige biologische Grundausstattung, andererseits dadurch daß er „... weniger durch seine genetisch festgelegten Programme, als vielmehr durch die Modifikation und Differenzierung dieser Programme im Verlaufe seiner Ontogenese ..." bestimmt werde. „Beim Menschen überwiegen daher die erworbenen Programme (mit denen er die Tradition der Kultur einer Gesellschaft übernimmt, in die er hineingeboren wird und in der er aufwächst) die angeborenen Programme in einem in der Natur sonst unbekanntem Ausmaß" (1979, S. 15).

Die Besonderheit des Situationskreises gegenüber seiner Grundform bestehe nun darin, daß aufgrund der oben skizzierten Wesensmerkmale des Menschen die instinkthafte, imperativ-automatische Abfolge von Bedeutungserteilung und Bedeutungsverwertung durch die Möglichkeit eines von den unmittelbaren biologischen Zwängen befreiten Denkens (Phantasien) unterbrochen sei; vor einer endgültigen Bedeutungserteilung stehe eine probatorische Bedeutungszuteilung (Bedeutungsunterstellung) und das gedankliche Probehandeln (Bedeutungserprobung). Dadurch ändere sich die Eindeutigkeit der animalischen Umwelt zu einer mehrdeutigen, Verhaltensalternativen offenlassenden menschlichen Wirklichkeit.

Zur besseren Übersicht seien hier noch einmal Funktionskreis und Situationskreis graphisch-skizzenhaft dargestellt (v. Uexküll u. Wesiack 1979, S. 13, S. 16).

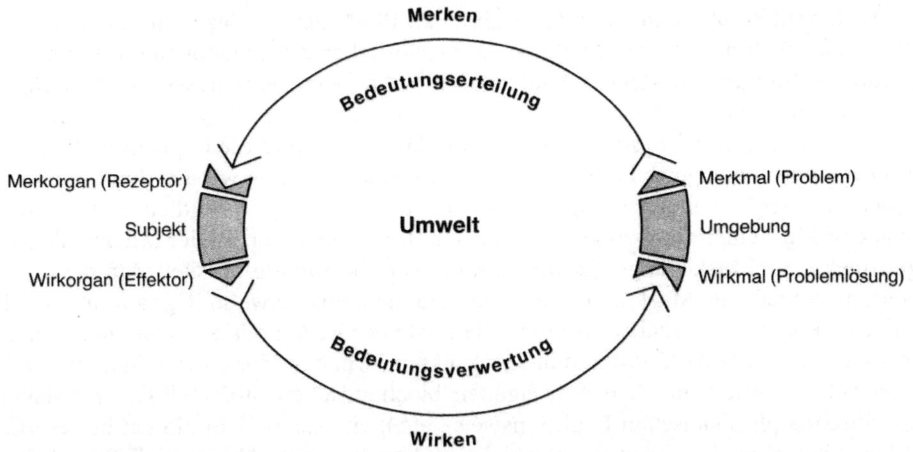

Abb. 9.1. „Der Funktionskreis". Das Lebewesen (Subjekt) prägt seiner Umgebung (Objekt) durch „Merken" ein *Merkmal* auf, das ein Verhalten = „Wirken" in Gang setzt und der Umgebung nun ein *Wirkmal* aufprägt. Wenn das Wirkmal das Merkmal (objektiv oder subjektiv) ausgelöscht hat, kommt der Funktionskreis zur Ruhe.

Merken entspricht als „Bedeutungserteilung" der Strukturierung der Umgebung als „Problem", das durch *Wirken* als „Bedeutungsverwertung" gelöst wird

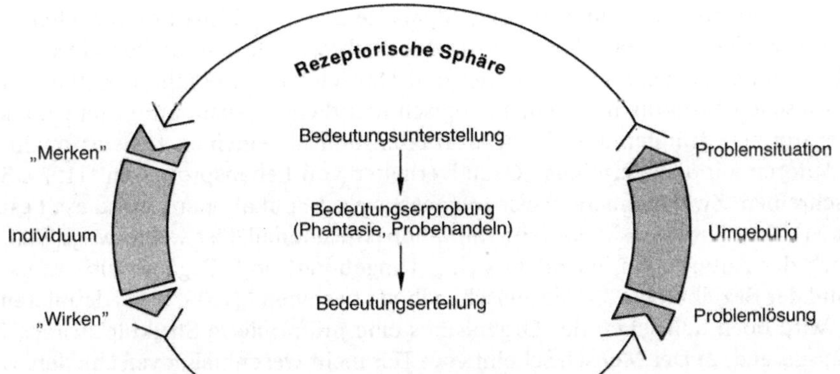

Abb. 9.2. „Der Situationskreis" unterscheidet sich von dem Funktionskreis durch Zwischenschaltung der *Phantasie*, in der Programme für Bedeutungserteilung („Merken") und Bedeutungsverwertung („Wirken") vor der endgültigen Bedeutungserteilung (die dann das bedeutungsverwertende Verhalten in Gang setzt) durchgespielt und erprobt werden.

Dadurch wird die *Situation* in der Phantasie experimentell (durch *Probehandeln*) vorstrukturiert: d.h. Bedeutungserteilung erfolgt zunächst als (hypothetische) Bedeutungsunterstellung, deren Konsequenzen (in der Phantasie durch „Probehandeln") abgetastet werden

Die Identität der Modelle ist unverkennbar. Beide zeigen Beziehungssysteme, in denen zwischen den jeweiligen Polen ein dynamischer Zusammenhang in Form von Feedback-Kopplung bestehen. Beide beschreiben einen geschlossenen Wirkungskreis, in dem – verwendet man kybernetische Termini – der Organismus die Regelstrecke, der chemisch-physikalische Zustand des Organismus die Regelgröße, das homöostatische Gleichgewicht den Sollwert bilden usw. Machen wir uns den Charakter kybernetischer Beziehungsgefüge an einem einfachen Beispiel deutlich: Interpretiert man den Muskeldehnungsreflex als einfachen Regelkreis, in dem der Muskel die Regelstrecke, die Muskellänge die Regelgröße, eine bestimmte Muskellänge den Sollwert, die extrafusale Muskulatur das Stellglied darstellen usw., so liegt auf der Hand, daß all diese grundsätzlich konstanten Elemente des Regelkreises erst einmal in ihrer je spezifischen Struktur vorhanden sein müssen (d.h. der Muskel in seiner anatomischen Gegebenheit mit dem ihm eigenen biochemischen Stoffwechsel und seiner spezifischen physikalischen Funktionsweise etc.), ehe sie als Funktionen in den Regelkreis eingehen, bzw. diesen erst überhaupt konstituieren. Allgemein ließe sich formulieren: Sowohl die konstanten Elemente eines nach den Gesetzmäßigkeiten der Kybernetik strukturierten Beziehungssystems als auch deren Beziehung zueinander wurzeln entwicklungsgeschichtlich niemals im System selbst, sondern, wenn man so will, in einem allgemeinen, übergeordneten „Dritten" und bilden die notwendige Voraussetzung für den Aufbau und die Funktionsfähigkeit des Beziehungsgefüges. Sie müssen als Entitäten gleichsam vorausgesetzt werden. In unserem Zusammenhang läßt sich vorläufig notieren: Im Funktionskreis wie auch im Situationskreis muß auf Seiten des Organismus eine vorab schon definierte Struktur, etwa in Gestalt eines inneren Gleichgewichts, dessen Störung ja erst den Aufbau eines Funktionskreises/Situationskreises erzwingt, und etwa in Gestalt der Organe, mit denen der Organismus die Beziehung zur Umwelt herstellt, als Rezeptor und Effektor etc., ebenso unterstellt werden, wie ein schon jenseits der konkreten Beziehung vorgeformter und vorbestimmter Beziehungsmodus. Tier und Mensch wurzeln in ihrer bestimmten organismischen Struktur in einem biologisch-natürlichen Abstraktum, ihre konkrete Lebensformen gründen auf einem abstrakten und allgemeinen Lebensprinzip, das die Autoren mit dem Terminus „Grundverhalten von Lebensprozessen" (1979, S.44) umschreiben. Zwei möglicherweise folgenschwere Implikationen birgt diese Feststellung. 1) Das Funktionskreis- bzw. Situationskreismodell löst keineswegs den Anspruch der Autoren ein, nachdem sich „‚Umgebung' und ‚Organismus'... erst auf Grund der Beziehungen..., die zwischen ihnen bestehen" (1979, S.13) definieren lassen, wird doch auf Seiten des Organismus eine präformierte Struktur zwangsläufig vorausgesetzt. 2) Der Mensch scheint vom Tier nicht wesenmäßig verschieden. Beide verdanken sich in ihrer konkreten Existenz einem einheitlichen übergeordneten natürlichen Grundbauplan, in dem die menschliche Lebensform in Gestalt des Situationskreismodells differenzierend eingetragen ist. Erst unter Einbeziehung dieses Punkts gewinnt das Menschenbild der Autoren eindeutig Profil. Auch ein weiteres Problem wird sich dabei gleichsam beiläufig lösen lassen, die Frage nach der Umwelt bzw. tierischer Umgebung und menschlicher Wirklichkeit.

Der spezifische Unterschied zwischen Funktionskreis und Situationskreis liegt in der verschiedenartigen Weise des Sich-zur-Umwelt-in-Beziehung-Setzens. Kernpunkt bildet in diesem Zusammenhang der Begriffskomplex Bedeutungsunterstellung–Bedeutungserprobung–Bedeutungserteilung. Bereits auf der Organisationsebene des Funktionskreises unternehme ja das Lebewesen entlang seiner elementaren biologischen Bedürfigkeit Selektions- und Interpretationsprozesse in der Wahrnehmung seiner Umgebung, wodurch es sich eine subjektive Umwelt schaffe, „als feste, aber für den Außenstehenden unsichtbare Hülle". Dabei sei „Interpretation von Umweltfaktoren unter dem Aspekt von Bedürfnissen oder Wünschen... Ergebnis einer Tätigkeit, die wir als ‚Phantasie' bezeichnen". Ist diese biologische Phantasie noch fest verklammert „mit Trieb oder Bedürfnis", so käme es im Verlaufe der Entwicklung des Menschen zu einer Lockerung dieser Verbindung, und schließlich im Situationskreis zu deren tendenzieller Auflösung (1979, S. 14). Dies führe zur Möglichkeit eines aus den unmittelbaren biologischen Zwängen befreiten Denkens und der Aufsplitterung des Umweltbezugs in Bedeutungsunterstellung, Bedeutungserprobung und Bedeutungserteilung im Bereich der rezeptorischen Sphäre:

„[Der Mensch] interpretiert „Umgebung" zunächst als Problemsituation, in der Bedeutungserteilung noch nicht automatisch Bedeutungsverwertung durch Auslösung von Verhaltensweisen nach sich zieht. Eine Problemsituation läßt verschiedene Lösungen offen, die zunächst in der Phantasie (als Probehandlungen) durchgespielt und abgewogen werden... Im Situationskreis vollzieht sich der Aufbau von Wirklichkeit als Deuten von Daten der Umgebung (Bedeutungsunterstellung bis zur endgültigen Bedeutungserteilung) – und als ständiges Testen der Praktikabilität der zur Deutung eingesetzten Programme für die Problemlösung (zunächst in der Phantasie als „Probehandeln"). Unter diesem Aspekt können wir wieder von einem pragmatischen System sprechen, das angeborenen und erworbenen Programmen (für Deutungs- und Verhaltensanweisungen) folgt, das sich aber im Unterschied zum Funktionskreis teilweise – und zwar als obligatorisches Zwischenstadium – in der Phantasie vollzieht" (1979, S. 16 f.).

Schaltstelle für den menschenspezifischen Weltbezug bildet also ein bestimmtes gnostisches Verhältnis zwischen Mensch und Außenwelt – oder wir können auch sagen: zwischen erkennendem Subjekt und Erkenntnisobjekt – läßt sich dieser Zusammenhang doch gerade auch als philosophisches, d. h. epistemologisches Problem darstellen. Was erscheint eigentlich auf der inneren Bühne der Phantasie, auf der reales Verhalten in Gestalt gedanklichen Probehandelns durchgespielt und antizipiert werden kann, von der Außenwelt, und was bedeutet in diesem Zusammenhang „Aufbau von Wirklichkeit": „... Vorstellungen von Gegenständen und Vorgängen der Außenwelt sind... nichts anderes als Modelle, die wir uns von bestimmten Phänomenen der Außenwelt gemacht haben" (1979, S. 46). Modelle seien gedanklich Abstraktionsprodukte, die „immer nur einige, von uns für wesentlich gehaltene Ausschnitte [der Außenwelt bzw. der Außenweltobjekte] sichtbar machen" (1979, S. 44). Klingt hier bereits die im Subjekt gründende Vermitteltheit von Vorstellungen und Gedanken über die Außenweltobjekte, also kurz: von Erkenntnisprozessen – denn um solche handelt es sich hier – an, so macht das von den Autoren zur Illustration eingeführte „Hausbau"-Beispiel dies ganz deutlich: Ausgehend von der Frage, was denn nun bei der Konzeption und Planung eines Hauses wesentlich sei, antworteten sie: „Der Architekt, der Statiker, der Installateur, der Elektriker, der Bauherr und vielleicht der Künstler, werden sehr Verschiedenes an einem Haus als wesentlich oder als unwesentlich ansehen und dementsprechend recht verschiedene Modelle von dem Haus entwerfen. – Da das Interesse des Beobachters jetzt jeweils ein anderes ist, werden die einzelnen Modelle immer einen oder mehrere Sachverhalte des Originalbaus gut abbilden, andere jedoch vernachlässigen" (1979, S. 44). In Abgrenzung gegen den „naturwissenschaftlichen Objektivismus", der erkenntnistheoretisch an der Abbildtheorie festhalte, derzufolge menschliches Erkennen nichts anderes sei, als das einer von der Naturwissenschaft hypostasierten objektiven Wirklichkeit getreue Abbild der „Natur" im „Geist", mithin Erkenntnisvorgang wie auch Erkenntnisprodukt als ausschließlich vom Erkenntnisobjekt bestimmt definiert, postulieren Uexküll u. Wesiack im Erkenntnisprozeß sowie im Erkenntnisprodukt, also im Modell, zunächst einen Zusammenhang zwischen Subjekt und Objekt: „Das Modell erweist sich ... als etwas, das imstande ist, Beziehungen zwischen Subjekt und Objekt herzustellen: Indem es ein Verhalten des Objekts simuliert, bringt es die Objektseite in den Blick, da es aber nur den Ausschnitt sichtbar macht, den das (beobachtende) Subjekt (auf Grund seiner Interessenlage) wählt, gehen die Intentionen des Subjekts in das Bild, welches das Modell von dem Objekt entwirft, mit ein. Die ‚adaequatio von res und intellectus' findet also im Modell statt" (1979, S. 44). Was von Seiten des Subjekts in den Wahrnehmungs- und Erkenntnisvorgang der Außenwelt eingeht ist nun umrißhaft deutlich: die Interessenlage des Beobachters, allgemeiner formuliert: sein Standort, der spezielle Blickwinkel.* Wenn nicht als Abbild, wie erscheint nun das Erkennungsobjekt im Rahmen dieser subjektiv bestimmten Perspektive, wie vermag die „Modelltheorie" der Autoren den Dualismus von „res" und „intellectus" zu überwinden? V. Uexküll u. Wesiack geben auf diese Frage eine eindeutige Antwort: nicht das Objekt selbst erscheine im gedanklichen Modell, sondern immer nur die Beziehung des Subjekts zu ihm. Das beobachtende und erkennende Subjekt könne nämlich von den Gegenständen und Vorgängen der Außenwelt nichts anderes beobachten und beschreiben, als die Ablaufmuster seiner eigenen sensomotorischen Akte, die sich bei der Wahrnehmung der Gegenstände und Vorgänge der Außenwelt abspielten. „Einen Baum ‚beobachten' heißt – um ein Beispiel zu bringen – letztlich die Schritte und Wege unserer Augenbewegungen von und zu den verschiedenen Farbeindrücken beobachten, aus denen wir ein Bild des Baumes zusammenfügen. Beobachten können wir diese Tätigkeit aber nur, indem wir sie ‚nachahmend' wiederholen. ‚Beschrieben' und in der Erinnerung ‚gespeichert' werden danach Programme für Bewegungsmuster, an die das Auftauchen bestimmter Sinneseindrücke geknüpft ist" (1979, S. 46). Die Autoren stützten sich dabei auf die Entwicklungspsychologie Piagets:

„Danach macht das Kind in der frühsten Phase seiner Auseinandersetzung mit der Umgebung (ca. im 2. Monat) die Entdeckung, daß bestimmte motorische Aktivitäten bestimmte Sinneseindrücke (und wohl damit zusammenhängende Bedürfnisbefriedigungen) reproduzieren können. Von da an lernt es, seine Wirklichkeit durch Verknüpfung von Bewegungen und Sinneseindrücken aufzubauen. Es lernt mit anderen Worten, die sensomotorischen Zirkel (Piaget) oder die Gestaltkreise von Wahrnehmung und Bewegung (V. v. Weizsäcker) zu reproduzieren, in welchen immer wieder eine Bewegung von einem Sinneseindruck zum nächsten führt" (1979, S. 45).

Wird hier schon in Umrissen deutlich, was die Autoren mit der Formulierung „Aufbau von Wirklichkeit" meinen, so lassen sie in den folgenden Zitaten keinen Zweifel

---

* Mit der Reflexion auf das erkennende Subjekt als dynamischen, aktiv gestalteten Faktor im Erkenntnisprozeß weisen die Autoren philosophiegeschichtlich-epistemologisch weit über den von ihnen so genannten naturwissenschaftlichen Objektivismus – der sich mit Holzkamp (1972, S. 80) als „naiver Empirismus" bezeichnen läßt – hinaus, der, wurzelnd im englischen Sensualismus, etwa bei Mill, sowie im frühen Positivismus, heutzutage immer noch das wissenschaftstheoretische Fundament, wenn auch meistens nicht explizit, der Naturwissenschaften bildet und das wissenschaftliche Selbst-(miß)verständnis manch eines Psychologen, insbesondere sofern dieser experimentell tätig ist, bestimmt. Hier kommt dem Beobachter und Forscher der Status eines passiven Registrators zu, der via Induktion durch Abstraktion und Generalisierung angeblich objektive Naturgesetze aufdeckt, diese aber eigentlich ohne perspektivische Brechung nur widerspiegelt.

daran, daß es sich hierbei immer um eine Wirklichkeit handelt, die in erster Lesung als subjektive Wirklichkeit zu bezeichnen wäre. „...Wirklichkeit [ist] (jedenfalls soweit unsere Sinne ihrer habhaft werden können) Nachahmung unserer eigenen sensomotorischen Akte...". Das bedeutet: „... wir [haben] ... unsere Wirklichkeit, wie die Spinne ihr Netz, aus den Fäden aufgebaut, die unsere Bewegungsmuster in unserem Gedächtnis hinterlassen" (1979, S. 45 f.).

Machen wir uns den ganzen Beobachtungs- und Erkenntnisvorgang nochmals an einem Beispiel deutlich: Den Unterschied zwischen einem Apfel und einer Birne wahrnehmen heißt, den unterschiedlichen sensomotorischen Umgang mit ihnen nachahmend wahrzunehmen. Doch woher stammt das Programm für ein bestimmtes Bewegungsmuster der Augen, das mir, wenn ich es nachahmend wiederhole, sagt, daß ich einen Apfel vor mir habe und eben keine Birne und vice versa? Aus dem praktischen Umgang mit dem Apfel? Daran schließt sich gleich eine zweite Frage an: Hat der Apfel in seiner von mir unabhängigen Existenz – bestimmte Farbe, apfeltypische Form etc. – einst die Organisation eines für den Apfel spezifischen Augenbewegungsmusters erzwungen, das mir, sobald diese typische Augenbewegung abläuft, heute sagt, daß ich einen Apfel sehe und keine Birne. Wird die Gestaltung des Piagetschen sensomotorischen Zirkels oder des Weizsäckerschen Gestaltkreises, in deren Reflexion Wahrnehmung und Erkenntnis gründet, bestimmt durch eine vom Subjekt unabhängige, eigenständige Beschaffenheit der Außenweltobjekte? Die Autoren verwerfen diese Frage und verweisen sie in den Bereich „objektivistischer Vorstellungen":

„Das Problem, ob unsere sensomotorischen Akte selbst wieder etwas nachahmen, das einer Außenwelt angehört – und wie diese Außenwelt – das „Ding an sich" Kants dann unabhängig von uns und unseren sinnlichen Wahrnehmungen beschaffen ist – entsteht nur für eine objektivitische Vorstellung. Sie kann sich allein auf die Erfahrung berufen, daß es nicht unserer Willkür überlassen bleibt, Sinneseindrücke zu produzieren, die zu einer Befriedigung von Bedürfnissen führen und daß uns daher die Programme für unser motorisches Verhalten „von außen" aufgezwungen sind" (1979, S. 46).

Erscheint diese Überlegung auf den ersten Blick widersprüchlich, so birgt sie doch bei genauerem Lesen und ihrer Einbeziehung ins Konzept eine folgerichtige innere Logik: Schon in der Auseinandersetzung mit dem naturwissenschaftlichen Objektivismus hatten v. Uexküll u. Wesiack (vgl. 1979, S. 43) gegen die – angeblich niemals bewiesene – Annahme einer objektiven, vom Subjekt unabhängig existierenden Außenwelt protestiert und sie als objektivistisch verworfen. An anderer Stelle heißt es dann: „Auf die Frage, ob Modelle die Verhältnisse so zeigen, wie sie ‚für uns' – oder wie sie ‚für sich' sind – ob sie eine subjektive oder eine objektive Wirklichkeit entwerfen, lautet die Antwort: Weder das eine noch das andere, denn es gibt kein ‚Für-Sich' ohne ein ‚Für-Uns' und keine subjektive Wirklichkeit, die nicht zugleich objektiv wäre und umgekehrt. Das heißt nicht, daß Programme nicht täuschen könnten und daß wir nicht gezwungen wären, unsere Programme an neue Situationen zu adaptieren ... das heißt nur, daß eine ‚objektive Wirklichkeit' nicht einfach vorausgesetzt werden darf" (1979, S. 46). Wird die Existenz einer objektiven, vom Subjekt unabhängigen Realität hier auch immer wieder explizit bestritten, so erscheint doch in der Hintertür eine zunächst unbestimmt bleibende Außenwelt, die uns etwa Programme für unser motorisches Verhalten aufzwinge, oder in der wir uns täuschen könnten und an die wir uns irgendwie adaptieren müßten. Den Charakter dieser Außenwelt formulieren die Autoren implizit im Zusammenhang mit dem Aufbau einer individuellen Wirklichkeit, einer sogenannten „Wirklichkeitsschale" im Verlaufe der Ontogenese folgendermaßen:

„Den dynamischen Charakter dieser „Wirklichkeitsschale" erleben wir zunächst in ihrem permanenten Umbau: ständig werden neue Faktoren der (neutralen) Umgebung von unseren Sinnesorganen ausgewählt und unter dem Aspekt unserer Bedürfnisse getrennt, verbunden, und zu tastbaren, hörbaren usw. Vorgängen oder Gegenständen unserer Wirklichkeit mit einer mehr oder weniger bestimmten Bedeutung komponiert. Da die vorher neutralen Faktoren der Umgebung auf diese Weise (und nur auf diese Weise) in unserer Wirklichkeit (als sichtbare, tastbare, hör-, schmeck- und riechbare Phänomene) auftauchen, läßt sich der permanente Auf- und Umbau ... als das Werk einer Instanz beschreiben, welche die Fähigkeit besitzt, etwas erscheinen (phainesthai) zu lassen und die wir daher als „Phantasie" bezeichnen" (1979, S. 34).

Jetzt läßt sich der Widerspruch auflösen: Die Welt ohne gestaltendes „Subjekt" ist den Autoren ein Chaos eigenschaftsloser, strukturloser neutraler Faktoren, mithin abstrakter Wesenheiten, die keine innere Ordnung verbindet, deren Existenz keine Gesetze lenken. Allein die sie bevölkernden Lebewesen, das Tier mittels biologischer Phantasie, der Mensch durch seine Möglichkeit des kognitiven Operierens, „komponieren" die wirklichen Gegenstände mit sinnlichen Eigenschaften und Strukturgestalt, sie *konstruieren* individuelle Wirklichkeit als einzige Wirklichkeit, mit in Bedürfnissen gründenden Zielen. Die Abstrakte der neutralen Umgebung bilden allenfalls den Rahmen, in welchem die Konstruktion der Wirklichkeit möglich ist, sie bestimmen aber keinesfalls, was konkret und wie das Subjekt komponiert. „Verum ipsum factum" lautete bereits 1710 eine Formulierung in der philosophisch-gnoseologischen Debatte von Giambattista Vico: Das Wahre, oder das Wirkliche ist dasselbe wie das Gemachte. Vico ist einer der geistigen Ahnen einer bestimmten philosophischen Richtung, des ‚Konstruktivismus', – der ihn übrigens auch aus der geistesgeschichtlichen Versenkung hob und der Vergessenheit entriß –, ein Kind der Kybernetik und des 20. Jahrhunderts. Ernst v. Glasersfeld (1981, S. 23) enthüllt in dem von Watzlawick herausgegebenen Buch *Die erfundene Wirklichkeit* die Grundpfeiler dieser Philosophie: „Der radikale Konstruktivismus ist... vor allem deswegen radikal, weil er mit der Konvention bricht und eine Erkenntnistheorie entwickelt, in der die Erkenntnis nicht mehr eine ‚objektive', ontologische Wirklichkeit betrifft, sondern ausschließlich die Ordnung und Organisation von Erfahrungen in der Welt unseres Erlebens." Und an anderer Stelle dieses Aufsatzes heißt es über konstruktivistische Epistemologie, „daß die Welt, die da konstruiert wird, eine Welt des Erlebens ist, die aus Erlebtem besteht und keinerlei Anspruch auf ‚Wahrheit' im Sinne einer Übereinstimmung mit einer ontologischen Wirklichkeit erhebt" (1981, S. 28). Daß diese „ontologische Wirklichkeit" niemals die konkreten Inhalte von Wahrnehmung und Erkenntnis bestimmt, sondern allemal nur den Rahmen der Wahrnehmungs- und Erkennungstätigkeit abstrakt definiert, gehört zu den Grundannahmen konstruktivistischer Epistemologie: „Was wir von jener ‚absoluten' Wirklichkeit erleben, sind bestenfalls ihre Schranken..." (1981, S. 23) und „Das heißt, daß die ‚wirkliche' Welt sich ausschließlich dort offenbart, wo unsere Konstruktionen scheitern" (1981, S. 37).

Die Frage nach der Richtigkeit und Wahrheit von Wahrnehmung und Erkenntnis zielt mithin nicht ab auf eine Übereinstimmung zwischen einem Abbild und einem unabhängig davon existierenden Abgebildeten, sondern stellt sich im Konstruktivismus als die Fragge nach der Adäquanz der eingesetzten Operation (Konstruktion) im Hinblick auf das zu erreichende Ziel. V. Glasersfeld formuliert in Analogie zur Darwinschen Evolutionstheorie diese Überlegung folgendermaßen:

„Das Verhältnis zwischen lebensfähigen organischen Strukturen und Umwelt ist in der Tat das gleiche wie das Verhältnis zwischen brauchbaren kognitiven Strukturen und der Erlebenswelt des denkenden Subjekts. Beide Gebilde „passen": die einen, weil der natürliche Zufall der Mutation ihnen die Form verliehen hat, die sie nun haben, die anderen, weil menschliche Absicht sie in Hinblick auf jene Ziele geformt hat, die sie nun tatsächlich erreichen. Diese Ziele sind Erklärung, Vorhersage und Kontrolle oder Steuerung von bestimmten Erlebnissen" (1981, S. 21).

Die Annahme, daß die Außenwelt eben doch wieder in Wahrnehmungs- und Erkenntnisvorgänge eindringe, nämlich im Falle ihres Scheiterns, d.h. aufgrund der Inadäquanz von eingesetzter Operation zum vorgegebenen Ziel, und dort als Kriterium für falsche und mithin in bestimmter Weise auch für richtige Erkenntnis fungiere, daß sich also aus der konstruktivistischen Erkenntnislehre wenigstens ein negativer Erkenntnisanspruch in Hinblick auf Außenwelt (im Sinne der Popperschen Falsifikationstheorie etwa) ableiten ließe, wird konsequent verworfen:

„Inwieweit das gelingt, [in einer völlig ordnungslosen, chaotischen Welt Regelmäßigkeiten und Ordnung zu konstruieren] hängt mehr von den Zielen und bereits konstruierten Ausgangspunkten ab, als von den Gegebenheiten der sogenannten „wirklichen" Welt... Die Schranken der Welt, an denen unsere Unternehmen scheitern, bekommen wir nie zu Gesicht. Was wir erleben und erfahren, erkennen und wissen, ist notwendigerweise aus unseren eigenen Bausteinen gebaut und läßt sich nur aufgrund unserer Bauart erklären" (1981, S. 35).

In Form der radikalen Rückverlagerung von Wahrnehmung und Erkenntnis ins Subjekt löst der Konstruktivismus das zentrale erkenntnistheoretische Problem des „Objektivismus", die „adaequatio von intellectus und res", dadurch, daß er es für nichtig erklärt. Indem er das Objekt gleichsetzt mit der Konstruktion durchs Subjekt, die es ja erst herstellt, erklärt er „intellectus" und „res", Denken und Sein für identisch. Wahrnehmen und Erkennen bringen aus der Sicht des Konstruktivismus ja eben keine Außenwelt zur Abbildung bzw. auf den Begriff, sondern rückbeziehen sich immer nur auf das Subjekt selbst, d.h. auf dessen Wirklichkeitskonstruktionen. Genau diesen ausschließlich reflexiven Erkenntniszusammenhang machen v. Uexküll u. Wesiack sinnfällig, wenn sie betonen, daß Wahrnehmung nichts anderes bedeute, als Nachahmung bestimmter motorischer Aktionsmuster, die zu bestimmten Sinneseindrücken führen, und Erkenntnis eben die Reflexion darauf meint. Diese bestimmten motorischen Aktionsmuster sind erkenntnistheoretisch aber nichts anderes als Wirklichkeitskonstruktionen, die, insofern sie ja erst eine strukturierte Wirklichkeit konstituieren, nicht als Resultate aus der Konfrontation Individuum–Außenwelt betrachtet werden können – dieser Außenwelt kommt ja nach v. Uexküll u. Wesiack eben keine wahrnehmungs- und erkenntnisbildende Funktion zu –, sondern immer schon als deren Voraussetzung gesehen werden müssen. Zur Illustration dieser Überlegung wollen wir noch einmal auf das Apfelbeispiel zurückgreifen: Einen Apfel wahrzunehmen, etwa im Unterschied zu einer Birne, heißt ja aus dem Blickwinkel der Uexküllschen Position, eine bestimmte Augenmuskelbewegung nachzuahmen, die den Sinneseindruck eines Apfels hervorbringt. Die Frage nach dem Ursprung dieses bestimmten Bewegungsmusters, also der Wirklichkeitskonstruktion „Apfel" läßt sich nun folgendermaßen beantworten: Insofern dem Apfel aus der Sicht des Konstruktivismus keine eigenständige, vom Subjekt unabhängige Gegenstandsbedeutung zukommt, der Apfel-„an-sich" keine spezifische gegenständliche Qualität ist, mit bestimmten, typischen Wesensmerkmalen, die ihn beispielsweise von der Birne objektiv unterscheiden, er vielmehr erst durchs Subjekt zum Apfel mit all seinen typischen Eigenschaften komponiert wird, ist offensichtlich, daß der Apfel nicht das Ablaufmuster der Augenbewegungen bestimmen und nicht einmal mitgestalten kann, das ihn ja erst hervorbringt. Allgemeiner läßt sich formulieren: Aus der Sicht des Konstruktivismus ist auf Seiten des Subjekts eine gleichsam archetypische, autochthone Instanz zu unterstellen, die gewissermaßen teleologisch, unter Kontrolle fixer und vorab definierter Ziele, Muster und Programme für Wirklichkeitskonstruktionen entweder erst hervorbringt oder auf bereits vorhandene zurückgreift und sie reaktiviert. Erst diese Instanz setzt das Individuum in die Lage, in eine strukturlose, als abstrakt neutral gesetzte Außenwelt eine zielrelevante Wirklichkeit zu komponieren. Uexküll u. Wesiack scheinen dieser Schlußfolgerung vorbehaltlos zuzustimmen:

„... ständig werden neue Faktoren der (neutralen) Umgebung von unseren Sinnesorganen ausgewählt und *unter dem Aspekt unserer Bedürfnisse* getrennt, verbunden und *zu tastbaren, hörbaren usw. Vorgängen oder Gegenständen unserer Wirklichkeit* mit einer mehr oder weniger bestimmten Bedeutung *komponiert*. Da die vorher neutralen Faktoren der Umgebung auf diese Weise *(und nur auf diese Weise)* in unserer Wirklichkeit (als sichtbare, tastbare, hör-, schmeck- und riechbare Phänomene) auftauchen, läßt sich der permanente Auf- und Umbau [der Wirklichkeitsschale] ... *als das Werk einer Instanz beschreiben*, welche die Fähigkeit besitzt, etwas erscheinen (phainesthai) zu lassen und die wir daher als „Phantasie“ bezeichnen“ (1979, S. 34; Hervorhebungen vom Verf.).

Erkenntnistheoretisch handelt es sich bei dieser Instanz, die v. Uexküll u. Wesiack „Phantasie“ nennen, um ein gnostisches Apriori. Was diese Instanz ins Werk setzt, was diese Phantasie erscheinen läßt, sind nicht Gegenstände und Vorgänge der Außenwelt, sondern, das wissen wir jetzt, ihre Komposition durchs Subjekt.

► Die philosophiegeschichtliche Ortung der Integrierten Psychosomatik im Konstruktivismus ist evident. Bevor wir nun die wissenschaftstheoretischen Konsequenzen daraus aufzeigen, wollen wir zunächst zu unserem Ausgangspunkt, dem Situationskreismodell, zurückkehren. Dort ergibt sich nun folgendes Bild: Setzt sich der Mensch zu seiner Umgebung in Beziehung, so entwirft er nach Maßgabe eines dem Subjekt inhärenten vorgegebenen Ziels (z. B. die Aufrechterhaltung eines inneren Gleichgewichts) sowie vermittels einer ihm innewohnenden, prähistorischen kognitiven Instanz, eines Bedeutungsrasters, eine Welt, die die Erlangung seiner Teile und die Befriedigung seiner Bedürfnisse gewährt; d. h., er konstruiert sich durch den Komplex Bedeutungsunterstellung–Bedeutungserprobung–Bedeutungserteilung Wirklichkeit, die ihm eine bestimmte Bedeutungsverwertung garantiert und ermöglicht. Auf der inneren Bühne der Phantasie kommt es im Zuge der Bedeutungsunterstellung und Bedeutungserprobung, also im Vorfeld der endgültigen Bedeutungserteilung, der definitiven Wirklichkeitskonstruktion, zur Taxierung der verfügbaren Programme im Hinblick auf ihre mögliche Adäquanz bezüglich des zu erreichenden Ziels. Nicht etwa bedeutet der Begriff Bedeutungserprobung bzw. Probehandeln das, was er prima vista suggeriert: Die Ausrichtung der einzusetzenden Konstruktion in erster Linie auf die vom Subjekt unabhängige Außenwelt unter Einbeziehung des anvisierten Ziels nach dem Versuch–Irrtum–Prinzip, definieren ja eben nicht die Außenwelt und ihre Bedingungen die Relevanz der Programme, sie grenzen allenfalls die nicht opportunen aus und bestimmen lediglich mit über die Quantität der möglichen Programme, sondern legt allein das vorgegebene Ziel fest, welche Programme hergestellt, bzw. reaktiviert und gedanklich durchgespielt werden, und welche Konstruktion sich schließlich realisiert (d.h. Bedeutung erteilt). „Bedeutungserprobung" meint aus konstruktivistischer Sicht vielmehr die Herstellung einer Adäquanz zwischen Ziel und Programm nach dem Versuch-Irrtum-Schema; Ziel und gedanklich durchgespielte Programme verhalten sich dabei wie Schloß und Schlüssel, wobei Probehandeln in diesem Zusammenhang das Ausprobieren der Schlüssel bedeutet, und das Schloß bestimmt, welcher Schlüssel paßt und verwendet wird; die Bedingungen der Außenwelt entsprechen in diesem Vergleich allenfalls dem Material, aus dem die Schlüssel nicht gefertigt werden können etwa Gummi, Holz etc. und zeigen sich in Form einer abstrakten Widerständigkeit der Materie.

Ausgangspunkt unserer Debatte war die Frage, wie im Funktionskreis - bzw. Situationskreis die Beziehung zwischen Lebewesen und seiner Umwelt auf den Begriff gebracht wird. Schon die Tatsache, daß beide Beziehungsgefüge einheitlich als kybernetische Systeme beschrieben werden, hatte uns zu der Annahme geführt, daß auf Seiten des Lebewesens grundsätzlich eine präformierte Struktur unterstellt werden muß, die das Verhältnis Individuum-Umwelt bestimmt, ihrerseits aber dort nicht erst entsteht. Diese präformierte, ahistorische Struktur hat nun im weiteren Verlaufe der Debatte Profil bekommen. Es handelt sich eben um das, was wir mit dem Begriff der autochthonen gnostischen Instanz umschrieben haben, die v. Uexküll u. Wesiack als „Phantasie" bezeichnen. Daß diese Instanz nun nicht nur die Beziehung zur Umwelt herstellt, sondern über diese Beziehung erst die Umwelt selbst konstruiert, zu der das Lebewesen ins Verhältnis tritt, konnte deutlich gemacht werden. Mißt man an dieser Stelle die v. Uexküllsche Theorie vom Menschen erneut mit dem von den Autoren selbst gesteckten Maß, so stellt sich jetzt nicht nur die Frage nach der Verhältnisbestimmtheit des Menschen, sondern insbesondere auch nach seiner postulierten Geschichtlichkeit. Wenn auf Seiten des Menschen eine Wirklichkeit konstruierende und Beziehungen zu dieser Wirklichkeit schaffende Instanz als vorgeschichtliche Entität vorausgesetzt werden muß, wie es sich ja aus der philosophisch-erkenntnistheoretischen Position der Autoren zwangsläufig ergibt, wenn also die wesentlichen, das Leben des Menschen bestimmenden Momente in irgendeiner definierten Form dem Menschen von allem Anfang an innewohnen, so kann der Begriff der Geschichtlichkeit nur meinen: Entfaltung dieser Momente in der Zeit, Verwirklichung eines ab ovo bereits reifizierten inneren Lebensplans in der Biographie. V. Uexküll u. Wesiack (1979, S. 34f.) scheinen dieser Überlegung zunächst zuzustimmen, wenn sie in Anlehnung an den Freudschen Begriff der Triebschicksale den Begriff der Phantasieschicksale einführen.

Steht die Geschichtlichkeit des Menschen zur Debatte, so rückt allemal das Problem der menschlichen Ontogenese ins Blickfeld. An den entwicklungspsychologischen Vorstellungen der integrierten Psychosomatik wollen wir nun unsere Hypothese prüfen und das Menschenbild komplettieren. V. Uexküll u. Wesiack beschreiben die menschliche Ontogenese als Sozialisation biologischer Funktionskreise, in denen das Leben während der ersten Monate organisiert sei, und deren sukzessive Überführung in Situationskreise. Das Leben des Menschen gleicht also in der Anfangsphase dem animalischen und unterliegt grundsätzlich denselben, nämlich biologisch-naturhaften Bedingungen und Gesetzmäßigkeiten:

„Was Jakob von Uexküll bei den Tieren als „Funktionskreis‘ beschrieben hat, [entspricht] weitgehend dem ... was Freud vorschwebte, als er annahm, daß sich in der Frühphase menschlicher Entwicklung „orales“, „anales“ und „genitales“ Triebgeschehen in Primärprozessen realisiert ... Wir gehen ...“ davon aus, daß beim menschlichen Säugling – wie beim Tier – vom ersten Tag des Lebens an orale Funktionskreise der Nahrungsaufnahme und anale Funktionskreise der Ausscheidung nach angeborenen Programmen nebeneinander ablaufen ...“ (1979, S. 26).

Der Rekurs auf den Freudschen Triebbegriff ist nicht zufällig. Er unterstreicht das Verständnis der Autoren: die Matrix des menschlichen Subjekts ist eine in einer hypostasierten primären Natur des Menschen verankerte, in sich differenzierte Struktur von Bedürfnissen und den damit verbundenen physiologischen Prozessen, einschließlich eines je bestimmten, auf die Befriedigung der Bedürfnisse ausgerichteten sensomotorischen Verhaltens. Daß es sich dabei keineswegs nur um Nahrungsaufnahme und Ausscheidungsvorgänge handelt, machen die Autoren an anderer Stelle deutlich, wenn sie in Übereinstimmung mit Cannon bestimmte „Emotionen“ – wie etwa Schmerz, Furcht und Wut – als Archetypen bezeichnen, „die eine gemeinsame Grundlage in individuellen Erleben aller Lebewesen bilden“ (v. Uexküll 1979, S. 98). Der Kontakt des Säuglings mit seiner Umgebung unterliege den Gesetzen des Funktionskreises, Bedeutungserteilung und Bedeutungsverwertung seien noch unmittelbar miteinander verzahnt, die „biologische“ Phantasie fest im imperativen Körperbedarf verankert, „Physiologisches und Psychologisches noch unmittelbar aneinander ‚gekoppelt‘ “ (v. Uexküll u. Wesiack 1979, S. 26), der Aufbau von Umwelt erfolge nach angeborenen Programmen, Instinktmustern. Störungen des inneren Gleichgewichts, z. B. Hunger, zwingen den Säugling mit seiner Umgebung Beziehungen einzugehen. Diese Störung nun ist in ihrer bestimmten Qualität ebensowenig Ergebnis eines bestimmten Verhältnisses zur Umgebung wie das gestörte organismische System selbst, sondern eben Vorbedingung für eine Beziehung. Ebensowenig entsteht die Bedeutungserteilung, der Aufbau einer bedürfnisbefriedigenden Umwelt aus dem kindlich-mütterlichen Interaktionsspiel, sie ist vielmehr dessen Voraussetzung und muß sich dort bewähren. Wenn v. Uexküll u. Wesiack (1979, S. 28) vermerken: „Der hungrige Säugling erlebt seine Umgebung als Problemsituation, die nach angeborenen Programmen gedeutet und (mit motorischer Unruhe) beantwortet wird“, so bestätigen sie unsere Interpretation und konkretisieren ihre eigene philosophisch-erkenntnistheoretische Position.

Liegen die zur Deckung des imperativen Körperbedarfs notwendigen „gnostischen“ Raster (zur Bedeutungserteilung) und Muster für „Handlungs“-abläufe (zur Bedeutungsverwertung) zwar schon in der physiologischen Ausgangslage des Neugeborenen vor, so betonen v. Uexküll u. Wesiack (1979, S. 27) doch, daß sie im interaktiven Zusammenspiel mit der Mutter in Gestalt von Funktionskreisen eingeübt und via „Vergesellschaftsfunktion“ der Mutter „sozialisiert“ und modifiziert würden. Ferner erwerbe der Säugling neben den bereits angeborenen Deutungs- und Verhaltensstrategien von allem Anfang an ein sukzessiv zunehmendes Programmrepertoire in der Auseinandersetzung mit der Mutter, das ihm eine zunehmend bessere, gelungenere Bewältigung seiner biologisch-organismisch verankerten Bedürfnisse ermögliche. Prima vista scheint sich also neben einer naturhaft-ahistorischen Matrix an elementaren Bedürfnissen und angeborenen Programmen ein zweiter, in der Biographie hergestellter Strukturanteil im Säugling zu etablieren, der den angeborenen irgendwie modifiziert und überformt und in den die „Forderungen der Gesellschaft“ (1979,

S. 31) vermittelt über den „Sozialisationsagenten“ Mutter eingehen. Doch wird dieser Strukturanteil wirklich durch das dyadische Verhältnis Mutter–Kind bestimmt? Erinnern wir uns: „Im Funktionskreis hat Bedeutungserteilung die Aufgabe, Umgebungsfaktoren unter dem Gesichtspunkt vitaler Bedürfnisse ... zu interpretieren. ... Vitale Bedürfnisse entstehen im Körper, der zur Aufrechterhaltung seines Lebens auf Nahrungs- und Flüssigkeitsaufnahme ... angewiesen ist. ... Vitale Bedürfnisse entstehen in dem Augenblick, ... in dem die Reserven des Körpers verbraucht sind, ... Erst in diesem Augenblick entstehen biologische Bedürfnisse, welche Funktionskreise in Gang setzen; erst dann wird Umwelt aufgebaut, in der Umgebungsfaktoren durch Bedeutungserteilung ausgewählt und durch Bedeutungsverwertung assimiliert werden“ (1979, S. 57). Und an anderer Stelle werden die Autoren (1979, S. 47) deutlich: „Dabei [im Austausch zwischen Organismen und ihrer Umgebung] bauen biologische Bedürfnisse (Triebe) über Bedeutungserteilung und Bedeutungsverwertung Umwelten auf, in denen die Befriedigung der Bedürfnisse möglich wird“, d. h., inwieweit es in einer völlig ordnungslosen, chaotischen Welt gelingt, Regelmäßigkeiten und Ordnung zu konstruieren, „hängt mehr von den Zielen und bereits konstruierten Ausgangspunkten ab, als von den Gegebenheiten der sogenannten ‚wirklichen‘ Welt“ (v. Glasersfeld 1981, S. 35).

Die Herstellung sogenannter erworbener Programme vollzieht sich also im wesentlichen im Spannungsfeld zwischen vorgegebenen Zielen (Befriedigung bestimmter biologisch verbriefter Bedürfnisse) und bereits konstruierten Ausgangspunkten (angeborenen Programmen), wobei die Umgebung des Säuglings, die gewährende oder versagende Mutter eben lediglich die Quantität der möglichen Programme negativ eingrenzt, und als erlebte, zur Umwelt gedeutete Umgebung selbst wieder unter dem Bedürfnisdiktat erzeugte Konstruktion ist (1979, S. 30).

Wie nun schreitet die kindliche Entwicklung weiter fort und auf welche Weise erreicht das Kind schließlich in der Auseinandersetzung mit der Umwelt das Funktionsniveau des Situationskreises? Die Autoren greifen bei der Schilderung auf psychoanalytisches und entwicklungspsychologisches Begriffswerkzeug zurück, an das sie ihre der Ethologie entstammenden Vorstellungen zu adaptieren versuchen. Aus der ersten „objektlos-autistischen“ Phase, der im ethologischen Konzept das Stadium des biologischen oder auch „autistischen“ Funktionskreis entspräche, entwickle sich die sog. „symbiotische“ Phase, der „symbiotische“ Funktionskreis, dadurch, daß der Säugling die bislang in seinem Erleben ungeschiedenen Elemente des Funktionskreises, Auslöser und organismische Reaktion, Organismus und Umwelt, letztere in Gestalt des „signifikanten Anderen“, zu differenzieren beginne, indem er mit Hilfe von Erinnerungsspuren innere Repräsentanzen des eigenen Selbst ebenso wie der bedürfnisbefriedigenden Umwelt als „Selbst“- und „Objekt-Inseln“ zu errichten anfinge. Freilich könne der Säugling in diesem Stadium noch nicht zwischen einzelnen „Objekten“ unterscheiden, da Objekte im Sinne konstanter, eigenständiger, vom Selbst unabhängiger Wesenheiten in der psychischen Realität des Kindes noch nicht existierten. In einem weiteren Sozialisationsschritt erreiche nun das Kind die Ebene des Sekundärprozesses, synonym: die Funktionsebene des Situationskreises dadurch, daß es nun über fixe Selbst- und Objektrepräsentanzen das bislang geschlossene Beziehungsgefüge des primären Funktionskreises gedanklich aufzulösen und in dessen einzelne Elemente zu zerlegen vermöge, wodurch es in die Lage versetzt würde, zwischen verschiedenen Objekten ebenso wie zwischen Selbst und Objekt stabil zu unterscheiden und dadurch vermittels gedanklicher Antizipation und Reflexion eigenes Handeln und das der Objekte in der Phantasie durchzuspielen, also Probehandeln oder Bedeutungserprobung zu leisten. Im Verlauf dieses Prozesses nun befreie sich die Phantasie aus ihrer biologisch-organismischen Verklammerung, die unmittelbare Kopplung zwischen Physiologischem und Psychischem werde aufgelöst (die Autoren führen in diesem Zusammenhang den Schurschen Begriff der Desomatisierung ein), das Psychische schiebe sich wie eine zweite Haut, eine sogenannte Wirklichkeitsschale zwischen physiologische Prozesse und Umgebung in der Funktion eines Vermittlers.

Besehen wir den Begriff der Wirklichkeitsschale unter der konstruktivistischen Vergrößerungsoptik näher, so ergibt sich folgendes Bild: Unter der Regie angeborener Bedürfnisse und auf dem Boden angeborener Programme hat das Kind in einer Art inneren, letztlich von seiner „ersten" Natur gesteuerten Selbstzeugungsakt während der Phase der primären Sozialisation vielfältige Deutungs- und Verhaltensstrategien in Gestalt sinnlicher Praxis entwickelt und durchlebt, sowie in Form „sensomotorischer Zirkel" oder „Gestaltskreisen" engrammatisch gespeichert. Diese Engramme nun bilden mit ihrem rezeptorischen und effektorischen Anteil gleichsam die Bausteine für die Wirklichkeitskonstrukte im Situationskreis. Wichtige Voraussetzung für den Aufbau einer individuellen Wirklichkeit sowie dessen Resultat soll die Ausgrenzung des Kindes aus der Mutter-Kind-Dyade sein. Im Mittelpunkt dieses Ausgrenzungsprozesses stehe die symbiotische Entwicklungsetappe oder Phase des symbiotischen Funktionskreises, deren Übergang zur Funktionsebene des Situationskreises die Autoren folgendermaßen umreißen:

„Beendet wird diese wichtige Entwicklungsphase zwischen dem 6. und 10. Lebensmonat. Als Indikator dient nach Spitz die sogenannte „Achtmonatsangst", die signalisiert, daß das Kind die Mutter als Person von anderen Personen ... zu unterscheiden vermag. Das Erkennen der Mutter setzt voraus, daß das Kind das anonyme Schema des anderen ... mit den individuellen Zügen seiner Mutter versehen hat und daß es das Erinnerungsbild der abwesenden Mutter herrufen und in der Phantasie das eigene und das Verhalten der Mutter „durchspielen" (und das heißt „reflektieren") kann. Die abwesende oder sich versagende Mutter wird nun gewissermaßen als „dritte Person" in der Phantasie gebildet und in den symbiotischen Funktionskreis eingebracht" (1979, S. 30).

Bedingung für den Übergang zum sekundärprozeßhaften Denken und Probehandeln ist mithin ein Erkenntnisprozeß, der die Aufspaltung eines bislang undifferenzierten Beziehungsarrangements, des Funktionskreises in seinen verschiedenen Elementen – etwa Selbst und Objekt, eigenes Verhalten, Verhalten der Mutter etc. –, voraussetzt; diese Differenzierung setzt ihrerseits notwendig voraus, daß das sich entwickelnde Subjekt zwischen Vorstellung und realem Objekt und – erkenntnistheoretisch gesprochen – zwischen Ding und Beziehung unterscheiden kann. Das kindliche Subjekt muß in der Lage sein, in wechselseitigen Abstraktionen voneinander – und das heißt eben auch von der Beziehung zueinander –, die Mutter als von der eigenen Person unabhängiges Objekt gedanklich-synthetisch, als konkrete und sich über die abstrakte vermittelnde Identität* ebenso zu begreifen wie auf der anderen Seite die ei-

---

* Kröber stellt die Beziehung zwischen abstrakter und konkreter Identität so dar: „Die abstrakte Identität ist unerläßlich, um den identisch-einen Sachverhalt, von dem die Rede sein soll, als diesen identisch-einen Sachverhalt zu charakterisieren. Aufgabe der abstrakten Identitätsrelation ist es, einen allgemeinen Sachverhalt so festzulegen, daß man ihn überall wieder in seinen verschiedenen Erscheinungsformen als diesen

gene Person. Vom erkenntnistheoretischen Standort der Autoren aus läßt sich diese Bedingung freilich nicht einlösen, wird doch betont, daß das Wahrnehmen und Erkennen von Außenweltobjekten und ihres Verhaltens immer nur Nachahmung einer im Subjekt hergestellten Beziehungsfigur bedeutet, über die ja das Außenweltobjekt als bestimmte und von anderen abgrenzbare Qualität erst konstruiert wird. Wenn v. Uexküll u. Wesiack vermerken, daß das Kind die Mutter dadurch erkennt, daß es das anonyme Schema des anderen mit den individuellen Zügen seiner Mutter versehen habe, so kann hier nicht gemeint sein, daß die individuellen Züge der Mutter eine Eigenschaft der Mutter selbst sind, die sich beispielsweise vom Vater unterscheiden, sondern dieses Merkmal muß als Wirklichkeits*konstrukt* des Kindes angesprochen werden, durch das es die Mutter gegen andere Objekte wie etwa den Vater abgrenzen kann und vice versa. Daß in der „freien Phantasie" der Situationskreise die Außenweltobjekte niemals als gedankliche Vergegenständlichungsprodukte erscheinen, die dadurch gewonnen werden, daß das Kind aus der Mannigfaltigkeit seines praktischen, sinnlich-konkreten Umgangs mit den Außenweltobjekten das relativ Invariante herausabstrahiert und dadurch das vom Subjekt unabhängige Wesen des jeweiligen Außenweltobjekts, seine Differentia specifica begreift, sondern daß die „freie Phantasie" allenfalls das Beziehungsarrangement mit den Objekten in ihrer sinnlich-konkreten Ganzheit als in sich geschlossene, nicht weiter zerlegbare Handlungsszene, widerspiegelt, die das Objekt ja erst konstituiert und also gedanklich mit ihm identisch ist, wird deutlich. Die Autoren unterstreichen diese Überlegung, wenn sie im Zusammenhang mit der Funktion von Sprache folgendes notieren:

„Wenn wir später den Sachen die Namen unserer Wortsprache geben, so sind diese Namen... nur Kurzformeln für Szenen... In diesen Handlungsszenen entstehen [beispielsweise] Tische, Stühle und Häuser jeweils neu im Wiedererinnern der Szenen, deren Programme wir aus dem Gedächtnis abrufen. „Tisch" ist daher letztlich nur eine Überschrift über das Kapitel eines Drehbuchs, und diese Überschrift kann nur von dem verstanden werden, der den Inhalt des Drehbuchs kennt" (1979, S. 82).

Sprachsymbole sind nun aber Mittel des Probehandelns, also des Denkens, in denen das Subjekt die Gegenstände und Personen seiner Umgebung als von der eigenen Person abgegrenzte Wesenheiten auf den Begriff bringt. Wenn den Außenweltobjekten aber wie aus der Sicht konstruktivistischer Erkenntnislogik eine vom Subjekt unabhängige Eigenbedeutung abgesprochen wird, die sich dem Subjekt in der besonderen figural-qualitativen Beschaffenheit des Objekts bzw. seinem eigentümlichen, spezifischen Verhalten darbeitet und von diesem aus der Vielfalt der Eigenschaften und Bezüge herausabstrahiert, wahrgenommen und in Gestalt von Sprachsymbolen aufgehoben und verstanden wird, so stellt sich zwangsläufig die Frage, wie das Subjekt überhaupt zu einer einheitlichen, konstanten, fest umrissenen Vorstellung vom Objekt gelangt, wie es gedanklich die abstrakte Identität des Objekts und dessen konkrete Identität bestimmen und in Sprache auf den Begriff bringen kann. Die Objektkonstanz, die für die Unterscheidung von „innen" und „außen", von Selbst und Ob-

---

identisch-einen allgemeinen Sachverhalt wiedererkennt. Die abstrakte Identitätsrelation ist also die allgemeinste Grundlage aller Identitätskriterien, mit deren Hilfe wir das Identisch-eine im Verschiedenen wiedererkennen... Ein Ding bleibt als Subjekt der Veränderungen, die an ihm vor sich gehen, das gleiche; es ist abstrakt identisch. Indem es sich jedoch verändert, bildet es eine Einheit unterschiedlicher Bestimmungen, ist es konkret-identisch. Die konkrete Identität ist somit die dialektische Einheit von Identität und Verschiedenheit" (1964, S. 503).

jekt und letztlich auch für die Etablierung des sogenannten Realitätsprinzips notwendige Voraussetzung ist, erlangt das Kind nach den Vorstellungen des vorliegenden Konzepts dadurch, daß es sich in Hinblick auf vorgegebene Ziele (Bedürfnisbefriedigung) bewährt habende und mit Hilfe angeborener Programme hergestellte Deutungs- und Handlungsstrategien engrammatisch speichert und als stabile Interpretationen seiner Umgebung diese mit Außenweltobjekten identifiziert und in der Wortsprache festhält. Folgerichtig bezeichnen v. Uexküll u. Wesiack „Realität" als Konstrukt und vermerken über das Realitätsprinzip: „Was die Psychoanalyse als ‚Realitätsprinzip' bezeichnet, entspricht... dem – auf allen Stufen wiederkehrenden – Zwang, Modelle und Programme für Handlungsabläufe zu entwickeln, deren Vorhersagen eintreffen... Dieses pragmatische ‚Realitätsprinzip', wie wir es nennen wollen, ist wahrscheinlich ein bereits angeborenes Entscheidungskriterium. Jedenfalls läßt es sich, wie Papousek beschreibt, bereits im Säuglingsalter nachweisen: ‚Die Bestätigung der Vorhersage in einer Problemsituation wirkt als Belohnung im Sinne einer operanten Konditionierung'" (1979, S. 68). „Realitätsprinzip" bedeutet in diesem Zusammenhang nichts anderes als die mögliche Berechenbarkeit der Tauglichkeit einer bestimmten Konstruktion für das Erreichen eines bestimmten Ziels und resultiert aus der Erfahrung einer relativ stabilen, immer wieder sich einstellenden Relation zwischen einem bestimmten eingesetzten (oder gedanklich durchgespielten) Programm und dem vorgegebenen Ziel.

► Ist im Terminus der Wirklichkeitshülle die Beziehung Mensch–Umgebung im Sinne des Konstruktivismus folgerichtig auf den Begriff gebracht, so hat man jetzt gewissermaßen in die Gegenrichtung zu fragen, nämlich wie im Rahmen des Funktionskreis-/Situationskreismodells der innere Zusammenhang zwischen körperlich-biologischen Bedingungen (Bedürfnissen und Funktionsabläufen) und der Instanz zu erklären ist, die im Dienste der körperlichen Integrität zunächst Umgebung zu Umwelt, dann zu Wirklichkeit komponiert, und die die Autoren „Phantasie" nennen. Nach dem Problem der Verhältnisbestimmtheit und Geschichtlichkeit des Menschen steht also nun die Frage nach dem Menschen als psychophysische Einheit und Ganzheit zur Debatte, die Gretchenfrage psychosomatischer Theorie, die Frage nach dem Verhältnis Leib–Seele.

V. Uexküll u. Wesiack fassen ihr Lösungskonzept für das Leib-Seele-Problem in einer Passage so prägnant zusammen, daß wir sie ungekürzt wiedergeben wollen:

„1) Die befruchtete Eizelle ist ein System, das sich zunächst nach angeborenen Programmen und ohne die Aufnahme von Beziehungen zur Umgebung zu dem System „Körper" entwickelt. Dieses System kann daher als relativ geschlossenes System betrachtet werden. 2) Während der intrauterinen Entwicklung kommt es durch fortschreitende Arbeitsteilung zu einer Differenzierung, die eine immer stärkere „Mechanisierung" des Systems „Körper" bedeutet. Dem gegenüber ist der psychische Apparat bei der Geburt noch weitgehend undifferenziert und offen. 3) Der Umschlag von der relativ geschlossenen zur offenen Systemform wird durch Bedürfnisse (Triebe) erzwungen, die nicht mehr innerhalb des Systems „Körper" befriedigt werden können. Er bedingt Anpassungsprobleme. 4) Als offenes System bildet der Körper mit Teilen seiner Umgebung (als Umwelt bzw. individuelle Wirklichkeit) ein Suprasystem. 5) Dieses Suprasystem besteht aus zwei verschiedenartigen „Subsystemen" bzw. „Kompartimenten": Einem weitgehend mechanisierten, relativ starren – dem Körper – und einem weitgehend variablen, flexiblen – der Psyche. 6) Beide gehören System- bzw. Integrationsebenen verschiedener Komplexität an. Die Beziehungen zwischen diesen beiden Ebenen stellen sich als „Bedeutungskopplungen" dar. 7) Die Entwicklung des Subsystems „Körper" erfolgt bei den höheren Säugetieren nur zum Teil intrauterin – beim Menschen sogar zum großen Teil extrauterin im sogenannten „sozialen Uterus". Dadurch gewinnen bereits im Subsystem „Körper" neben den angeborenen auch erlernte Programme enorme Bedeutung. 8) Angeborene und erworbene Programme befähigen lebende Systeme, die Informationen, auf die sie angewiesen sind, adäquat zu beantworten. 9) Organismen sind „primär aktive Einheiten", die zeitweise als relativ geschlossene, meist aber als offene Systeme funktionieren. 10) Unser Vorschlag zur „Lösung" des für medizinische Modelle relevanten Aspekts des Leib-Seele-Problems ist das Konzept der „Bedeutungskopplung", die den Umschlag von der relativ geschlossenen in die offene Systemform ermöglicht und zwei verschiedene Integrationsebenen verbindet" (1979, S. 70 f.).

Halten wir fest: Die Dualität zwischen einem relativ starren, mechanisierten Systemanteil und einem flexiblen, variablen, informationsverarbeitenden ist bereits in der befruchteten Eizelle vorprogrammiert und entfaltet sich – wohlgemerkt – unter dem Druck systemimmanenter, naturgesetzlich immer wieder auftretender Störungen im inneren Gleichgewicht zur zwiespältigen Gestalt des Körper-Seele-Systems Individuum, in das die Umgebung als bedeutende Umwelt oder individuelle Wirklichkeit Eingang findet. Doch meint der Begriff „System" hier nicht eine lokalisierbare, räumlich-morphologische Struktur, sondern vielmehr eine Einheit von Funktionsbeziehungen auf einem bestimmten Organisationsniveau. „Körper" und „Seele" bezeichnen verschiedene Funktionszustände auf unterschiedlichen Integrations- und Komplexitätsebenen eines Organismus, etwa der Existenzform als geschlossenes System als Körper und der als offenes System mit seinen Subsystemen Körper und Psyche. Was heißt nun aber „verschiedene Funktionszustände" und „unterschiedliche Integrationsebenen" und was meinen die Autoren mit dem Begriff der Bedeutungskopplungen, über die Leib und Seele miteinander verbunden sein sollen?

„Das Modell, das wir entwickelt haben ... geht von biologischen Bedürfnissen der Lebewesen aus, die entweder in (relativ geschlossenen Systemen) aus Reserven innerhalb des Organismus gedeckt werden können oder (in offenen Systemen) aus der Umwelt befriedigt werden müssen. Dabei dienen dem Organismus die Bedürfnisse als Bezugssysteme für Interpretation von Umgebungsfaktoren (Bedeutungserteilung) und für den Umgang mit ihnen (Bedeutungsverwertung). Der Übergang vom relativ geschlossenen in das offene System entspricht einem „Sprung" von einer einfacheren in eine komplexere Integrationsebene. Bei diesem Sprung werden die Bedürfnisse der tieferen Integrationsstufe in Bedeutungen der höheren Integrationsstufe „übersetzt". In unserem Modell wird also der „geheimnisvolle Sprung" von dem körperlichen in den seelischen Bereich und umgekehrt ... als Sprung von einer Integrationsstufe in eine andere – und damit als – *„Bedeutungssprung"* definiert" (1979, S. 68; Hervorhebung vom Verf.).

Machen wir uns den Begriff des Bedeutungssprungs an einem Beispiel klar: Der als geschlossenes System funktionierende, aus seinen internen Ressourcen schöpfende Körper hat irgendwann seine Reserven erschöpft und muß zur Aufrechterhaltung bzw. Wiederherstellung seines inneren Gleichgewichts sich der Umgebung gegenüber öffnen. Er übersetzt zu diesem Zwecke den physischen Bedarf an Kohlenhydraten, Eiweißen und Fetten etc. in Bedeutungen der vordem neutralen Umgebung; er erteilt bislang indifferenten Außenweltobjekten etwa als Brot, Fleisch, Obst etc. die Bedeutung „Nahrung". Es kommt also zur „Übersetzung" körperlicher in „psychisch-intentionale" Bedürfnisse, in unserem Falle in „Hunger", und eine Übersetzung eines körperlich-psychischen Bedarfs in Bedeutungen für Umgebungsfaktoren.

„Es hat ... eine „Übersetzung" von einer Bedeutungsebene in eine andere – ein Bedeutungssprung – stattgefunden. Unter dem Gesichtspunkt, daß die alte Bedeutung nicht zugunsten der neuen aufgegeben wird, sondern in ihr gewissermaßen *„aufgehoben"* (Hegel) weiter besteht, ist ein solcher „Bedeutungssprung" zugleich eine „Bedeutungskopplung", d.h. jetzt entsteht „Mehrdeutigkeit" und damit die Möglichkeit für Komplikation aufgrund mißglückter Integration verschiedener Bedeutungen..." (1979, S.68; Hervorhebung vom Verf.).

Stehen Körper und Seele mithin in einem dialektischen Verhältnis zueinander, insofern, als die Seele den Körper dialektisch aufhebt? Bedeutet dann der Begriff der Bedeutungskopplung im Sinne dialektischer Logik „Negation" und heißt „Bedeutungssprung" eigentlich „qualitativer Sprung"? Sind Störungen der Homöostase letztlich dialektische Widersprüche, etwa zwischen Mangel und Bedarf, die ab einem bestimmten Grad ihres Anwachsens das System, das sie hervorgebracht hat, sprengen und auf einer höheren Ebene, nämlich unter Einbeziehung der Umgebung, gelöst werden? Dann freilich wäre die alte Dichotomisierung des Menschen in Leib und Seele aufgelöst in eine dialektische Einheit. Insbesondere auch auf wissenschaftstheoretischer Ebene hätte dieser Ansatz weitreichende Konsequenzen, nämlich für die Integration der verschiedenen Wissenschaften vom Menschen. Faßt man den Menschen als System, das aus einer Hierarchie von Subsystemen, etwa Körper und Psyche besteht, und der in das Suprasystem der Sozietät eingegliedert ist, die allesamt miteinander durch Bedeutungskopplungen verknüpft und integriert sind, so ist es zur Bildung einer ganzheitlichen Theorie vom Menschen lediglich notwendig, die Bedeutungskopplungen, die ja im „Gegenstand" schon vorliegen, gedanklich nachzuvollziehen, und dadurch die verschiedenen Wissenschaften vom Menschen, Physiologie, Psychologie und Soziologie einander zu vermitteln. Doch birgt dieses Verfahren eine epistemologische Implikation, die der Konstruktivismus verwirft: es unterstellt, daß das erkennende Subjekt, also in diesem Falle der Wissenschaftler, das zu erkennende Objekt gedanklich widerzuspiegeln vermag, daß die objektiv-qualitative Eigenart des Erkenntnisgegenstands, seine Differentia specifica, seine eigentümliche innere Logik, wenn auch subjektiv-perspektivisch gebrochen, im Erkenntnisverfahren auf den Begriff gebracht wird und dieses Erkenntnisverfahren, d.h. auch dessen Sprache, wesentlich bestimmt. Im Konstruktivismus freilich gelten Objekte allemal nur als Konstrukte, Kopfgeburten des Subjekts und das, was das Subjekt zu erkennen glaubt, ist lediglich sein eigenes Hirngespinst; wissenschaftliche Theorie können nicht mehr Welt erklären, sie sind Partituren, nach denen Welt erst komponiert wird. Physis, Psyche und Sozietät existieren nur, weil die Wissenschaften vom Menschen sie schufen. V. Uexküll u. Wesiack bleiben konsequent, wenn sie notieren, „daß die einzelnen medizinischen Subdisziplinen verschiedene Wirklichkeiten *entwerfen*..." (1979, S.84; Hervorhebung vom Verf.).

Betrachten wir noch einmal den Vorschlag der Autoren zu Lösung des Leib-Seele-Dilemmas unter konstruktivistischer Naheinstellung: Leib und Seele seien verschiedene *Bedeutungs*ebenen, getrennt durch *Bedeutungs*sprünge, verknüpft und zu einer Einheit verschmolzen via *Bedeutungskopplungen.* „... Systeme [sind] durch *semantische* Grenzen von ihrer Umgebung und von anderen Systemen abgeschlossen... Daher haben wir auch von ‚Kommunikationssystemen' gesprochen, zwischen denen ‚Übersetzungen' erfolgen müssen, wenn verschiedene Systeme miteinander in Verbindung treten sollen. ... Systemgrenzen sind daher ‚Bedeutungsgrenzen'" (1979, S.61; Hervorhebung vom Verf.).

Verpflichtet man die Autoren ihrer eigenen philosophisch-erkenntnistheoretischen

Position, so kann man schlechterdings nicht mehr davon ausgehen, daß das, was sie über die Leib-Seele-Problematik aussagen, ihren Erkenntnisgegenstand, den Menschen auf den Begriff bringt. Daß unterschiedliche Systeme lediglich verschiedene Bedeutungsebenen darstellen, die sich aufgrund unterschiedlicher Semantik voneinander abgrenzen, daß Entwicklung allemal nur im Bereich von Bedeutungen sich vollzieht, darin liegt der sinnfällige Ausdruck der Identität vom Denken und Sein. Bedeutungskopplungen sind Wirklichkeitskonstrukte der Autoren, die Ganzheit des Menschen ist eine nur gedachte. Und wenn auch die Liaison von Körper und Seele Dialektik heißen soll, so ist es eine, die steht im Kopf auf dem Kopf.

Daß der Erkenntnisgegenstand der Integrierten Psychosomatik, der Mensch als leib-seelisch-soziale Integrität, lediglich eine in den Köpfen ihrer Protagonisten erzeugte „Wirklichkeits"-Schimäre sein soll, ist nun wahrlich absurd. Aber: Wenn wir den „Gegenstand" aus den Käfiggittern konstruktivistischer Monistik befreien, zerfällt uns der Mensch dann nicht wieder in Soma, Psyche und Soziales? Entledigen wir uns der Augenbinde konstruktivistischer Agnostik und betrachten den Erkenntnisgegenstand als das, was er ist, als Stück einer von uns unabhängigen objektiven Wirklichkeit, finden wir uns selbst dann nicht im erkenntnistheoretischen Nirwana des „naturwissenschaftlichen Objektivismus" wieder, in dem wir als Erkenntnissubjekte frei von Leidenschaften, Interessen, Standorten, kurz: von eigener Geschichte und aktueller Perspektivität das Erkenntnisobjekt allemal nur unvermittelt abbilden? Fallen wir also nicht zurück auf die Position eben dieses mechanistischen Determinismus, den der Konstruktivismus schon längst überwunden hat? Tatsächlich rückt ja der Konstruktivismus das wahrnehmende und erkennende Subjekt ins epistemologische Blickfeld und wirft dadurch überhaupt erst wieder Fragen auf, die an der Wurzel der medizinischen Wissenschaften angreifen, eine Wurzel, welche die traditionell naturwissenschaftliche Medizin durch ihr naiv szientistisches Selbstverständnis verschüttet zu haben scheint und implizit verleugnet. Indem freilich der Konstruktivismus seinen gnoseologischen Blick ausschließlich auf das Subjekt fokussiert, verliert er das Erkenntnisobjekt gänzlich aus den Augen und mystifiziert die erfahrbare Außenwelt zur bloßen Erscheinungsform, zum Epiphänomen eines dem Subjekt innewohnenden Abstraktums, das sich als nicht mehr hintergehbarer Pol eines „allgemeinen Lebensgeschehens", als Wesen alles lebendigen dem rationalen Zugriff sperrt.

Indem der Konstruktivismus dies Abstraktum als gnostisches Apriori ontologisiert, faßt er das Verhältnis Subjekt–Objekt im wesentlichen als ideell-gnostisches und erst in zweiter Linie als materiell-praktisches. Sinnfälliger Ausdruck für dieses Quidproquo findet sich im Uexküllschen Situationskreismodell, in dem sich zwar Bedeutungserteilung und Bedeutungsverwertung wechselseitig bedingen, in dem aber die Bedeutungserteilung als wesentliches, bestimmendes Moment dieses Wechselverhältnisses erscheint. Das menschliche Individuum ist dem Konstruktivismus seinem Wesen nach ein abstrakt-ideelles gnostisches Subjekt, im wesentlichen kein Teil und Produkt seiner konkreten Lebenstätigkeit, sondern deren geistiger Produzent, ihr Spiritus rector. Und so wie das Subjekt als autochthones Bewußtes gefaßt wird, so erscheint das Bewußtsein als etwas ausschließlich Subjektives.

Hier liegt der Kernpunkt des Agnostizismus konstruktivistischer Prägung: Wenn das Bewußtsein als ausschließlich subjektives gefaßt wird, so können als Inhalte von Erkenntnis allemal nur die Wahrnehmungen, Empfindungen, Gedanken im Subjekt beschrieben werden, also die Konstruktionen von Wirklichkeit, die ihrerseits wieder nur subjektive Gebilde sind, nicht aber auf die Gegenstände und Erscheinungen der objektiven Realität verweisen. Rubinstein diagnostiziert diesen Zusammenhang als Zentraltopos idealistischer Erkenntnistheorie:

„Das Hauptargument des Idealismus besteht in folgendem: Im Erkenntnisprozeß können wir keinesfalls aus den Empfindungen, den Wahrnehmungen, den Gedanken „herausspringen", das heißt, wir können nicht in die Sphäre der Dinge gelangen; darum müsse zugegeben werden, daß nur die Empfindungen und Wahrnehmungen das einzig mögliche Objekt der Erkenntnis sind. Diesem „klassischen" Argument des Idealismus liegt der Gedanke zugrunde, daß man, um in die Sphäre der realen Dinge zu gelangen, aus der Sphäre der Empfindungen, Wahrnehmungen und Gedanken „herausspringen" müsse, was der Erkenntnis natürlich unmöglich ist. Dieser Gedankengang setzt von vornherein voraus, daß Empfindungen und Wahrnehmungen subjektive Gebilde sind, die zu den Dingen, zur objektiven Realität, nur in einem äußeren Verhältnis stehen" (1957, S. 35).

Den sich daraus zwangsläufig ergebenden Dualismus zwischen Ideellem und Materiellem, Bewußtsein und objektiver Wirklichkeit versucht der Konstruktivismus dadurch zu überwinden, daß er einfach die Wahrnehmungen und Gedanken, die Konstruktionen als Wirklichkeit selbst setzt und die jenseits dieser konstruierten Wirklichkeit bestehende objektive Realität für bedeutungslos erklärt. So wie der „naturwissenschaftliche Objektivismus" Abbild und Begriff für eine genuine Eigenschaft des Erkenntnisobjekts hält und demzufolge eine Identität von erkennendem Subjekt und Erkenntnisobjekt impliziert, de facto also das Subjekt aus dem Erkenntnisvorgang aussperrt, so konstatiert der Konstruktivismus umgekehrt implizit zunächst eine absolute Trennung zwischen Subjekt und Objekt, die er dann wieder aufzuheben sucht, indem er das tatsächliche Erkenntnisobjekt aus dem Erkenntnisprozeß suspendiert.

Ob nun das biologistisch-idealistische Menschenbild der Integrierten Psychosomatik ursächlich deren erkenntnistheoretischen Agnostizismus bedingt, dessen Fußangeln die Autoren schließlich selbst zu Fall bringen oder umgekehrt, mag dahingestellt bleiben. Eines zumindest läßt sich sagen: Das vorliegende Konzept ist in sich schlüssig und zeigt eine bestechende innere Logik. Daß sich freilich im Bezugsrahmen dieser Logik keine Theorie des Menschen entfalten läßt, die den erklärten Ansprüchen der Autoren an solch eine Theorie gerecht würde, konnte sichtbar gemacht werden. Diese Ansprüche einzulösen, gilt es nach wie vor. Verhältnisbestimmtheit, Geschichtlichkeit, leib-seelisch-soziale Ganzheit und Einheit des Menschen bilden die Eckpfeiler, zwischen denen eine Theorie des Menschen, die diesen Namen verdient aufzuspannen ist. Wir wollen zum Schluß mit ein paar wenigen Federstrichen zumindest die Skizze für solch eine Theorie aufreißen.

Geht man mit v. Uexküll u. Wesiack von der Prämisse aus, daß Mensch und „Umwelt" in einem wechselseitig sich bedingenden Verhältnis stehen, so hat eine Theorie des Menschen den Menschen in seiner leib-seelisch-sozialen Integrität und Totalität als lückenloses Produkt dieses Verhältnisses, d.h. als in sich systematisierter Niederschlag lebensgeschichtlicher Beziehungen transparent zu machen. Jeder reifizierende Zugriff auf den Gegenstand, ob von idealistischer oder positivistischer Seite, verbietet sich dann insofern von vornherein, als ihn immer die explizite oder verschleierte Annahme innerviert, dem Menschen sei von allem Anfang an eine vorgeschichtliche, präformierte Struktur „innermittig", aus der sich konkretes Leben entfaltet, welches seinerseits diese allemal nur ausgestaltet, modifiziert, überformt. Die biologistische

Lesart in diesem Zusammenhang stützt sich immer auf die unstrittige Tatsache, daß der Mensch nicht als Tabula rasa, sondern als bereits vorstrukturierter Organismus „auf die Welt kommt“, wobei sie aber gleichzeitig unterstellt, der embryonale Organismus sei Produkt einer „ersten“ Natur, und beinhalte als solcher en miniature den gesamten Lebensplan. Mit der Verdinglichung des menschlichen Wesens in einer hypostasierten „ersten“ Natur wird nun nicht nur die Verhältnisbestimmtheit und Geschichtlichkeit des Menschen suspendiert, sondern auch der qualitative Unterschied zwischen Mensch und Tier geleugnet. Ortet man unter strikter Berücksichtigung unserer Prämisse das Wesen des Menschen „außermittig“, im Verhältnis mit seiner „Umwelt“, so muß sich hier auch die qualitative Differenz zwischen Mensch und Tier ausmachen lassen. In der Tat unterliegt ja der Mensch im wesentlichen nicht naturgesetzlichen Bedingungen, sondern sozialen Gesetzmäßigkeiten, d.h. gesellschaftlich-konkreten und historisch bestimmten Bedingungen, die sich – vermittelt über zahlreiche Transformationsagenturen – als je besondere, eigentümliche Strukturgrammatik im menschlichen Individuum niederschlagen (wobei die Eigentümlichkeit nicht in der Besonderheit irgendwelcher abstrakt-biologischer Entitäten begründet liegt, sondern *im wesentlichen* in der Besonderheit des „sozialen Orts“), und die der Mensch seinerseits trägt und Tag für Tag reproduziert. Menschliche Ontogenese bedeutet somit Sozialisation, d.h. gesellschaftliche Formgebung. Sie beginnt nicht erst mit dem Tag der Geburt als kulturelle Überformung einer vorgeschichtlichen Biologie. Die „innere“ Natur des Menschen ist immer schon gesellschaftlich vermittelt; selbst Ei- und Samenzelle fallen nicht aus der Geschichte. Das was Uexküll u. Wesiack als Conditio sine qua non für die Beziehungsaufnahme des Säuglings mit seiner Umgebung voraussetzen, ein strukturiertes organismisches System, dem – verwurzelt in einer allgemeinen Biologie – das Bestreben innewohne, sein inneres Gleichgewicht aufrechtzuerhalten, muß schon als Ergebnis einer bestimmten Beziehung, als Produkt des intrauterinen Zusammenspiels zwischen mütterlichem embryonalen Organismus begriffen werden, in dem soziale Bedingungen vermittelt über den bereits gesellschaftlich durchstrukturierten Organismus der Mutter in Gestalt besonderer biochemischer Prozesse erscheinen und sich als organische Basalstruktur im Embryo vergegenständlichen. Allerdings – ebensowenig wie die biologischen Gesetzmäßigkeiten, denen der menschliche Organismus unzweifelhaft unterliegt, aus der sozialen Existenz des Individuums herausfallen, werden sie dort außer Kraft gesetzt. Als materielle Voraussetzung bilden sie zum einen eine notwendige, keinesfalls aber eine hinreichende und bestimmende Bedingung konkreten menschlichen Lebens. Der *Möglichkeit* nach enthält bereits der genetische Code die spätere Entfaltung der Persönlichkeit; welche somatischen und psychischen Funktionsabläufe aber Wirklichkeit werden und die tatsächliche somatische und psychische Struktur bilden, bestimmt die konkrete soziale Existenz des Menschen. Als Vorbedingung ist die „menschliche Biologie“ mithin die Möglichkeit seines sozialen Lebens, als Wirklichkeit ist sie besonderes Resultat, Erscheinungsform seiner besonderen sozialen Lage (im weiteren Sinne) und in dieser aufgehoben. Auch v. Uexküll u. Wesiack deuten ja – auf der Suche nach einem Ausweg aus dem Trichotomiedilemma – den Zusammenhang zwischen Leib, Seele und Sozialem als einen dialektischen an; indem sie aber das menschliche Wesen in einer allgemeinen Biologie und Ethologie festzurren, erscheinen Leib, Seele und Soziales nurmehr als deren unterschiedliche semantische Ausdrucksformen und das, was in der Uexküllschen/Wesiackschen „Dialektik“ aufgehoben wird, sind eben lediglich

Bedeutungen. Die Einheit von Leib, Seele und Sozialem ist in der – oben skizzierten – Dialektik von „Natur“ und Geschichte im menschlichen Individuum immer schon verbrieft. So wie der menschliche Körper besondere Ausdrucksform der sozialen Existenz des Menschen ist, bildet seine Psyche eine besondere Erscheinung des Sozialen im Körper, nämlich in dessen nervalen Strukturen, in denen sich die Wirklichkeit in eigentümlicher Form, d.h. als ideelles Abbild bzw. Begriff widerspiegelt. Ist damit auch Bewußtsein kategorial als gesellschaftlich bestimmtes und lebensgeschichtlich hergestelltes qualifiziert, das eben nicht anderes sein kann, als der ideelle Begriff der wirklichen Lebensverhältnisse, also bewußtes Sein, so läßt sich das gnostische Apriori Uexkülls ad hoc auflösen, ohne seinen „rationalen Kern“, nämlich die Relativität von Wahrnehmungs- und Erkenntnisprozessen, zu zerstören. Die Relativität von Erkenntnis gründet nicht in irgendwelchen dem Subjekt ab ovo innewohnenden gnostischen Kategorien und Wahrnehmungsrastern, sondern in bestimmten im Subjekt historisch gewordenen und gesellschaftlich definierten Wahrnehmungs- und Erkenntnisbedingungen, durch die das Erkenntnisobjekt wie durch ein Prisma „gebrochen“ widergespiegelt wird. Die Relativität und Besonderheit von Wahrnehmung und Erkenntnis ist mithin eine Funktion des „sozialen Orts“, der dieser ideologisch anvermittelt ist.

Haben wir die somatische und psychische Struktur des Menschen auf die sozialen Umstände zurückgeführt, denen sie unterliegen, so heißt das nicht, daß sie mit diesen absolut identisch sind. Die Besonderheit der Darstellung gesellschaftlicher Wirklichkeit im Individuum gründet allgemein auch in der „Eigentümlichkeit des Gegenstands“. In der Existenz verschiedener Wissenschaften vom Menschen drücken sich eben die objektiv verschiedenen Seiten des Gegenstands aus, die in den verschiedenen wissenschaftlichen Bezugssystemen und Sprachen – wenn auch immer ideologisch verzerrt – widergespiegelt werden. Eine Theorie des Menschen, die ihren Gegenstand in seiner Totalität begreifen will, muß die „Kopplungsstücke“ freilegen, die wir auf einer abstrakt-allgemeinen Ebene schon als dialektische Verschränkungsmuster identifizieren konnten – das bedeutet: sie muß nicht verschiedene Sprachen metasemantisch ineinander übersetzen, sondern sie muß die sprachlich gefaßten unterschiedlichen Erkenntnisse einander vermitteln. Sie ist mithin Metatheorie und nicht Metasemantik.

Literatur

Glasersfeld E von (1981) Einführung in den radikalen Konstruktivismus. In: Watzlawick P (Hrsg) Die erfundene Wirklichkeit, S 16–38. Piper, München

Holzkamp K (1972) Kritische Psychologie. Fischer, Frankfurt a.M

Kröber G ([1]1964, 1970) Identität. In: Klaus G, Buhr M (Hrsg) Philosophisches Wörterbuch, S 501–504. Das europäische Buch, Berlin

Rubinstein SL ([1]1957, 1977) Sein und Bewußtsein. Akademie, Berlin

Uexküll T von (1979) Allgemeine Psychosomatik: Theoretische Konzepte zur Pathogenese. In: Uexküll T von (Hrsg) Lehrbuch der psychosomatischen Medizin, S 95–105. Urban & Schwarzenberg, München

Uexküll T von, Wesiack W (1979) Wissenschaftstheorie und Psychosomatik. In: Uexküll T von (Hrsg) Lehrbuch der psychosomatischen Medizin, S 1–92. Urban & Schwarzenberg, München

10 Die psychosomatische Erkrankung in der „Theorie der Interaktionsformen“ (Lorenzer): Metatheorie statt Metasemantik

Siegfried Zepf

Karl Marx:
Einleitung zur Kritik der politischen Ökonomie.*

Das Konkrete ist konkret, weil es die Zusammenfassung vieler Bestimmungen ist, also Einheit des Mannigfaltigen. Im Denken erscheint es daher als Prozeß der Zusammenfassung, als Resultat, nicht als Ausgangspunkt, obwohl es der wirkliche Ausgangspunkt und daher auch der Ausgangspunkt der Anschauung und der Vorstellung ist. Im ersten Weg wurde die volle Vorstellung zu abstrakter Bestimmung verflüchtigt; im zweiten führen die abstrakten Bestimmungen zur Reproduktion des Konkreten im Wege des Denkens. Hegel geriet daher auf die Illusion, das Reale als Resultat des sich in sich zusammenfassenden, in sich vertiefenden und aus sich selbst sich bewegenden Denkens zu fassen, während die Methode, vom Abstrakten zum Konkreten aufzusteigen, nur die Art für das Denken ist, sich das Konkrete anzueignen, es als ein geistiges Konkretes zu reproduzieren. Keineswegs aber der Entstehungsprozeß des Konkreten selbst.

Es ist sicherlich inzwischen einsichtig geworden, daß die verschiedenen psychoanalytisch orientierten Konzepte psychosomatischer Körperstörungen vor allem am Problem scheiterten, die qualitativ verschiedenen Prozesse, die in einer psychosomatischen Krankheitsgenese eine wesentliche Rolle spielen, der Sachlage angemessen miteinander zu vermitteln. Dies gilt nicht nur für die Vermittlung von biologischen und seelischen Prozessen, sondern ebenso für die Einbeziehung von und die Vermittlung mit sozialen Prozessen. Versteht man etwa mit Jores (1973, S. 29) die psychosomatischen Erkrankungen als spezifisch menschliche, die beim Tier nur unter den künstlichen Bedingungen eines Laborexperiments erzeugt werden können, und sieht man die Differentia specifica des Menschen mit Herbart (1824, Bd. II, S. 3) – und im Einklang mit der 6. These über Feuerbach von Marx – in seiner gesellschaftlichen Existenzweise, dann sind auch die wesentlichen Bedingungen psychosomatischer Erkrankungen nicht im Menschen, sondern auf gesellschaftlichem Terrain zu suchen. Zielt Wissenschaft auf das konkrete Wesen ihres Gegenstands und blendet man die spezifischen, historisch gewordenen sozialen Prozesse aus dem Vermittlungszusammenhang aus, dann würde die psychoanalytische Psychosomatik fraglos zu einer wesenlosen und d. h. Scheinwissenschaft disqualifiziert werden. Die Notwendigkeit einer Vermittlung von naturwissenschaftlichen und psychoanalytischen Erkenntnissen wurde zwar gelegentlich gesehen – auch wenn die damit verbundenen Probleme für gegenwärtig nicht lösbar gehalten wurden oder in vulgärmaterialistischer oder ideali-

* MEW, Bd. 13, Dietz, Berlin (1972).

stischer Manier „gelöst“ wurden, sei es im Zuge eines biologistischen Reduktionismus, der Abstraktionen als konkret unterstellt, einer Bindestrich-„Vermittlung“, die den Ausgangspunkt des Vermittlungsproblems bereits als dessen Lösung ausgibt, oder metasemantischer Operationen konstruktivistischer Prägung. Auf ihrer sozialen Dimension wurde die psychosomatische Erkrankung jedoch nicht eingeholt. Gewiß, Mitscherlich ist in dieser Richtung – zumindest programmatisch – am weitesten vorgedrungen. In seiner Konzeption aber wird das menschliche Individuum nurmehr als Subjekt gesellschaftlicher Prozesse und nicht mehr zugleich als gesellschaftlich determiniertes Objekt gefaßt. Das Verständnis von Wesen und Erscheinung im dialektischen Zusammenspiel von Individuum und Gesellschaft wird damit umgekehrt. Das der psychosomatischen Erkrankung „außermittige“ gesellschaftliche Wesen wurde in seiner Konzeption jedenfalls nicht erreicht.

Die vorgetragenen Lösungsvorschläge des Leib-Seele-Problems können allesamt nicht befriedigen. Dies liegt nicht zuletzt daran, daß das Problem nicht als ein metatheoretisches begriffen wurde; und wenn es als metatheoretisches Problem gelesen wurde, dann wurde die damit verbundene Aufgabe verkannt. Gegenstand einer Metatheorie sind die Theorien über die qualitativ verschiedenen Prozesse – die psychischen, somatischen und sozialen –, die in wechselseitiger Abstraktion von den jeweils anderen entstanden sind. Die begrifflich gefaßten Erkenntnisse sind so notwendig abstrakt, weil einseitig, und es gilt sie zu vermitteln, wenn das Zusammenspiel der verschiedenen Prozesse, die Mannigfaltigkeit einer psychosomatischen Erkrankung konkret, d.h. als Gedankenkonkretum theoretisch als Einheit begriffen werden soll. Durch ein bloß punktuelles In-Beziehung-Setzen einzelner Kategorien kann das empirisch beobachtbare Zusammenspiel von somatischen, psychischen und sozialen Gegebenheiten, die in eine psychosomatische Erkrankung einmünden, nicht auf den Status begriffener Zusammenhänge angehoben werden. Die kategorialen Inhalte sind jeweils abhängig vom theoretischen Bezugssystem definiert, dem sie angehören und in dem sie eine Erklärungsfunktion haben (Althusser 1972, S. 51 f.). Kategorien haben einmal einen empirischen Bezug und stehen zum anderen in einem theoretischen. Verwendet man etwa ohne vorherige metatheoretische Vermittlung der verschiedenen Theoriebereiche die Kategorie „immunologische, autoaggressive Prozesse“ im Zuge einer psychoanalytischen Untersuchung eines Körpersymptoms – sagen wir eines Durchfalls –, so stehen für ihre Verwendung prinzipiell drei Möglichkeiten offen. Man kann dieser Kategorie einmal den spezifischen theoretischen Inhalt belassen, den sie im naturwissenschaftlichen, pathophysiologischen Begründungszusammenhang einer Krankheit hat. Dann aber läßt sie sich der psychoanalytischen und soziologischen Konzeption von Krankheit bloß additiv anfügen. Die Beziehungen zwischen ihr und den anderen psychoanalytischen und soziologischen Kategorien bleiben unklar. Man kann sie weiter empiristisch und/oder privat entsprechend dem Vorverständnis des jeweiligen Untersuchers definieren, wobei sie dann freilich ihrem systematischen Stellenwert und ihre Erklärungspotenz verlieren würde. Schließlich kann man sie dem psychoanalytischen oder soziologischen Theoriegebäude über den Menschen einverleiben und sie entweder psychoanalytisch – sei es wie die „Französische Schule“ als bestimmtes Zusammenspiel des Lebens- und Todesinstinkts – oder soziologisch – z. B. als einen den Gebrauchswert und damit den Tauschwert der Arbeitskraft reduzierenden Prozeß – definieren, wobei sie allerdings wiederum ihres spezifischen theoretischen Inhalts verlustig ginge.

Ohne metatheoretische Vermittlung bliebe der Stellenwert immunologischer, autoaggressiver Prozesse im Gesamtzusammenhang einer Krankheitsgenese unbegriffen. Das Gleiche gilt natürlich auch für die Verwendung soziologischer Kategorien. Benutzt man etwa die Kategorie der „Arbeit“ im Zuge einer Bedingungsanalyse subjektiver Bildungsprozesse, dann bliebe ohne vorherige metatheoretische Vermittlung ihr Stellenwert im Gesamtzusammenhang genauso unbegriffen, gleichgültig, ob man ihr den theoretischen Inhalt beläßt, den sie in einer Gesellschaftstheorie hat, ob man sie privat und/oder phänomenologisch, psychoanalytisch (etwa als Terrain, auf dem sich innerpsychische Konflikte darstellen können) oder naturwissenschaftlich (z.B. als ATP-verbrauchenden Prozeß) bestimmt. Für die Lösung des Leib-Seele-Problems ist fraglos eine systematische metatheoretische Vermittlung soziologischer, psychoanalytischer und naturwissenschaftlicher Theorien erforderlich. Da sich die Kategorien verschiedener Wissenschaftssysteme nicht unmittelbar ineinander übersetzen lassen, können bei einer Analyse der besonderen Zusammehänge, in denen sich die psychosomatischen Erkrankungen befinden, Verkürzungen nur so vermieden werden. Von welcher ontologischen Position aus man sich auch immer die Gesellschaft einstellt, die psychoanalytische Psychosomatik ist nicht auf eine allgemeine Metasemantik, sondern in jedem Fall auf eine allgemeine Theorie des Subjekts angewiesen, die eine Metatheorie ist. Die besonderen Zusammenhänge von somatischen, psychischen und sozialen Prozessen können jedenfalls erst dann theoretisch genau verfolgt werden, wenn im Subjekt der allgemeine Vermittlungszusammenhang seiner verschiedenen Seiten begriffen ist. Dies ist der Weg einzelwissenschaftlicher Erkenntnisbildung. Er kann von der psychoanalytisch orientierten psychosomatischen Medizin nicht abgekürzt werden, wenn sie die Entwicklung ihres Gegenstandes als das begreifen möchte, was er ihrem Vorverständnis nach auch ist: eine gesellschaftlich bedingte, psychisch vermittelte Störung körperlicher Funktionsabläufe. Gleichgültig, wie immer man zu den Spielarten des „Marxismus“ auch stehen mag, an der im vorangestellten Marx-Zitat vorweggenommenen erkenntnistheoretischen Position läßt sich zwar herumnörgeln. Argumentativ läßt sie sich freilich nicht außer Kraft setzen.

Der Untertitel dieses Aufsatzes soll nun nicht suggerieren, daß eine derartige Metatheorie bereits als fertiges Produkt vorliegt. Noch bezeichnet er eher ein Programm, welches freilich nicht mehr nur bloßer Anspruch ist. Mit der „Theorie der Interaktionsformen“, welche in kritischer Aufarbeitung psychoanalytischer metapsychologischer Einsichten diese in Richtung auf eine historisch-materialistische Gesellschaftstheorie übersteigt und die genau den Anspruch jenes, von v. Uexküll u. Wesiack (1979) zwar vorgetragenen, aber trotz gegenteiligen Bekundens gleichwohl wieder suspendierten Theorems einlöst: daß nämlich bei einer Analyse des menschlichen Individuums und seiner Krankheiten nicht vom Menschen oder seiner Umwelt ausgegangen werden kann, sondern daß vielmehr von der – freilich vielfach vermittelten – Beziehung zwischen beiden auszugehen ist.

Die philosophisch-erkenntnistheoretische, sich zugleich gegen eine strukturalistische, systemtheoretische Ausgrenzung des Subjekts wendende Begründung für diesen Ausgangspunkt liefert Iljenkow. Er schreibt: „Die ganze Schwierigkeit der theoretischen Analyse besteht darin, weder ‚Beziehungen‘ zwischen Dingen abstrakt, als besonderen, selbständigen Gegenstand zu betrachten, noch, umgekehrt, ‚Dinge‘ als besondere, außerhalb eines Systems von Beziehungen zu anderen Dingen existierenden Gegenstand aufzufassen. Jedes Ding muß man als Element, als Moment eines gewissen konkreten Systems von aufeinander gegenseitig einwirkenden Dingen verstehen, als konkret-einzelne Äußerung eines bestimmten Systems von ‚Beziehungen' ". Zwar gilt: „Das Ding, wenn man es außerhalb eines konkreten Systems von Beziehungen zu anderen Dingen betrachtet, ist ebenso eine Abstraktion wie eine ‚Beziehung' oder ‚Eigenschaft', die als besonderer Gegenstand, abgesondert von den Dingen, ihren materiellen Trägern, betrachtet wird" Aber: In der Realität gibt es „keine isolierten, außerhalb des universellen Zusammenhanges existierenden ‚Dinge', sondern immer nur Dinge in einem System von Beziehungen zueinander. Und dieses System von Dingen, die aufeinander einwirken (das, was Marx das Konkrete nannte), sind immer etwas Bestimmendes und folglich logisch primär im Verhältnis zu jeden einzelnen sinnlich wahrnehmbaren Ding" (zit. nach Hahn 1968).

Klar ist, daß eine so verstandene metatheoretische Vermittlungsarbeit nicht an einem beliebigen Punkt ansetzen kann. Wenn in ihr sowohl die psychoanalytischen und soziologischen als auch naturwissenschaftlichen Einsichten in das Wesen psychosomatischer Erkrankungen ihrer Entwicklungslogik entsprechend zueinander in Beziehung gesetzt werden sollen, dann hat diese Arbeit dort anzusetzen, wo diese Vermittlung praktisch stattfindet, nämlich in der Primärsozialisation.

► Eine Vermittlung ist schon deshalb notwendig, weil im Verfahren der Psychoanalyse zwar die subjektive, sich in ihrer „psychischen Realität" (Freud 1917, S. 383) darstellende Struktur einer Person, aber nicht die objektiven Bedingungen, denen sich die subjektiven Bildungsprozesse verdanken, eingeholt werden können. Die objektiven, gesellschaftlichen Bedingungen sind in soziologischer Analyse einzuholen. Die Notwendigkeit einer Vermittlung gründet in der Tatsache, daß der Sozialisationsprozeß selbst kein eigenes analytisches Verfahren hat, so daß er in Vermittlung beider Perspektiven gegenläufig durchdrungen werden muß. Im Begriff der „Interaktionsformen", den Elementen subjektiver Strukturbildung, werden beide Verfahren aufeinander bezogen. Sie begreift Lorenzer als Niederschläge realer Interaktionen im Individuum. Zugleich aber sind Interaktionsformen nichts anderes „als konkrete Darstellungen, als Inszenierungen im Rahmen sozialer Organisationen und Institutionen..., als Realisierungen von sozialen Verkehrsformen" (1977, S. 44), als gesellschaftliches „Produktionsmittel" menschlicher Subjektivität:

„Die Begrifflichkeit der Interaktionsformen ist ... doppelt verankert – im Rahmen eines kritisch-hermeneutischen Verfahren subjektiver Strukturanalyse und – in der „bedingungsanalytischen" Vermittlung an objektive Strukturanalysen (in welchen der Erkenntnisgegenstand als Produkt eines objektiven Produktionsprozesses aufgewiesen wird).... Die Vermittlung beider Analysen, der subjektiven Strukturanalyse und der objektiven Strukturanalyse, kann nicht die einen Kategorien in den anderen auflösen und so eine dogmatisch kanalisierte Scheinvermittlung betreiben (wie das die Objektivisten tun). Die Vermittlung muß die Begrifflichkeit beidseitig in Fluß bringen, um die Aussagen über die Persönlichkeitsstruktur als Moment einer *objektiv bedingten Subjektivität* durchsichtig zu machen" (1974, S. 301).

Die Grundlegung der subjektiven Struktur eines Individuums wird durch Interaktionsformen besorgt. Sie sind das Beziehungsresultat von Mutter und Kind, das sich in wiederholten Einigungssituationen zwischen kindlichem Körperbedarf und mütterlichen Interaktionsangeboten einstellt und welche durch ein befriedigendes Wechselverhältnis gekennzeichnet sind. Interaktionsformen sind für Lorenzer weder eine „äußere", dem Kind auferlegte Realität, noch sind sie eine innere, „apriorische" Verhaltensformel. Sie sind das Produkt der Auseinandersetzung zwischen kindlicher Natur und mütterlichen Interaktionsangeboten in der konkreten Praxis der Mutter-Kind-Dyade. Da die Mutter-Kind-Dyade zugleich im Feld der mütterlichen Sekundärsozialisation steht, die Praxis des mütterlichen Pols damit immer Teil der gesellschaftlichen Gesamtpraxis ist, deshalb wird die gesellschaftliche Struktur dieser Gesamtpraxis – gebrochen durch den sozialen Ort, den die Mutter darin konkret einnimmt und vermittelt über die sozialen Verkehrsformen, die sich als Interaktionsformen in der bisherigen Sozialisation der Mutter in ihr niedergeschlagen haben –, über die mütterlichen Interaktionsangebote an das Kind vermittelt. Die subjektiven Strukturen wie die Persönlichkeitsinstanzen Es, Ich und Über-Ich können so begriffen werden als Produkte eines „praktisch-dialektischen Prozesses, der – kontrapunktisch zur großen Auseinandersetzung des Menschen mit der äußeren Natur – Auseinandersetzung mit der inneren Natur (des Kindes) ist" (1974, S. 223).

Ausgangsbasis dieses Prozesses ist die intrauterine Einheit von Mutter und Kind, die mit der Geburt aufgehoben wird. Die intrauterine kontinuierliche Bedarfsstillung wird nun ersetzt durch die Praxis eingeübter Interaktionsformen. Der kindliche Organismus wird zunächst in undifferenzierte Spannungszustände versetzt, die sich in unkontrollierten, ganzheitlichen Körperreaktionen äußern. Indem die Mutter auf diese undifferenzierte „organismische Entladung eines noch unprofilierten Körperbedarfs" (1973, S. 194) in relativ konstanter Weise mit einem bestimmten Verhalten reagiert – einem Interaktionsangebot, das Entspannung herbeiführt –, qualifiziert sie den kindlichen Trieb*bedarf* zu spezifischen Trieb*bedürfnissen* des Säuglings nach sensorischen Kontakten, die sich im Zusammenspiel mit der Mutter ergaben und ergeben. Aus vielfältigen, realen Interaktionen bildet sich im Kind ein inneres Modell, die Erinnerungsspur Freuds (1900, S. 543), in dem jene Bedingungen gespeichert sind, die in verschiedenen Interaktionen gemeinsam auftreten und die unbedingt vorhanden sein müssen, wenn die im Modell antizipierte Lust auch erreicht werden soll. Dieses innere Modell ist die gemeinsame Form verschiedener Interaktionen, welche aus ihnen in einem aktiven, praktischen Findungsprozeß real herausabstrahiert wird. Es ist nicht nur das Produkt abgelaufener, sondern zugleich auch das Muster künftiger Interaktionen, in denen es bestätigt oder entsprechend neuer Bedingungen modifiziert werden kann.

Zwar ist die Einschreibung von Interaktionsformen deskriptiv identisch mit der Niederschrift von Funktions- und Situationskreisen in den „Programmen" von v. Uexküll u. Wesiack (1979). Während dort freilich das Neugeborene nicht nur objektiv, sondern auch subjektiv bereits mit bestimmten Bedürfnissen ausgestattet wird, wird in diesem Konzept die Subjektivität des Neugeborenen gerade nicht an ahistorischen Bedürfnissen, an präformierten Inhalten festgemacht. Gewiß, das Neugeborene benötigt aus Gründen der Lebenserhaltung bestimmte Nahrungsmittel, eine bestimmte Flüssigkeitszufuhr oder Sauerstoff etc. Diese objektiv feststellbaren körperlichen Bedürfnisse sind jedoch nicht schon subjektiv, für das Neugeborene selbst, bereits als „bestimmte" Bedürfnisse existent. Lorenzer geht davon aus, daß ein körperlicher Zustand, in dem ein objektiver Mangel herrscht, erst inhaltlich als ein „bestimmter" Mangel definiert werden muß, damit er vom Kind subjektiv nicht bloß als ein diffuser Spannungszustand empfunden, sondern als Mangel auch erlebt werden kann. Um zu einer subjektiven, und d.h. für das Individuum wirksamen Tatsache zu werden, muß der Mangelzustand in Beziehung gesetzt werden können zu Aktionen oder Gegenständen, die ihn beheben.

Im Gegensatz zu v. Uexküll u. Wesiack wird Subjektivierung hier von Anfang an als durch Interaktionsformen konkret strukturierte Lebensaktivität „in der Zeit" ausgewiesen, die im Sozialisationsprozeß produziert werden. Die konkrete Einmaligkeit des Individuums, seine Subjektivität, verdankt sich bereits in ersten Ansätzen dem System registrierter Interaktionen zwischen Mutter und Kind, dessen Spezifität in der Dialektik von Interaktionsangebot und Einigung gründet. In dem jede „querverlaufende" Interaktion auf Seiten des Kindes zu einer ansteigenden Strukturierung führt, wird eine Einigung auf die folgenden Interaktionsangebote von der bereits strukturierten Lebensaktivität mitbestimmt. Die Annahme, „das Elementarschema einer jeden Aktivität sei Bedürfnis–Aktivität–Bedürfnis, B–A–B (statt Aktivität–Bedürfnis–Aktivität, A–B–A),... daß die Aktivität nur den Zweck habe, ‚die Bedürfnisse zu befriedigen'" (Sève 1972, S. 34 f.) wird als Illusion entlarvt. Zwar zwingen auch in dieser Konzeption Bedürfnisse das Subjekt dazu, sich in Beziehung zu setzen, aber: Subjekt und Bedürfnisse sind bereits ein Beziehungsresultat. Die Kategorie der „Beziehung" – d.h. die Kategorien der „Interaktion" und der „Interaktionsform" – sind der Kategorie des „Subjekts" logisch vorgeordnet.

Dies gilt nicht nur für den postnatalen, sondern ebenso auch für den pränatalen Individuierungsprozeß. Interaktion kommt nicht erst postfoetal ins Spiel, sondern sie ist auch bereits intrauterin das Moment, über welches sich die gesellschaftliche Strukturierung und Formbestimmung des foetalen Organismus vermittelt. Einsichtig wird dies, wenn man sich den Prozeß der Formfindung auf der Ebene der „Interaktionsengramme" in einer Weise präzisiert, wie wir es an anderer Stelle getan haben (Zepf 1976b, S. 55 f.). Unter einem Interaktionsengramm versteht Lorenzer (1972, S. 105 f.) das somatische, zentralnervöse Substrat einer Interaktionsform. Postnatal sind die neurophysiologischen Bausteine subjektiver Strukturbildung zu lesen als Zusammenschaltungen von bestimmten intero- und exterozeptiven Reizen und motorischen Impulsen. Durch das Eingehen auf die mütterlichen Interaktionsangebote werden aus der Fülle der körperlichen Prozesse bestimmte Prozesse dadurch ausgesondert, daß sie in eine, durch Interaktionsformen bestimmte Beziehung zueinander gebracht werden, die engrammatisch fixiert wird. Mit dieser Bestimmung läßt sich das Interaktionsengramm identifizieren mit dem „funktionellen System" Anochins (1967), das in der Lebenspraxis entsteht, und in welchem die notwendigen Bedingungen eines bestimmten Interagierens körperlich gespeichert sind. Das Interaktionsengramm ist somit das körperliche Resultat einer stufenweisen Bildung von Invarianzen, in deren Verlauf aus der Fülle situativer Reize diejenigen herausabstrahiert und in engrammatischer Zusammenschaltung fixiert werden, die es bei einem bestimmten Interagieren notwendig zu berücksichtigen gilt. Dieser engrammatische Niederschlag der Interaktionsformen im Individuum erweist sich als das zentrale Strukturmoment, welches das Zusammenspiel endokrinologischer, biochemischer und sonstiger Körperprozesse in spezifischer Weise organisatorisch strukturiert.

Genau besehen heißt das, daß im Prozeß der Sozialisation die innere Natur des Individuums durch seine äußere, soziale Natur dialektisch negiert wird. Die biologischen Gesetze, welche sowohl für den Menschen als auch für das Tier Gültigkeit haben, werden damit natürlich nicht außer Kraft gesetzt. Was sich jedoch durch die soziale Existenz des Menschen ändert, ist ihre Form. Mit einer vom Tier qualitativ unterschiedenen, d.h. gesellschaftlichen Lebenstätigkeit kommen im Menschen die allgemeinen biologischen Gesetze auch entsprechend seiner Differentia specifica, entsprechend den spezifischen Gesetzen seiner gesellschaftlichen Lebenstätigkeit zum Ausdruck. Genau dieser Sachverhalt wird in der Begrifflichkeit der Interaktionsformen konkret. Die innere Natur des Menschen, das Zusammenspiel seiner Körperprozesse, gewinnt im Prozeß der Herstellung bestimmter Interaktionsformen eine konkret-einmalige, lebensgeschichtlich bestimmte Struktur. Der engrammatische Niederschlag dieser Interaktionsformen im Individuum erweist sich als das zentrale Strukturmoment, welches die Gesetzmäßigkeiten animalischer Funktionsabläufe dialektisch aufhebt. Im menschlichen Individuum wird das Zusammenspiel geregelt durch die spezifischen Gesetze seiner sozialen Existenz, welche die Zusammenschaltung seiner Körperprozesse im Rahmen der biologischen Möglichkeiten bestimmen.

Die mütterliche Biologie, mit der sich der kindliche Organismus intrauterin in Wechselwirkung befindet, kann so als eine bereits sozialisierte, besonders strukturierte Biologie verstanden werden, so daß bereits der foetale Organismus im Zusammenspiel mit ihr eine gesellschaftlich bestimmte Form erfährt. Das Gesellschaftliche steckt hier in der mütterlichen Biologie und wird über Reiz-Reaktionszusammenhänge in den sich einstellenden und in die körperlichen Abläufe eingetragenen Interaktionsformen an den foetalen Organismus vermittelt.

Das Neugeborene, in der Sicht von Hartmann (1964) eine undifferenzierte Masse, erweist sich so als ein bereits durch Interaktionsformen strukturierter Komplex. Mit der postnatalen Bildung von Interaktionsformen, der Entfaltung des postnatalen szenischen Zusammenspiels von Mutter und Kind, werden die in der körperlichen Struktur des Neugeborenen enthaltenen Interaktionsformen in neue Zusammenhänge eingebunden. Aus einem „set" von intrauterin, im Zusammenspiel von Erbgut und mütterlicher, über Interaktionsengramme strukturierter Biologie hergestellten Möglichkeiten werden einige herausgegriffen und über die Einigung auf mütterliche Interaktionsangebote verwirklicht.

Bei schneller Lektüre kann man hier den Eindruck gewinnen, als ob in dieser Konzeption – und quer zur Ausgangsprämisse – doch wieder die Kategorie der „Mutter" der Kategorie der „Beziehung", der Interaktionsform, logisch vorgeordnet sei, als ob allein sie die Interaktionsformen bestimmt, die in das als eine Tabula rasa gedachtes Kind eingetragen werden. Dies trifft freilich nicht zu. Subjekt der Produktion menschlicher Subjektivität ist nicht die Mutter und schon gar nicht das kindliche Individuum allein, sondern die Mutter-Kind-Dyade, für die Lorenzer (1974, S. 248) nicht nur eine „Einheit von Produzent und Produktionsmittel, sondern auch von *Produzent, Produktionsmittel und Produkt*" behauptet. Diese Einheit wollten wir kurz auseinanderfalten. Interaktionsformen sind einmal das Produkt der Einigung von Mutter und Kind und insofern ist die Mutter-Kind-Dyade ihr Produzent. Zum anderen aber sind Interaktionsformen zugleich auch Produktionsmittel zur Herstellung des Subjekts, d.h. es sind produzierte Produktionsmittel, die das Subjekt produzieren, mit deren Hilfe die Produktion vorangeht (1974, S. 252), und in die von Anfang an beide, Mutter und Kind, eingehen. Als real-partikularisiertes Stück innerer Natur kommt dem kindlichen Organismus von Anfang an eine bestimmte Individualität zu, die eine ebenso bestimmte Fülle von Interaktionsformen möglich macht. Andere allerdings verbietet sie, wenn als Produkt das Subjekt entstehen soll. Wenn z.B. die

Mutter dem Kind die Atemwege verschließt oder – z. B. wegen einer Stoffwechselstörung – den Embryo nicht ausreichend mit Sauerstoff versorgen kann, dann ist der Tod des Kindes die fatale Folge. Der kindliche Organismus definiert mithin die jeweils mögliche Interaktionsformen, die Mutter bestimmt, welche der möglichen Interaktionsformen Wirklichkeit werden. Die wirklichen Interaktionsformen sind immer auch vom kindlichen Individuum insofern mitbestimmt, als seine Möglichkeiten die wirklichen Interaktionsformen negativ eingrenzen. Mit der ansteigenden Strukturierung des kindlichen Organismus werden dann in dialektischer Schrittfolge Möglichkeiten ausgeschlossen und durch die Verwirklichung bestimmter Möglichkeiten zugleich die notwendigen Bedingungen für Verwirklichung weiterer, im kindlichen Organismus liegenden Möglichkeiten hergestellt. Anders ausgedrückt: Im Zuge der Entwicklung werden abstrakte zu konkreten Möglichkeiten.

In diesem Produktionsprozeß wird nun nicht nur die Grundlegung subjektiver Strukturen, sondern wird auch Bewußtsein hergestellt. Im Einvernehmen mit Freud und mit einigen der heutigen Sprachtheorien bindet auch Lorenzer die Entfaltung von Bewußtsein an den Erwerb von Sprache. Für Freud (1913, S. 300) zerlegte sich die bewußte Vorstellung „in die *Wortvorstellung* und in die *Sachvorstellung*, ... die bewußte Vorstellung umfaßt die Sachvorstellung plus dazugehörigen Wortvorstellungen, die unbewußte ist die Sachvorstellung allein." Die Bewußtwerdung einer Sachvorstellung wird von Freud ökonomisch begründet: Sie ist das Resultat der Addition der Besetzungsenergien von Wort- und Sachvorstellungen. Der Sachverhalt, der in sprachtheoretischer Auffassung Bewußtsein erst ermöglicht und dem sich nach Ansicht von Rapaport auch eine psychoanalytische Sprachtheorie nicht verschließen kann, wird nicht als Begründung angeführt: nämlich der über Sprache möglich gewordenen Begriffsbildung. Sprache, so Rapaport et al. (1968, S. 191) ist von Begriffen durchdrungen und jeder Begriff hat einen Inhalt und einen Umfang. Der Begriffsinhalt ist der Komplex der Merkmale, die den Gegenständen gemeinsam ist, die unter den Begriff subsumiert werden. Der Begriffsumfang schließt all die Gegenstände ein, die dadurch unter den Begriff subsumiert werden können, daß sie diesen Merkmalskomplex aufweisen. Der Umfang des Begriffs „Mutter" z. B. enthält alle existierenden Mütter unabhängig von ihrer besonderen Art, Hautfarbe, Umgangsformen etc. Ein Inhalt dieses Begriffs – ein weibliches Wesen, welches Nachkommen geboren hat – ist die abstrakt gemeinsame Charakteristik aller Mütter. Dieser Inhalt des Mutterbegriffs ist eine Abstraktion, der zwar nicht selbständig, aber in allen Müttern existiert. Gewiß enthält der Mutterbegriff eines Individuums nicht nur diese abstrakte Bestimmung, sondern darüber hinaus noch andere Eigenschaften der Mutter sowie Erfahrungen, die im Umgang mit ihr gemacht wurden – z. B. die schöne, die rothaarige oder die liebe, zärtliche und böse Mutter. Begriffe sind das Resultat vielfältiger Abstraktionen und deren Verbindungen. Damit erlauben die Begriffe Objekte und ihre Eigenschaften sowie die mit ihnen gemachten Erfahrungen voneinander abzugrenzen und ihre „Zugehörigkeit" zu bestimmen. Sie werden dadurch zur logischen Voraussetzung dessen, was Freud (1933, S. 96) als Sekundärvorgang beschrieb, nämlich für die Fähigkeit, auf der Grundlage individueller Erfahrungen einen realen Interaktionsablauf und Zusammenhang im Zuge eines „probeweisen Handelns" vorwegzunehmen.

In verschiedenen sprachwissenschaftlichen Ansätzen ist nun immer wieder versucht worden, das Problem einer Klärung näher zu bringen, wie Sprache und die sie konstituierenden Begriffe erworben, bzw. gebildet werden. Die meisten dieser Ansätze gingen jedoch von Prämissen aus, die im psychoanalytischen Verständnis nicht haltbar sind und die auch in sprachwissenschaftlicher Sicht Sprache bereits voraussetzen: nämlich daß das Kind bereits noch vor dem Spracherwerb in der Lage ist, sich selbst von der Objektwelt abzugrenzen und verschiedene Objekte, Gegebenheiten, voneinander unterscheiden zu können. Argumentiert wurde z.B., daß Sprache aus Wörtern besteht und Wörter etwas bezeichnen. Wenn ein Kind sprachfähig geworden sei, dann übernehme es zur Kennzeichnung der Gegebenheiten seiner Umwelt die Wörter, mit denen sie von seinen Eltern bezeichnet werden. Freilich, Sprache könnte nur dann so erworben werden, wenn man voraussetzen könnte, daß sich für das Kind die Welt bereits auf vorsprachlicher Ebene in gegeneinander abgegrenzte Objekte aufdifferenziert hätte. In psychoanalytischer Sicht aber funktioniert auf dieser Ebene der psychische Apparat des Neugeborenen noch ausschließlich nach den Gesetzen des „Primärvorgangs" (Freud 1913, S.285f.; 1920, S.68; 1938, S.91), in der eine Beweglichkeit der Besetzungen besteht und Gegenstände nicht auseinandergehalten, sondern wie identisch behandelt werden. In erkenntnispsychologischer Wendung der energetischen Bestimmung des Primärvorgangs hebt z.B. auch Rapaport (zit. nach Gill 1967, S.317) das Moment der Identität hervor. Da Denkvorgänge hier auf der Trieborganisation des Gedächtnisses beruhen und ihre Besetzungen nicht durch das Realitätsprinzip, sondern automatisch durch Lust-Unlust-Entbindung reguliert werden, sind Erinnerungsspuren einer Triebbefriedigung – die Interaktionsformen – unter dem Lust-Unlust-Aspekt subjektiv einander gleichgestellt und austauschbar. Nimmt man die Freudsche Einsicht hinzu, daß die Mutter „als Objekt dem durchaus narzißtischen Fötus unbekannt ist" (1926, S.161), und daß „Die Brust... anfangs gewiß nicht vom eigenen Körper unterschieden" wird (1938, S.115), dann kann aber gerade nicht davon ausgegangen werden, daß das Kind bereits auf vorsprachlicher Ebene die Objekte als in sich differenzierte, distinkte und voneinander abgrenzbare Einheiten und sich selbst von ihnen getrennt erlebt. In der Sicht von außen existieren auf dieser Ebene die Objekte für das Kind als sog. „Partialobjekte" in Interaktionsformen, in denen es auch selbst, als ein „Partialsubjekt" existiert, während aus der Perspektive des Kindes betrachtet in einer Interaktionsform jeweils das ganze Objekt und das ganze Subjekt existieren. Kind und Mutter sind noch in der jeweiligen Form miteinander verbunden, in der sie miteinander interagieren. Gerade die Auftrennung dieser Einheit in ein Subjekt und eine Objektwelt wird von der Sprache besorgt. Erst über sie läßt sich eine bestimmte Erfahrung als „eine bestimmte, mir zugehörige und von einem bestimmten Objekt ausgelöste" ausweisen. Anders ausgedrückt: Die Ausgrenzung des Kindes aus der Mutter-Kind-Dyade ist an intensional ausgewiesene und extensional eingegrenzte sprachliche Gebilde gebunden.

Zu Recht freilich ist in diesem Ansatz vermerkt worden, daß mit der Einführung von Sprache „signifiant" und „signifiè", Wörter und Praxis miteinander verknüpft werden. Die Wörter können allerdings zunächst nicht das Subjekt und auch nicht die Objekte bezeichnen, sondern nur die Interaktionsformen, die sich im Individuum als Resultat realen Interagierens niedergeschlagen haben. Diese Symbolfunktion gilt als die wichtigste Funktion der Sprache. Gemeint ist damit, daß Wörter als Existenzformen der Gedanken, der Begriffe und Aussagen zu betrachten sind, welche die Wirklichkeit abbilden und die ihre Bedeutung ausmachen. Weil uns allen ein gewisses Universum sprachlicher Bedeutungen gemeinsam ist, deshalb können wir auch miteinander reden. Daraus wurde nun u.a. gefolgert, daß das Kind zunächst die gesellschaftlich verbürgten sprachlichen Bedeutungen erlernen würde, sie dann auf seine Praxis anwende und sich seiner Praxis dann dadurch bewußt würde, daß sie unter die allgemeinen sprachlichen Bedeutungen subsumiert wird, sozusagen als einer ihrer „Fälle" erscheint. Wäre dies der Fall, dann bliebe jedoch unverständlich, wie die sprachlichen Bedeutungen, über die wir alle verfügen, jemals entstanden sein können. Geltend gemacht wurde, daß Wortbedeutungen aus der Praxis entstanden sind und zwar als Resultat einer gesellschaftlichen Erkenntnistätigkeit, die auf das System der Zusammenhänge verweisen, in denen der durch ein Wort bezeichnete Gegenstand steht. Das Wort „Axt" z.B. verweist nicht nur auf bestimmte figurale Eigenschaften der Axt. Es ist vielmehr die Existenzform einer komplexen Bedeutungseinheit, die aus dem praktischen Umgang mit der Axt entstanden ist und in die u.a. eingeht, daß die Axt zum Holzspalten da ist, daß sie von Menschen gemacht wurde, daß man vorsichtig mit ihr umgehen muß, etc. (z.B. Holzkamp 1972).

Nun ist es gewiß richtig, daß sich das Kind, indem es seine Muttersprache erlernt, auch die Erkenntnisse über die Umwelt zu eigen macht, welche zu den sprachlichen Bedeutungen führten. Aber die Vermittlung dieses Bedeutungssystems an das Kind verläuft über dessen eigene Praxis. Wenn dem Kind seine Brabbel-Laute in das erste Wort, z.B. „Mama" organisiert werden, dann wird „Mama" dem Kind zunächst gewiß nicht eine weibliche Person bedeuten, die Kinder hat. Zunächst wird „Mama" Bezug nehmen auf die Interaktionsformen, in denen dieses Wort von der Mutter eingeführt wird. Die ersten sprachlichen Bedeutungen des Kindes resultieren aus seiner Praxis.

Mit dem Begriff der „symbolischen Interaktionsformen" nimmt Lorenzer nun exakt auf den Prozeß Bezug, in dem sich die kindliche Sozialisationspraxis über Sprache ihr eigenes Bewußtsein schafft. Die Entwicklung symbolischer Interaktionsformen beginnt mit der Einführung von Sprache. Wenn das Kind sprachfähig geworden ist und die Mutter in einem bestimmten Interaktionszusammenhang ein Wort spricht, z.B. „Mama", dann wird dieses Wort vom Kind im Zusammenhang mit der im Moment realisierten Interaktionsform gespeichert. Mit dieser Bestimmung löst Lorenzer den Freudschen Begriff der „Sach-Vorstellung" kritisch auf. „Sach-" oder „Objekt-Vorstellung" meint hier nicht ein wie immer auch strukturiertes Erinnerungsbild eines vom Individuum isolierten Objekts, sondern in Radikalisierung der Freudschen (1926, S.161) Formulierung, daß die Mutter „als Objekt den durchaus narzißtischen Fötus völlig unbekannt ist", die in Erinnerungsspuren „geronnenen Interaktionsformeln" (Lorenzer 1983), die nun mit den Wortvorstellungen, den Lautengrammen des Wortes „Mama", in Beziehung gesetzt werden. Mit dieser Verbindung ist zwar das Wort „Mama" angeeignet, jedoch noch nicht als Symbol qualifiziert. „Mama" hat hier noch den Status eines Signals und d.h., die Verbindung von „Mama" und der Interaktionsform entspricht derjenigen, die etwa zwischem dem Schrei eines Tieres und der darauf einsetzenden Flucht der anderen Tiere besteht. Die Beziehung hat einen bedingt reflektorischen Charakter und ist noch keine sinnhaft-signifikante, in der „Mama" schon stellvertretend als Name für die Interaktionsform eingesetzt werden könnte. „Mama" bedeutet noch nicht die Interaktionsform und d.h. auch, daß die Interaktionsform noch nicht bewußt geworden ist. Von symbolischen, bewußten Interaktionsformen läßt sich erst sprechen, wenn das Kind auch weiß, was „Mama" bedeutet, wenn es also die Interaktionsformen sprachlich auch als das identifizieren kann, was sie sind – z.B. als eine angenehme, d.h. „liebe", in der es auf den Arm genommen, gestreichelt und geküßt wird. Eine Interaktionsform wird in dem Maße bewußt, wie sie zu verschiedenen Worten, sog. Prädikatoren, in Beziehung steht. Die zweite Voraussetzung liegt in der Umkehrung dieses Satzes. Damit nämlich die mit „Mama" bezeichnete Interaktionsform als „liebe" begriffen werden kann, muß das Kind bereits aus anderen Interaktionsformen wissen, was „lieb" ist. Natürlich müssen auch die Interaktionsformen, welche die Bedeutung von „lieb" konstituieren, wiederum in Beziehung stehen zu weiteren sprachlichen Zeichen, mit denen sich dann auch sagen läßt, was „lieb" ist – z.B. geküßt, auf den Schoß genommen und gestreichelt zu werden etc.. Klar ist, daß auch diese sprachlichen Ausdrücke wiederum in Beziehung stehen müssen zu anderen Interaktionsformen. Faßt man dies zusammen, dann gilt, daß auf der Höhe symbolischer Interaktionsformen Sprache und Praxis in einer wechselseitigen Beziehung stehen. Die Entwicklung symbolischer Interaktionsformen ist als ein Prozeß von sich wechselseitig bedingenden Abstraktionen zu verstehen, der ein vielfältiges Interaktionsspiel ebenso voraussetzt wie die Einführung vielfältiger Prädikatoren. Nur unter diesen Bedingungen kann das im Wechsel der Interaktionsformen Invariante – das, was in verschiedenen Interaktionsformen z.B. „lieb" oder „Mama" ist –, auf den Begriff gebracht werden. Nur so läßt sich die Praxis individueller Lebensgeschichte in die Sprachsemantik einbinden. Über „symbolische Interaktionsformen" wird in die vorbestehende sprachliche Semantik einer Gesellschaft die Praxis individueller Lebensgeschichten in Gestalt von Beziehungssituationen eingebracht, über welche sich die subjektiven, „privaten" Bedeutungen sprachlicher Gebilde konstituieren. Als Symbole verweisen Wortbedeutungen zurück auf erfahrene Interaktion, wodurch das Sprachsymbol zum wichtigsten Mittel wird für eine reflexive Verfügbarkeit über die individuelle Lebensgeschichte.

▶ Wie nun lassen sich auf dem kurz skizzierten allgemeinen Kartenblatt die vorliegenden empirischen Befunde systematisieren, die von verschiedenen Untersuchern an psychosomatisch Kranken gemeinsam und unbeschadet einer differenten Körpersymptomatik erhoben wurden? Wir wollen uns diese Befunde zunächst kurz aufnotieren (s. v. Rad 1983; Weiner 1977; Zepf 1976, 1985). Schon früher ist die Unfähigkeit psychosomatisch Kranker beschrieben worden, mit Aggressionen situationsadäquat umgehen zu können. Aggressive Äußerungen scheinen zum größten Teil gehemmt oder nur in undifferenzierter Form möglich. Vor allem in den letzten Jahren wurde dann in verschiedenen Untersuchungen (Übersicht bei Brede 1972) ein hohes Maß an sozialer Konformität festgestellt. Als „pseudonormal" oder „übernormal" wurde hier ein Verhalten beschrieben, mit dem sich der psychosomatisch Kranke widerspruchslos an die in ihren relevanten Bezugsgruppen herrschenden Normen anpaßt. Unter dem Titel „Alexithymie" rückte dann auch mehr und mehr eine Unfähigkeit ins Blickfeld, Gefühle ausreichend differenzieren und/oder mit Worten adäquat ausdrükken zu können. Dieser Sachverhalt stellt sich auf sprachlicher Ebene als ein Mangel an emotionalen subjektiven Konotationen dar. Relevante Ereignisse und wichtige Beziehungspersonen werden vom Patienten geschildert als stünden sie in keinerlei Beziehung zu ihm. Sie werden eher dargestellt wie in dem Reisebericht eines Außenstehenden. Sich selbst schildern diese Patienten mehr als Zeugen denn als Betroffene. Verbunden ist dies mit einem operationalem Denken („penseé opératoire") (Marty u. de M'Uzan 1963). Dieser Begriff nimmt Bezug auf ein Denken, welches ohne Bezug auf Vergangenes oder Zukünftiges ganz dem funktionalen Aspekt der Gegenwart verpflichtet ist. Dieses Denken kann abstrakt und intellektuell sein, bleibt aber pragmatisch instrumentell und ist vom eigenen Erleben abgekoppelt. Damit einher geht eine eingeschränkte Phantasietätigkeit und ein Mangel an unbewußten Phantasien. Wenn diese Patienten phantasieren, dann sind die Phantasien entweder in der Struktur undifferenziert (De Boor 1964) oder aber sie bestehen in einer einfachen Reproduktion faktischer situativer Gegebenheiten. Schon länger war auch ein reduziertes und/oder labiles und brüchiges Selbstwertgefühl aufgefallen, sowie eine narzißtische, neuerdings von Kohut (1973) als „Selbst-Objekt-Beziehung" beschriebene Beziehung zu einer zentralen, sog. Schlüsselfigur. Gemeint ist damit, daß die Patienten symbiotisch eng zumeist an einen Partner gebunden sind, der ihnen Sicherheit vermittelt und der für sie „Hilfs-Ich-Funktionen" erfüllt. Eine reale oder bloß drohende oder phantasierte Auflösung dieser narzißtischen Objektbeziehung gilt als symptomauslösendes Ereignis, wobei für die Symptomspezifität im wesentlichen eine genetische Prädisposition angeschuldigt wird. In vielfältigen Untersuchungen an verschiedenen Patienten wurde dann noch eine Primärsozialisation zum Vorschein gebracht, die weitgehend unter dem Diktat einer überfürsorglichen und/oder offen zurückweisenden Mutter steht.

Obwohl als „alexithym" interpretierbare Merkmale auch bei nicht psychosomatisch Kranken beschrieben wurden (Übersicht bei v. Rad 1983), besteht heute ein weitgehender Konsens darüber, daß diese Merkmale gehäuft bei psychosomatisch Kranken zu finden sind. Strittig ist jedoch geblieben, wie die Kernmerkmale der Alexithymie – das operationale Denken, die Gefühlsleere und die nur mangelhaft subjektivierte Sprache – theoretisch einzuordnen sind. Die konzeptuellen Fassungen der französischen Autoren und von Kutter sind zurückzuweisen. Das Gleiche gilt auch für die genetisch-neurophysiologischen und entwicklungsbiologischen Hypothesen, die von Heiberg (1980) und Nemiah et al. (1977) vorgetragen wurden. Die Aussagekraft der in diesen Arbeiten publizierten Befunde und Überlegungen ist noch gänzlich ungeklärt (Deutsch 1980; Wexler 1980). Der Versuch von v. Rad (1983) leidet daran, daß die zugrundegelegten theoretischen Konzepte – die Arbeiten von Jacobson, Kernberg, Kohut und Mahler – nicht problemlos miteinander kompatibel sind.

Wie sich der Zusammenhang von psychosomatischer Struktur- und Symptombildung im sozialisationstheoretischen Konzept Lorenzers nun darstellt, wurde bereits an mehreren Orten entwickelt (z.B. Zepf 1973; 1976a; 1976b; 1981), so daß wir uns hier auf eine aufs Wesentliche gebündelte Zusammenstellung beschränken können. Die beschriebenen Strukturmerkmale psychosomatisch Erkrankender können allgesamt als logische Konsequenz einer bestimmten primären Sozialisationspraxis begriffen werden. In ihr dominiert jene, auch von Ruesch (1948), Kutter (1981) und den französischen Autoren (z.B. Fain 1971) als zentrale Bedingung einer psychosomatogenen Entwicklung genommene überfürsorgliche und/oder offen zurückweisende Mutter. Ihr Verhalten verdankt sich ihrer eigenen ungelösten narzißtischen Problematik, die nun mit dem Kind ausgetragen wird. Unbewußt erleben diese Mütter das Kind als Teil von sich selbst, und zwar als jenen Teil, den sie bei sich selbst aus unterschiedlichen Gründen nicht akzeptieren können und der deshalb abgewehrt wird. Deshalb ist ihre Sorge um das Kind ebenso irrational überzogen und zwiespältig wie es auch die Betonung seiner eigenen Existenz ist. Liest man diesen Sachverhalt im Kontext des psychoanalytischen Konfliktmodells, dann wird einsichtig, daß sich „überfürsorglich" und „offen zurückweisend" keinesfalls auf zwei sich ausschließende Aspekte des mütterlichen Verhaltens beziehen. Diese Begriffe nehmen vielmehr bezug auf zwei Seiten eines widersprüchlichen Verhaltens der Mütter, indem sich einmal die eine, ein andermal die andere Seite des Konflikts offener darstellt und die jeweils dazu gegenläufige, dem Bewußtsein der Mutter entzogene Tendenz unterschwellig wirkt. Hinter dem Rücken der Betroffenen setzt sich die mütterliche Problematik durch, die hier zu einer fatalen Konsequenz führt. Welche Seite des Konflikts auch dominieren mag, immer wird das mütterliche Interaktionsangebot eingeschränkt sein und/oder inkonstant ausfallen. Überfürsorge heißt ja u. a., daß vor allem Interaktionen mit anderen Objekten unterbunden werden; offene Zurückweisung akzentuiert die Nichteinigung von Mutter und Kind, die für die Herstellung von Interaktionsformen notwendig wäre. Das Alternieren der beiden Seiten schließt konstante Interaktionsformen weitgehend aus. Fügt man nun diesen Tatbestand in unser theoretisches Modell ein, in welchem Trieb nichts anderes ist als „Niederschlag real erfahrener körperbestimmter Interaktionen" (Lorenzer 1972, S. 16), und in dem sich die strukturelle Differenzierung des Triebbereichs, des Es, deshalb umso mehr entfalten wird, je breiter sich die Lebenspraxis in Interaktionen auffächert, die in selektiver und relativ konstanter Art und Weise wiederholt werden, dann folgt daraus, daß in einer psychosomatogenen und als „restriktiv" zu bezeichnenden Primärsozialisation die den Triebbereich strukturierenden Bedingungen systematisch unterlaufen werden. Eine logische Folge dieser restriktiven Praxis ist mithin eine mangelnde Differenzierung des Triebbereichs, eine Konsequenz, die z. B. den Befund erklären kann, daß im Vergleich mit Patienten mit Psychoneurosen die unbewußten Phantasien psychosomatisch Erkrankter wesentlich unstrukturierter und diffuser sind. „Sie sind vager, diffuser in ihrer Struktur", schreibt De Boor (1964), „sie haben keine eigentlichen Objekte im Sinne personaler Ganzobjekte; ihr dynamisches Geschehen ist schwer zu verbalisieren, weil ihre Beziehung zu Wortvorstellungen rudimentär ist." Als sog. „Emotiophantasien" finden sie sich im Konzept von Kutter (1980) wieder.

Aus einem im Zuge einer restriktiven Sozialisationspraxis nur mangelhaft aufdifferenzierten Triebbereich resultieren freilich noch viel weitergehende Konsequenzen. Fügt man in den Begründungszusammenhang, in dem bei Lorenzer die Entwicklung symbolischer Interaktionsformen steht, die restriktive primäre Sozialisationspraxis psychosomatisch Erkrankender ein, dann kann als bedeutsame Konsequenz unmittelbar entnommen werden, daß durch eine überfürsorgliche und/oder offen zurückweisende, dem Kind nicht in selektiver Wiederholung einzelner ein breites Interaktionsangebot unterbreitende Mutter die Bildung symbolischer Interaktionsformen erschwert, wenn nicht gar verunmöglicht wird. Unter der Bedingung einer Praxis, die sich im Individuum nur mangelhaft in Interaktionsformen aufdifferenziert, kann sich im idealtypischen Fall individuelles Bewußtsein nicht mehr aus individueller Interaktionserfahrung heraus entwickeln. Die Praxis einer psychosomatogenen Primärsozialisation bleibt vorsymbolisch und d. h., sie bleibt unbewußt.

Die Störung setzt hier ein auf der vorsprachlichen Matrix individueller Praxis. Die Entwicklung sistiert noch auf der Stufe der Aufdifferenzierung der Interaktionsformen vor dem Hinzutreten von Sprache. Die Einführung von Sprache wird damit nicht verhindert, wohl aber von vorneherein qualitativ verformt. Durchaus können Prädikatoren in breiter Vielfalt eingeführt werden. Zwar erwirbt damit der psychosomatisch Kranke mit der Sprache die allgemeinen, in jeweils besonderer Form im Kopf der an seiner Primärsozialisation beteiligten Figuren existierenden Bedeutungen, die in der gesellschaftlichen Erkenntnistätigkeit entstanden und allgemein verfügbar sind. Die sprachlichen Bedeutungen werden ihm jedoch nicht über die eigene Praxis vermittelt, so daß seine Sprachfiguren weitgehend ohne subjektive Konotationen bleiben. Als Zeichen hängen sie über der Praxis, etikettieren sie bloß, statt sie auf die „zugehörigen Wortvorstellungen", auf den besonderen Begriff zu bringen. Sprache und Interaktionsformen entsprechen sich in ihrer Defizienz: undifferenzierte Interaktionsformen, welche der sprachlichen Organisierung und Aufgliederung des Erlebens im Gefüge von Selbst-, Objektbeziehungs- und Objektrepräsentanzen nicht entsprechen können und Prädikatoren, die im Zuge der Aneignung von Sprache nur in ihrer nicht-subjektiven, emotional beziehungslosen zeichenhaften Gestalt mit den Interaktionsformen verbunden werden. Sprache und Interaktionsformen werden einander insgesamt beziehungslos abstrakt zugeordnet. Genau besehen heißt dies, daß in psychosomatogener Sozialisation die eigene Praxis ebenso ohne ein ihr entsprechendes Bewußtsein, wie das Bewußtsein ohne eigene Praxis bleibt. In den sprachlichen Mitteln, mit denen die psychosomatisch Kranken über sich nachdenken und reden können, ist ihre besondere Sozialisationspraxis nicht enthalten. Sie können deshalb auch nur im Allgemeinen über sich reden und zeigen damit genau jene emotionale Leere, jene Subjektlosigkeit, die unter dem Stichwort der „Alexithymie" beschrieben wird.

Dem aufmerksamen Leser wird hier gewiß nicht entgehen können, daß sich diese theoretische Fassung der Alexithymie in entstellter Form sowohl bei Alexander und Schur wie auch bei Mitscherlich und Kutter wiederfindet. So hat sowohl bei Kutter wie auch bei Alexander die „psychische Realität", d. h. die Subjektivität eines Individuums keinen systematischen Ort; bei Kutter (1981) wird sie in der „äußeren" Realität aufgelöst, und in der Alexanderschen (1950) Spiegelungsthese verkommt sie zu einem völlig einflußlosen Epiphänomen. Die Sprache wird ferner bei Alexander ihres semantischen Gehalts entleert und auf bloße Reize zurückgenommen, und in den psychischen Repräsentanzen sind nicht mehr Objektbeziehungen repräsentiert. Liest man das Schursche (1955) Entwicklungskonzept der „Desomatisierung" nicht als Allgemeines, sondern als Besonderes, dann denunziert es das bewußte Erleben psychosomatisch Kranker ebenso als körperlos und d. h. als entsinnlicht wie Mitscherlichs (1967) Annahme einer „Zerreißung des psychosomatischen Simultangeschehens". Dessen Gleichsetzung von Hunger, einem imperativen Körperbedürfnis, und Triebbedürfnissen entpuppt sich ferner in dieser Sicht als mystifizierte Lesart einer sozialisationstheoretisch auflösbaren mangelnden Differenzierung.

Eine restriktive primäre Sozialisationspraxis kann auch die Genese der strukturellen Defizite verständlich machen, die von vielen psychoanalytischen Beobachtern übereinstimmend diagnostiziert wurden. Der diagnostizierte strukturelle Mangel psychosomatischer Individuen, welcher mit einer nur mangelnden emotionalen Differenzierung des Erlebens einhergeht und welcher mit Begriffen wie primitiv, archaisch, diffus oder infantil beschrieben wurde, soll folgendes erfassen: Während bei einer neurotischen, ödipalen Problematik die Objektwelt differenziert ist in eine profilierte Vielfalt der Figuren, sind hier die Konturen der Beziehungsobjekte verschmolzen zu einem diffus-elementaren Gegenüber. Dieses Gegenüber bietet nur so viel Gegenständlichkeit, daß Anwesenheit und Abwesenheit empfunden werden können, als diffuses Wohlbehagen bei Befriedigung oder als diffuses Mißbehagen bei Frustrationen. Auf eben diese affektive Undifferenziertheit nimmt Engel (1962) mit seinem Begriff der „Hilflosigkeit" Bezug und bei den französischen Autoren (Marty 1976) ist sie in der metaphysischen Schreibweise eines, die jeweiligen konkreten Erscheinungen bestimmenden Zusammenspiels von Lebens- und Todesinstinkt verborgen. Beim psychosomatisch Kranken sind die Objekte austauschbar, reduziert auf die Funktion, einen „ozeanisch zerfließlichen" und Sicherheit gebenden Idealzustand zu gewähren. Objekte werden ohne spezifisches Profil erlebt, sind miteinander verschmolzen, austauschbar und auf ihre spannungsmindernde Funktion reduziert. Im Erleben des Patienten korrespondiert dieser fehlenden Abgrenzung der Objekte voneinander eine ebenso mangelhafte Abgrenzung der eigenen Person von den Objekten, die unter dem Titel einer „Selbst-Objekt-Beziehung" firmiert (und die sich auch im Konzept von Alexander (1950) findet – dort freilich maskiert in einer ontologisch–erkenntnistheoretischen Position, s. Kap. 3, S. 26). Die Patienten sind angetrieben von den Wünschen nach einer diffusen Geborgenheit, in der sich eine unstillbare Sehnsucht nach der störungsfreien Harmonie der, von Joffe u. Sandler (1967) beschriebenen „primären Ungeschiedenheit" in der Mutter-Kind-Dyade verbirgt, und von diffusen Ängsten vor dem Verlassenwerden.

Das Gesamtbild dieser Persönlichkeitsstruktur erscheint so eindrucksvoll frühinfantil und undifferenziert, daß psychoanalytische Untersucher hier vielfach auf den Begriff einer „narzißtischen" Störung zurückgriffen (für eine begriffskritische Aufarbeitung des Narzißmuskonzepts s. Zepf 1985). Fokussiert man sich diese Strukturlosigkeit auf der Ebene der Repräsentanzen, dann handelt es sich um eine Persönlichkeitsstruktur mit folgenden Merkmalen (s. auch Lorenzer 1977): einer fehlenden Differenzierung zwischen den Objektrepräsentanzen und einer ebenso fehlenden Differenzierung von Selbst- und Objektrepräsentanzen, sowie einem Alternieren zwischen diffuser Geborgenheit und diffuser Verlassenheitsangst.

Bedenkt man nun, daß das Interaktionsspiel von Mutter und Kind erst auf dem Niveau symbolischer Interaktionsformen über intensional ausgewiesene und extentional eingegrenzte sprachliche Gebilde in ein kindliches Subjekt und ein mütterliches Objekt auseinandergelegt werden kann, dann verweist dieser Merkmalskomplex nachdrücklich auf einen Entwicklungsstand des Individuums, wie er noch vor der Einführung von Sprache besteht und der in einer restriktiven Praxis auch nach der Einführung von Sprache zwar kognitiv, aber nicht fürs Erleben verändert wird. Fürs Erleben können die Interaktionsformen hier nicht die Spezifität gewinnen, die sie in einer entfalteten Praxis erreichen könnten. Sie können zwar vermittels der Differenziertheit der Sprache, die der psychosomatisch Kranke ja durchaus erwirbt, abstrakt aufgegliedert werden; fürs Erleben bleiben sie aber im wesentlichen bloße Mittel zur Bewältigung diffus bleibender Körperspannungen. Aus der Perspektive des Kindes gesehen können die Objekte deshalb auch nur eine sog. „kollektive" Identität gewinnen. Sie besteht in ihrer gemeinsamen Funktion Entspannung herbeiführen zu können. Die besondere Art und Weise, in der sie das jeweils tun, hat hier noch keinen Stellenwert. Auf diese Funktion reduziert sind sie austauschbar geblieben. Die Identität des Kindes wiederum kann sich nur polar zur kollektiven Identität der Objekte entwickeln. Seine Identität ist ebenfalls eine kollektive. Sie ergibt sich aus der Funktion, welche die Interaktionsformen für das Kind haben, nämlich die unspezifisch bleibenden Spannungszustände zu bewältigen.

► Aus dem intrauterinen Kontinuum von Bedarf und Bedarfsstillung kristallisieren sich somit zwei Pole heraus, das Kind auf der einen und eine eigentlich objektlose Welt auf der anderen, die in sich gleichermaßen undifferenziert sind. Auf diesem Hintergrund wird auch das Fluktuieren zwischen der Absicht begreiflich, im Wunsch nach diffuser Geborgenheit die usprüngliche, spannungslose Ungeschiedenheit mit der Mutterfigur wieder herzustellen und der Angst, vom lebensnotwendigen Partner abgetrennt zu werden. Auf diesem Hintergrund wird auch die soziale Überangepaßtheit dieser Patienten verständlich. Unlustvolle Körperzustände erweisen sich als das subjektive Korrelat von Trennungserfahrungen und lassen sich dadurch vermeiden, daß die „primäre Ungeschiedenheit" mit der Mutterfigur wieder hergestellt wird. Aufgrund dieser narzißtischen Bedürftigkeit vermeiden die psychosomatisch Kranken aggressive Verhaltensweisen und entwickeln ihre instrumentellen (Ich-)Funktionen vor allem im Hinblick darauf, sich selbst in Übereinstimmung mit den Erwartungen der Mutter oder ihrer späteren Ersatzfigur zu bringen und zu halten. Gerade die Auflösung der primären Ungeschiedenheit von Mutter und Kind wird hier zum zentralen Problem, das in einer restriktiven Praxis nicht anders bewältigt werden kann als im permanenten Versuch, in den ursprünglichen Idealzustand wieder zurückzukehren, in dem Subjekt und Objekt noch eins waren.

Genau diese Tendenz wird in der Beziehung mit der idealisierten und meist die Mutter repräsentierenden Schlüsselfigur zu realisieren versucht und von einem Objektverlust durchkreuzt. Wie ein Objektverlust in die Bildung eines körperlichen Symptoms einmünden kann, wird dabei verständlich, wenn man zweierlei nicht aus dem Blick verliert. Einmal, daß in einer psychosomatogenen Sozialisation nicht nur die psychische, sondern auch die somatische Struktur des Individuums undifferenziert bleibt. Auch die Entwicklung der Interaktionsengramme, des neurophysiologischen Substrats der Interaktionsformen, durch welche das Zusammenspiel körperlicher Prozesse strukturiert wird, wird in einer restriktiven Praxis gewiß ebenso behindert, wie die der Interaktionsformen. Bereits vor 30 Jahren hatte Grinker (1953) diesen Sachverhalt als „physiologischen Infantilismus" beschrieben. Einer sprachlichen Differenziertheit korrespondiert hier nicht nur eine undifferezierte Sinnlichkeit, sondern auch eine undifferenzierte Körperlichkeit. In Engels (1962/30) Behauptung, daß sich zum gegenwärtigen Zeitpunkt die psychischen und biologischen Gegebenheiten bei psychosomatischen Krankheiten nicht miteinander vermitteln lassen, reproduziert sich diese Dichotomisierung in ein zwar kognitiv differenziertes, aber sinnlich emotional undifferenziertes und mit einem gleichermaßen undifferenzierten Zusammenspiel körperlicher Abläufe einhergehendes Erleben ebenso wie im Schurschen (1955) Desomatisierungs-/Resomatisierungskonzept. Desomatisierung und Resomatisierung sind nicht alternativ, sondern als wechselseitige Bedingung zu lesen: Weil der psychosomatisch Kranke desomatisiert ist, somatisiert er und umgekehrt.

Zum anderen sollte nicht vergessen werden, daß die Auflösung der narzißtischen Selbst-Objekt-Beziehung für den psychosomatisch Erkrankenden eine Wiederholung jener früheren Situationen darstellt, in denen es im Gefolge einer Trennung zu unlustvollen Spannungszuständen gekommen war, so daß durch die erneute Trennungserfahrung sich undifferenzierten Körperabläufen verdankenden unlustvollen Spannungen erneut evoziert werden. Die beim psychosomatisch Kranken im wesentlichen durch die Sprache der anderen organisierte Struktur seiner körperlichen Funktionsabläufe – und hierin liegt auch der empirische Kern des v. Uexküllschen Konstruktivismus (1979) – zerbricht. Auf psychischer Ebene gilt es nun, diese unlustvollen Spannungen erneut zu bewältigen. Steht nun kein weiteres mütterliches Ersatzobjekt zur Verfügung, mit dem das Individuum seine unbewußten Interaktionsformen interagieren könnte, mißlingt dieser Versuch, versagen ihm die Objekte der Wiederherstellung der primären Ungeschiedenheit, dann bleiben ihm nur noch die Repräsentanzen der eigenen Körperorgane oder von Substanzen übrig, denen im Zuge einer Verschiebung die undifferenzierten, vorsymbolischen Interaktionsformen als Bedeutung zugeschlagen werden könnten.

Verschiedene Autoren haben nun Befunde vorgelegt, die einen derartigen unbewußten Bedeutungszuwachs wahrscheinlich machen (Übersicht bei Zepf 1985b; s. auch Fenichel 1945, S. 79, S. 86, S. 103). Im Erleben des Patienten können so Körperorgane und/oder Substanzen eine unbewußte Bedeutung erhalten und auf diesen Bedeutungszuwachs reagiert er nun mit seinen undifferenzierten, d. h. nicht aufeinander abgestimmten und integrierten körperlichen Prozessen. Ohne ihn zu begründen, beschreiben Engel u. Schmale (1967) den gleichen Vorgang. In entstellter Form liegt er auch den Konzeptionen von Alexander (1950) und Mitscherlich (1967) zugrunde. Bei Alexander ist er durch die Gleichsetzung von psychischen Inhalten und neurophysiologischen Prozessen maskiert, bei Mitscherlich (1950) in der ontologischen Annahme einer wechselseitigen Repräsentanz von Seelischem und Körperlichem sowie in der Ausdehnung der Metapsychologie auf körperliche Abläufe. Wie Mitscherlich beschrieben hat, dienen die bei einer psychosomatischen Symptombildung ablaufenden Körperprozesse „nur noch biologischen Selbsterhaltungsprozessen, die partikulär sind und einzig dem einzelnen Organ oder Organsystem, nicht mehr dem übergeordneten Organismus nützen“ (1967, S. 59). Dies ist Folge der Tendenz des psychosomatisch Kranken, die psychologische Ebene der Objektbeziehungen zu verlassen, zeigt ihm doch gerade die Praxis, daß menschliche Objekte keine verläßlichen Partner sind, mit denen es sich in einer Ungeschiedenheit ungestört leben ließe. Aus Gründen seiner narzißtischen Bedürftigkeit wird er deshalb versuchen, sich auf jene physiologische Ebene der Interaktion zurückzuziehen, die intrauterin bestand, und auf der der mütterliche und kindliche Organismus noch in ungeschiedener Einheit miteinander verbunden waren. Die Objektbeziehungen werden auf den von Alexander (1950) und Ruesch (1948) ontologisierten Status biologischer Reizzusammenhänge zurückgenommen, ein Status, auf dem sich Subjekt und Objekt wieder in der ursprünglichen ungeschiedenen Einheit auflösen.

Aufgrund der gegenwärtigen Befundlage kann jedoch nicht angenommen werden, daß es sich bei einer bestimmten körperlichen Erkrankung um die spezifische Folge eines spezifischen Konflikts handelt. Aller Wahrscheinlichkeit nach handelt es sich dabei um eine zwar individuell spezifische und durch die Sozialisation mitbedingte körperliche Reaktion, in der sich eine von bestimmten Situationen unabhängige körperliche Reaktionsbereitschaft darstellt. Man weiß beispielsweise, daß bei asthmatischen Patienten eine Bronchokonstriktion durch eine ganze Reihe unspezifischer Reize ausgelöst werden kann und die Ergebnisse psychophysiologischer Untersuchungen bei anderen psychosomatischen Erkrankungen weisen in die gleiche Richtung (Lit. s. Zepf 1985b). So stellten z.B. Engel u. Bickford (1961) fest, daß bei hypertonen Patienten im Vergleich mit normotonen Kontrollgruppen der systolische Blutdruck auf ganz verschiedene Reize (Licht, Töne, Rechnen, körperliche Übungen) auf wesentlich höhere Werte anstieg.

Freilich, der idiosynkratische somatische Stil (Gittelson 1957), die zwar körperliche spezifische, aber psychologisch unspezifische Reaktionsbereitschaft eines Individuums, kann nicht die These legitimieren, daß die Symptomspezifität letztlich doch in der biogenetischen Ausstattung, dem Schurschen Status degenerativus, gründet. Zumindest ist es eine offene Frage, ob genetischen Faktoren eine ätiologische Bedeutung zukommt, von welcher Art sie sind und worin sie sich manifestieren. Bei keinem psychosomatischen Krankheitsbild gelang es jedenfalls bisher spezifische und pathophysiologische relevante Parameter in der chromosomalen Struktur zu verankern und ihren Erbgang kenntlich zu machen. Zwar legen die diskordanten Konkordanzraten offensichtlich relevanter Parameter psychosomatischer Erkrankungen bei eineiigen und zweieiigen Zwillingen die Vermutung nahe, daß zumindest bei einigen psychosomatischen Erkrankungen genetische Faktoren in irgendeiner Weise beteiligt sind. So fand man z.B. bei knapp 50% der eineiigen und bei knapp 25% der zweieiigen Zwillinge ein konkordantes Blutdruckverhalten (Jörgensen 1969). Der Schluß aber, daß deshalb ein spezifischer, zur essentiellen Hypotonie disponierender genetischer Faktor notwendig anzunehmen ist, bleibt anfechtbar. Zum einen liegt bei 50% der eineiigen Zwillige ein diskordantes Blutdruckverhalten vor und zum anderen wird bei solchen Schlußfolgerungen von der Differenz abgesehen, die zwischen „angeboren" und „vererbt" besteht. Angeboren meint das, was im Augenblick der Geburt vorhanden ist; vererbt bezieht sich auf den genetischen Code, der einem Individuum von seinen Vorfahren mitgegeben wurde. Das, was angeboren ist, hat bereits eine ontogenetische Geschichte. Es ist das Resultat des intrauterinen Zusammenspiels von mütterlichem und foetalem, mit einem anlagemäßigen Potential ausgestatteten Organismus und damit Produkt einer spezifischen, und d.h. bei zwei fetalen Organismen auch differenten Sozialisation. Aufgrund unterschiedlicher intrauteriner Bedingungen werden dabei bei den foetalen Organismen aus ihren genetisch vorformulierten Möglichkeiten verschiedene herausgegriffen und verwirklicht. Dabei können Anlagen nicht als spezifische, etwa in einem bestimmten Gen lokalisierbare, unterstellt werden, deren Kenntnis etwa erlauben würde, eine bestimmte Erscheinung inhaltlich vorauszusagen. Dies ist auch Goerttlers Ansicht:

> „In den Chromosomen und Genen sind immer nur ‚Merkmalsbestimmer' oder ‚Realitätsfaktoren' festgelegt, die ihre Bedeutung erst innerhalb eines ihnen übergeordneten Gesamtplans gewinnen. Sie sind nur die ‚Mittel', mit deren Hilfe der ‚Plan' verwirklicht wird, der als Träger aller Eigenschaften zugleich die *Bedeutung* aller Eigenschaften und Funktionen bestimmt. Sie sind eine Arbeitsgemeinschaft, innerhalb welcher die Wirkung jedes Gens auch von der Mitwirkung anderer Gene abhängt, in dem sie einander fördern oder hemmen oder gegenseitig ergänzen. Tatsächlich vererbt wird nur die *Möglichkeit* einer bestimmten Entwicklung – nicht etwa eine besondere Nasenform, Augenfarbe oder ein bestimmtes Temperament (1950, S. 92f.).

Folgt man dieser Auffassung, dann ist z.B. eine hypertone Blutdruckregulation nicht spezifisch, sondern unspezifisch und der Möglichkeit nach in der Gesamtheit des genetischen Materials vorhanden. Das genetische Material grenzt den Spielraum negativ ein, in dem Entwicklung stattfinden kann und d.h., daß innerhalb der inhaltlich nicht zu spezifizierenden Möglichkeiten eines vorgegebenen genetischen Rahmens das konkrete Blutdruckverhalten durch die Sozialisation bestimmt wird. So verweist auch die 50%ige Diskordanzrate bei identischer genetischer Ausgangslage auf die Rolle, welche das intrauterine Milieu in der Entwicklung eines bestimmten Blutdruckverhaltens spielt. Die Diskordanz muß in dessen Verschiedenartigkeit gründen, die sich z.B. schon auf den ersten – zugegebenermaßen noch groben – Blick aus der verschiedenen intrauterinen Lage, dem Vorhandensein oder Nichtvorhandensein einer gemeinsamen Plazenta etc. ergibt. Wenn aber für die Diskordanz eineiiger Zwillinge ein unterschiedliches intrauterines Milieu verantwortlich ist, dann gilt eine Milieubedingtheit natürlich in gleichem Maße auch für ihre Konkordanz. Auch die Konkordanzrate von 25% bei zweieiigen Zwillingen ist dann darauf zurückzuführen, daß bei knapp 25% der zweieiigen Zwillinge bei aller Verschiedenartigkeit ihrer intrauterinen Existenz das intrauterine Milieu dennoch hinsichtlich der Bedingungen identisch war, welche bei ihnen zu einer identischen Blutdruckregulation führten.

Die Differenz zwischen den Konkordanzraten bei eineiigen und zweieiigen Zwillingen könnte demnach ebensogut mit der genetischen Identität der eineiigen Zwillinge wie auch damit begründet werden, daß bei ihnen die intrauterinen Sozialisationsbedingungen ähnlicher sind als bei zweieiigen Zwillingen. Nur unter der – freilich noch zu prüfenden – Annahme, daß sich intrauterine Bedingungen bei eineiigen Zwillingen im allgemeinen nicht unterscheiden, könnte den unterschiedlichen Konkordanzraten entnommen werden, daß das genetische Ausgangsmaterial eine Rolle spielt. Auch wenn es nicht beweisend ist, so spricht für diese Annahme auch, daß sich überzufällig häufig auch bei Blutsverwandten von Patienten mit bestimmten psychosomatischen Erkrankungen diese oder ähnliche Krankheitsbilder oder doch pathophysiologische Merkmale finden, die bei dieser Erkrankung eine Rolle spielen können.

Eine bestimmte körperliche Reaktionsweise ist nicht in der Wirklichkeit eines genetischen Defekts lokalisiert. Die Rolle genetischer Faktoren in der Ätiopathogenese bestimmter psychosomatischer Erkrankungen ist, sozialisationstheoretisch geläutert, zu lesen als Verankerung einer bestimmten körperlichen Reaktionsweise als Möglichkeit im genetischen Code. Die individuell spezifische Reaktion wäre dann zu begreifen als Resultat einer mangelhaften Differenzierung und Integration somatischer Funktionsabläufe bei einer bestimmten körperlichen Ausstattung, für welche die Primärsozialisation verantwortlich ist, und die sich deshalb auch in psychologisch bedeutsamen Lebenssituationen durchsetzt. Aus metaphysischen Spekulationen herausgeschält liegt dieser Befund auch der Annahme einer humoralen, intrauterin hergestellten Präorganisation des psychosomatisch Erkrankenden bei Marty (1976) zugrunde.

Daß sich über den Begriff des Interaktionsengramms jene, von Engel (1954) und Mitscherlich (1967) explizit geforderte und in anderen Konzepten implizit enthaltene geschichtliche, in Abhängigkeit von der – über psychoanalytisch erfaßbare subjektive Strukturen der jeweiligen Sozialisationsagenten, letztlich aber durch die von der Soziologie zutage zu fördernden sozialen Gesetze definierten – jeweiligen Lebenspraxis sich strukturierende Biologie entwickeln läßt, bedarf wohl keiner besonderen Erwähnung mehr. Das heißt freilich nicht, daß bereits schon jetzt das Problemfeld der Primärsozialisation sowohl in psychischer wie auch in körperlicher Hinsicht als

„gesellschaftliche Herstellung psychosomatisch erkrankender Subjekte auf historisch bestimmtem gesellschaftlichen Entwicklungsstand" konkret vermessen und in materialer Analyse lückenlos verfolgt werden könnte. Zuvor ist nicht nur die Biologie in die Theorie einzuholen, sondern auch das noch weitgehend brachliegende Terrain der Sekundärsozialisation zu bearbeiten. Jede Bedingungsanalyse psychosomatischer Störungen kann nicht umhin, dieses Terrain zu durchqueren, wenn sie die gesellschaftliche Herstellung psychosomatischer Erkrankungen begrifflich genau konstruieren will. Die Untersuchung gliedert sich in mehreren Fragebereiche. Die Erwachsenen, welche in der Primärsozialisation die Subjektivierung des kindlichen Individuums durchführen, sind in bestimmten gesellschaftlichen Verhältnissen postiert, die eine bestimmte organisatorische Struktur aufweisen. Die gesellschaftlichen Bedingungen, unter denen sich die Sekundärsozialisation der Erwachsenen vollzieht, sind in soziologischer Analyse einzuholen. In einer Analyse der subjektiven Struktur der Erwachsenen ist dann zu klären, wie sich im Zusammenspiel mit ihrer Primärsozialisation die aktuellen gesellschaftlichen Bedingungen, unter denen sie leben, in die Primärsozialisation der Kinder hinein durchsetzen. Dann kann die Frage verfolgt werden, wie sich unter diesen, durch die subjektive Struktur der Erwachsenen gebrochenen Bedingungen, das kindliche Individuum als ein Subjekt konstituiert, das in seinem späteren Leben psychosomatisch erkranken kann. Die äußeren Konfliktbedingungen der Auslösesituation, die in einer subjektiven Strukturanalyse des erkrankenden Subjekts ausgemacht werden können, sind dann wiederum in einer soziologischen Analyse auf ihre gesellschaftliche Genese hin zu befragen.

Für diesen Untersuchungsgang ist zweierlei unabdingbar: eine objektive Strukturanalyse, d.h. eine Analyse der aktuellen gesellschaftlichen Struktur wie auch eine weitere und detailliertere, über den bisherigen Stand hinausgehende metatheoretische Vermittlung der Begrifflichkeit der Theorie der Interaktionsformen nicht nur mit den naturwissenschaftlichen, sondern insbesondere mit jenen analytischen Kategorien der Gesellschaftwissenschaften (Gebrauchswert, Tauschwert, Kapital, Zins, Arbeit etc.), mit denen eine objektive Strukturanalyse operiert. Beide Bedingungen sind freilich noch nicht eingelöst, weshalb auch beim gegenwärtigen Stand die Primärsozialisation nicht im Zuge einer Bedingungsanalyse, sondern ausschließlich im Rahmen einer subjektiven Strukturanalyse erkundet werden kann. Zwar erweist sich im vorliegenden Konzept das psychosomatisch erkrankende Individuum lückenlos als Produkt einer beschädigenden Primärsozialisation; es läßt sich jedoch nicht zeigen, wie die besondere Beschädigung in psychosomatogener Sozialisation aufgrund einer besonderen, historisch bestimmten Entwicklungsstufe der gesellschaftlichen Verhältnisse zustande kommt. Zwar sieht die „Theorie der Interaktionsformen" die sich in Gestalt einer Psychosomatose, Neurose oder Psychose darstellenden subjektiven Widersprüche immer als „Folge objektiver gesellschaftlicher Widersprüche" (Lorenzer 1974, S.197), als Folge widersprüchlicher Spannungen zwischen den gesellschaftlichen Produktivkräften – als einem „strukturierten Komplex von Beziehungen zwischen den Mitgliedern dieser Gesellschaft und der Natur" – und den Produktionsverhältnissen – als der „Gesamtheit der Bedingungen und Formen der Aneignung und der Kontrolle der Produktivkräfte und des Sozialprodukts" (Godelier 1973, S.179). Da diese Einsicht freilich noch abstrakt ist, d.h. noch nicht unter Beantwortung der Frage nach dem „Wie" der gesellschaftlichen Determination bestimmter subjektiver Bildungsprozesse aufgrund des aktuellen Standes der Dialektik von Produktivkräften und Produktionsverhältnissen konkret wurde, läßt sich auch der Transfer gesellschaftlicher in subjektive, einer psychosomatischen Struktur zugrundeliegenden Widersprüche nur in folgender abstrakter, heuristisch erkenntnisleitenden Weise formulieren: Im Zuge der Sozialisation führt die Widersprüchlichkeit gesellschaftlicher Verhältnisse zu einer Verzerrung objektiver Strukturen der Interaktion in den sich bildenden Subjekten. In diesem Subjektivierungsprozeß „vermitteln die gesellschaftlich bedingten Formen der Praxis der Mutter-Kind-Dyade die Form an das Produkt, nämlich an die sich bildende subjektive Struktur“ und führen zu einem „Gefüge der Interaktionsformen“, das dieser Praxis „strukturell“ entspricht (Lorenzer 1974; S. 254). Weil die gesellschaftlichen Antagonismen *zwischen* den Beziehungssituationen – Interaktionsformen – in der Struktur der kindlichen Lebenspraxis liegen (s. Zepf 1976 b), die sich im Individuum als dessen Subjektivität niederschlägt, deshalb ist die Widersprüchlichkeit des Subjekts als gesellschaftlich hergestellt zu begreifen. Subjektive Widersprüche verdanken sich ohne Ausnahme der eigenen, widersprüchlichen Sozialisation. Die in den Erziehungspersonen subjektivierten gesellschaftlichen Widersprüche, die in der Dialektik ihrer primären und sekundären Sozialisation in typischer Weise verzerrten Interaktionsstrukturen ihrer Lebensgeschichte, reproduzieren sich in die Primärsozialisation des kindlichen Individuums als dessen Subjektivität über die davon abhängige, bestimmte Struktur des Interaktionsangebotes. Bezogen auf die Sozialisationspraxis narzißtischer Mütter in psychosomatogener Sozialisation kann vermutet werden, daß gesellschaftliche Widersprüche das System der Interaktionsangebote so strukturieren, daß es zugleich auf Trennung wie auch auf Verhinderung der Trennung hin angelegt ist.

Fassen wir zum Schluß kurz zusammen: Aufgrund einer restriktiven Praxis in der Primärsozialisation stehen beim psychosomatisch Erkrankenden der öffentliche und der private Bedeutungsraum der Sprache in einem asymmetrischen Verhältnis. Der öffentliche Bedeutungsraum überwiegt. Aus dieser Praxis resultiert, daß das Individuum – sein Triebbedarf, seine körperlichen Funktionsabläufe – und die Objektwelt – zwar abstrakt, durch Sprache von „oben“, aber nicht konkret, durch Erleben von „unten“ aufgegliedert und integriert sind. Zwar kann sich das Individuum über Namen verschiedene Bedürfnisse zuschreiben und es weiß auch, daß es sich von Objekten unterscheidet und daß die Objekte verschieden sind. Für das Erleben freilich sind Bedürfnisse und Objekte gleichermaßen aufs Allgemeine reduziert: Bedürfnisse auf Körperspannungen, Mißbehagen, und Objekte auf die Funktion, körperliches Mißbehagen zu beseitigen und wieder jenen bedürfnislosen, narzißtischen Zustand eines diffusen Wohlbefindens herzustellen, der in der primären Ungeschiedenheit von Mutter und Kind bestand. Ein Objektverlust durchkreuzt dieses narzißtische Ziel. Weil im Erleben des Patienten die Objektwelt diese Form der narzißtischen Befriedigung versagt, zieht er sich auf die Ebene der physiologischen Interaktion der „Mutterleibssituation“ zurück, die Freud (1917, S. 432; 1921, S. 146), wenn auch nicht ausschließlich, so doch an einigen Stellen zum genetischen Ausgangspunkt des Narzißmus machte. Das bloß sprachvermittelt strukturierte Zusammenspiel körperlicher Funktionsabläufe zerbricht unter Bildung eines Symptoms, das nicht Ausdruck, sondern pathophysiologisches Resultat einer Regression auf den von Freud als „primitiv“ bezeichneten Narzißmus ist (1916, S. 412 f.). Seine Spezifität gründet in der mangelhaften Sozialisation körperliche Funktionsabläufe bei bestimmter genetischer Ausgangslage.

Wenn es voreilig war, von Objekten zu reden, dann ist es hier ebenso voreilig, Sozialisation als Subjektivierung zu lesen. Löst sich Subjektivierung auf in die Geschichte der ins Individuum hinein verlagerten Interaktionsformen, dann ist das Produkt psychosomatogener Sozialisationsprozesse paradigmatisch für den Gegenstand einer sog. „negativen“ Psychoanalyse, den Jacobi (1975) u. a. so umreißt: Ihr Gegenstand ist das Individuum, welches in der bürgerlichen Gesellschaft „entindividualisiert ... unselbständig und unpersönlich“ ist. Im Extrem ist es ein „subjektloses Subjekt“, bei dem ein rationales und realitätsgerechtes Bewußtsein als emotional leeres Zeichengefüge dem Erleben übergestülpt ist. Der Preis für dieses Bewußtsein freilich ist hoch. Je rationaler und realitätsgerechter es ist, so kommentierte Adorno (1955, S. 25), desto mehr verkommt die Subjektivität „als ohnmächtige Reservatsphäre gegenüber der wuchernden ‚rationalen‘ Komponente zur Kuriosität“, dem psychosomatischen Symptom.

Literatur

Adorno TW (1955) Zum Verhältnis Soziologie und Psychoanalyse. In: Sociologica. Aufsätze, Max Horkheimer zum 60. Geburtstag gewidmet. Europäische Verlagsanstalt Frankfurt am Main

Alexander F ([1]1950, 1971) Psychosomatische Medizin. de Gruyter, Berlin

Althusser L (1972) Das Kapital lesen. Bd 1. Rowohlt, Reinbek

Anochin PK (1967) Das funktionelle System als Grundlage der physiologischen Architektur des Verhaltensaktes. In: Abh Ges Hirnforsch Verhaltensphysiol, Bd 1. Gustav Fischer Verlag, Leipzig

Brede K (1972) Sozioanalyse psychosomatischer Störungen. Frankfurt am Main

De Boor C (1964) Strukturunterschiede unbewußter Phantasien bei Neurosen und psychosomatischen Krankheiten. Psyche 18: 664–673

Deutsch L (1980) Psychosomatic medicine from a psychoanalytic viewpoint. J Am Psychoanal Assoc 28: 653–702

Engel BT, Bickford AF (1961) Response specificity. Arch Gen Psychiatry 5: 478–489

Engel GL (1954) Selection of clinical material in psychosomatic medicine. Psychosom Med 16: 368–373

Engel GL ([1]1962, 1976) Psychische Verhalten in Gesundheit und Krankheit. Huber, Bern

Engel GL, Schmale AH (1967) Eine psychoanalytische Theorie der somatischen Störung. Psyche 23: 241–261 (1969)

Fain M (1971) Prélude à la vie fantasmatique. Rev Fr Psychoanal 35: 291–364

Fenichel O ([1]1945, 1974) Psychoanalytische Neurosenlehre. Bd II. Walter, Freiburg

Freud S (1900) Die Traumdeutung. In: GW II/III. Fischer, Fft. (1968)

Freud S (1913) Das Unbewusste. In: GW X, S 263–303. Fischer, Fft. (1967)

Freud S (1916) Metapsychologische Ergänzung zur Traumlehre. In: GW X, S 411–426. Fischer, Fft. (1967)

Freud S (1917) Vorlesungen zur Einführung in die Psychoanalyse. In: GW XI. Fischer, Fft. (1969)

Freud S (1920) Jenseits des Lustprinzips. In: GW XIII, S 1–69. Fischer, Fft. (1969)

Freud S (1926) Hemmung, Symptom und Angst. In: GW XIV, S 111–205. Fischer, Fft. (1968)

Freud S (1933) Neue Folge der Vorlesungen zur Einführung in die Psychoanalyse. In: GW XV. Fischer, Fft. (1967)

Freud S (1938) Abriß der Psychoanalyse. In: GW XVII, S 63–138. Fischer, Fft. (1966)

Gill MM (1967) (ed) The collected papers of David Rapaport. Basic Books, New York

Gitelson M (1959) A critic of current concepts in psychosomatic medicine. Bull Menninger Clin 23: 165–178

Godelier M (1973) Ökonomische Anthropologie. Rowohlt, Reinbek

Goerttler K (1950) Entwicklungsgeschichte des Menschen. Springer, Berlin Göttingen Heidelberg

Grinker RR (1953) Some current trends and hypotheses of psychosomatic research. In: Deutsch E (ed) The psychosomatic concept in psychoanalysis. Int University Press, New York, pp 37–62

Hahn E (1968) Historischer Materialismus und marxistische Soziologie. Dietz, Berlin

Hartmann H (1964) Zur psychoanalytischen Theorie des Ichs. Klett, Stuttgart

Heiberg AN (1980) Alexithymic characteristics and somatic illness. Psychother Psychosom 34: 261–266
Herbart JF ([1]1824, 1968) Psychologie als Wissenschaft, neu gegründet auf Erfahrung, Metaphysik und Mathematik. 2 Teile. Bonset, Amsterdam (Erstdruck Königsberg)
Holzkamp K (1972) Sinnliche Erkenntnis – Historischer Ursprung und gesellschaftliche Funktion der Wahrnehmung. Athenäum, Frankfurt am Main
Jacoby R (1975) Negative Psychoanalyse und Marxismus. Psyche 29: 961–990
Joffe WG, Sandler J (1967) Über einige begriffliche Probleme im Zusammenhang mit dem Studium narzißtischer Störungen. Psyche 21: 152–165
Jores A (1973) Der Kranke mit psychovegetativen Störungen. Vandenhoek & Ruprecht, Göttingen
Jörgensen G (1969) Genetik des hohen Blutdrucks. In: Heintz R, Loose H (Hrsg) Arterielle Hypertonie. Thieme, Stuttgart, S 169–177
Kohut H (1973) Narzißmus. Suhrkamp, Frankfurt
Kutter P (1980) Emotionalität und Körperlichkeit. Anmerkungen zu einer Emotiogenese psychosomatischer Störungen. Prax Psychother Psychosom 25: 131–145
Kutter P (1981) Sein oder Nichtsein, die Basisstörung der Psychosomatose. Ein Ansatz zu einer Objektspezifität psychosomatischer Erkrankungen. Prax Psychother Psychosom 26: 47–60
Lorenzer A (1972) Zur Begründung einer materialistischen Sozialisationstheorie. Suhrkamp, Frankfurt am Main
Lorenzer A (1973) Über den Gegenstand der Psychoanalyse oder: Sprache und Interaktion. Suhrkamp, Frankfurt am Main
Lorenzer A (1974) Die Wahrheit der psychoanalytischen Erkenntnis. Suhrkamp, Frankfurt am Main
Lorenzer A (1977) Sprachspiel und Interaktionsformen. Suhrkamp, Frankfurt am Main
Lorenzer A (1983) Interaktion, Sprache und szenisches Verstehen. Psyche 37: 97–115
Marty P (1976) Les mouvements individuels de vie et de mort. Payot, Paris
Marty P, M'Uzan M de (1963) Das operative Denken („pensée opératoire"). Psyche 32: 974–984 (1978)
Mitscherlich A (1950) Die Medizin sucht einen neuen Umgang mit dem Menschen. Umschau 50: 27–29
Mitscherlich A (1967) Krankheit als Konflikt 2. Studien zur psychosomatischen Medizin. Suhrkamp, Frankfurt am Main
Nemiah JC, Sifneds P, Apfel-Savitz R (1977) A comparison of the oxygen consumption of normal and alexithymic subjects to affect-provoking thoughts. Psychother Psychosom 28: 167–171
Rad M von (1983) Alexithymie. Springer, Berlin Heidelberg New York
Ruesch J (1948) The infantile personality. Psychosom Med 10: 134–144
Rapaport D, Gill MM, Shafer R (1968) Diagnostic psychological testing (Holt RD (ed)). Year Book Medical Publishers, Chicago
Schur M (1955) Zur Metapsychologie der Somatisierung. In: Overbeck G, Overbeck A (Hrsg) Seelischer Konflikt - körperliches Leiden. Rowohlt, Reinbek, S 83–142
Sève L (1972) Marxismus und Theorie der Persönlichkeit. Verlag Marxistische Blätter, Frankfurt am Main
Uexküll T von, Wesiack W (1979) Wissenschaftstheorie und Psychosomatik. In: Uexküll T von (Hrsg) Lehrbuch der psychosomatischen Medizin. Urban & Schwarzenberg, München, S 1–92
Wexler BE (1980) Cerebral laterality and psychiatry: a review of the literature. Am J Psychiatry 137: 279–291
Weiner H (1977) Psychobiology and human disease. Elsevier, Amsterdam
Zepf S (1973) Zur Theorie der psychosomatischen Erkrankung. Fischer, Frankfurt am Main
Zepf S (1976 a) Die Sozialisation des psychosomatisch Kranken. Campus, Frankfurt am Main
Zepf S (1976 b) Grundlinien einer materialistischen Theorie psychosomatischer Erkrankung. Campus, Frankfurt am Main
Zepf S (1981) Psychosomatische Medizin auf dem Weg zur Wissenschaft. Campus, Frankfurt am Main
Zepf S (1985 a) Narzißmus, Trieb und die Produktion von Subjektivität. Stationen auf der Suche nach dem verlorenen Paradies. Springer, Berlin Heidelberg New York
Zepf S (1985 b) Klinik der psychosomatischen Erkrankungen. In: Kisker KP, Lauter H, Meyer JE, Müller C, Strömgren E (Hrsg) Psychiatrie der Gegenwart, 3. Aufl. Springer, Berlin Heidelberg New York (im Druck)

Sachverzeichnis

GPSR Compliance

The European Union's (EU) General Product Safety Regulation (GPSR) is a set of rules that requires consumer products to be safe and our obligations to ensure this.

If you have any concerns about our products, you can contact us on ProductSafety@springernature.com

In case Publisher is established outside the EU, the EU authorized representative is:

Springer Nature Customer Service Center GmbH
Europaplatz 3
69115 Heidelberg, Germany

Batch number: 10844827

Printed by Printforce, the Netherlands